核 辐 射 剂 量 学

Nuclear Radiation Dosimetry

钱建复　沈庭云　编著

国防工业出版社

·北京·

图书在版编目（CIP）数据

核辐射剂量学／钱建复，沈庭云编著. —北京：国防工业出版社，2009. 3
ISBN 978-7-118- 06339-4

Ⅰ. 核… Ⅱ. ①钱…②沈… Ⅲ. 辐射剂量学
Ⅳ. R144. 1

中国版本图书馆 CIP 数据核字（2009）第 070401 号

※

国防工业出版社出版发行

（北京市海淀区紫竹院南路 23 号 邮政编码 100048）
天利华印刷装订有限公司印刷
新华书店经售

*

开本 850×1168 1/32 印张 12⅞ 字数 333 千字
2009 年 3 月第 1 版第 1 次印刷 印数 1—3000 册 定价 46.00 元

致 读 者

本书由国防科技图书出版基金资助出版。

国防科技图书出版工作是国防科技事业的一个重要方面。优秀的国防科技图书既是国防科技成果的一部分,又是国防科技水平的重要标志。为了促进国防科技和武器装备建设事业的发展,加强社会主义物质文明和精神文明建设,培养优秀科技人才,确保国防科技优秀图书的出版,原国防科工委于 1988 年初决定每年拨出专款,设立国防科技图书出版基金,成立评审委员会,扶持、审定出版国防科技优秀图书。

国防科技图书出版基金资助的对象是:

1. 在国防科学技术领域中,学术水平高,内容有创见,在学科上居领先地位的基础科学理论图书;在工程技术理论方面有突破的应用科学专著。

2. 学术思想新颖,内容具体、实用,对国防科技和武器装备发展具有较大推动作用的专著;密切结合国防现代化和武器装备现代化需要的高新技术内容的专著。

3. 有重要发展前景和有重大开拓使用价值,密切结合国防现代化和武器装备现代化需要的新工艺、新材料内容的专著。

4. 填补目前我国科技领域空白并具有军事应用前景的薄弱学科和边缘学科的科技图书。

国防科技图书出版基金评审委员会在总装备部的领导下开展工作,负责掌握出版基金的使用方向,评审受理的图书选题,决定资助的图书选题和资助金额,以及决定中断或取消资助等。经评审给予资助的图书,由总装备部国防工业出版社列选出版。

国防科技事业已经取得了举世瞩目的成就。国防科技图书承担着记载和弘扬这些成就,积累和传播科技知识的使命。在改革开放的新形势下,原国防科工委率先设立出版基金,扶持出版科技图书,这是一项具有深远意义的创举。此举势必促使国防科技图书的出版随着国防科技事业的发展更加兴旺。

设立出版基金是一件新生事物,是对出版工作的一项改革。因而,评审工作需要不断地摸索、认真地总结和及时地改进,这样,才能使有限的基金发挥出巨大的效能。评审工作更需要国防科技和武器装备建设战线广大科技工作者、专家、教授,以及社会各界朋友的热情支持。

让我们携起手来,为祖国昌盛、科技腾飞、出版繁荣而共同奋斗!

国防科技图书出版基金
评审委员会

V

前　言

　　核爆炸或核事故放射性物质释放出的电离辐射,在军语中,习惯称做核辐射。核辐射剂量学是以核爆炸早期核辐射与剩余核辐射为对象,战时核辐射监测装备技术要求为特点建立的体系。原子能事业的发展、核试验和核武器在军事上的应用及国际反核与辐射恐怖斗争,拓宽了核辐射剂量学的研究范围。随着计算机技术的发展和应用,现代核辐射剂量学的发展已经形成了实验辐射剂量学和计算辐射剂量学两个分支。剂量学(Dosimetry)这一术语已经不再局限于用剂量计测量吸收剂量了,而仅仅被限制于"吸收剂量"的简称。

　　本书以军用核爆炸辐射防护剂量学为主要内容,考虑到市场上相关的专业书籍已经很少,因此在内容的选取上尽可能做到兼顾该领域工作者的需要。全书内容共分 11 章,包括:核辐射剂量学常用的辐射量;核爆炸的辐射场;核辐射对机体和物质的辐射效应;常用的气体、闪烁和半导体等核辐射探测器;核辐射剂量测量的原理和方法;放射性测量的理论和方法;战时放射性沾染的空气、粮秣、水的取样和测量等内容。

　　本书是国防核技术和军队核辐射监测技术的理论与实验基础,如果能对国防核防护工程、军队核辐射监测装备的研制与评价提供测量方法和理论参考,将是莫大的荣幸。对于本书的完成,首先要感谢中国工程院院士毛用泽同志给予的关心和支持,他不辞辛苦地对本书的编辑以及技术等内容提出了详细的修改意见和建议;军事医学科学院郭勇研究员和毛用泽院士对全书的体系给予了充分的肯定和高度的评价,使得本书得以顺利的进行;另外,在编写过程中,防化研究院肖无云博士后、邹士亚博士、周春芝博士等在资料上给予了支持,作者特此一并致谢。本书是由钱建复、沈庭云编著,参与编写的还有沈春霞、郑永春、吴江峰、何水军、胡海洋等同志。

本书编写中,搜集了该领域的部分新成果、数据、图表和公式及相关参考文献,从而满足技术工作者对于综合性专著的需要。并在以下四个方面给予了关注。

(1)了解核爆炸早期核辐射与剩余核辐射是核辐射测量工作的前提,因为它们是测量对象,只有掌握了其特点和分布规律,才能对测量方法和仪器提出正确的评价和要求。

(2)该书内容所涉及的范围非常广泛,与物理学、原子能科学技术等许多领域都有紧密的联系。特别是与原子核物理实验方法关系最为紧密。因此只有详细地研究各种辐射特性与物质的相互作用规律,才能建立核辐射剂量学的实验方法和理论基础。

(3)核辐射探测器的原理是以射线与物质相互作用产生的各种物理和化学效应为基础进行研制的,这就会涉及到与这些现象有关的许多近代物理学方面的新成就,如气体放电、固体发光、半导体、次级电子发射、超导现象等,它们为核辐射测量技术的发展做出了直接的贡献。

(4)尽管探测器在核辐射仪器中起着关键作用,但是大多数测量方法还是必须将各种效应转换为电信号,并借助电子学线路实现。因此作为一个仪器整体来说,探测器、测量方法与相对应的电子学线路是相辅相承的。例如,就设计一台反符合测量需要的仪器来说,探测器、电子学线路及测量方法之间是一个不可分割的整体。

本书可作为国防核技术应用领域从事辐射防护剂量学、核辐射监测工程技术人员及研究生的参考书,也可作为国防院校相关学科专业的参考书。

目　　录

Contents

第1章 核辐射剂量学常用辐射量

1.1 描述辐射场特征的辐射量

1. 辐射场

辐射是电离辐射和非电离辐射的统称。电离辐射是由直接或间接电离粒子，或由两者混合组成的任何辐射，通常以激发和电离物质（与其相互作用的物质）原子的能力来表示其特征。可以说，能使物质电离的一切辐射称为电离辐射。核爆炸或核事故或放射性物质释放出的电离辐射，在军语中习惯称做核辐射。

核辐射粒子在真空或介质中通过和传播的时、空分布称做辐射场。辐射场是由辐射源产生的，辐射源通常可划分为稳态和脉冲态两种形式，前者又可分为稳态辐射源和准稳态辐射源。单位时间内发出的辐射粒子在统计范围内不随时间改变的物质、器件或装置，定义为稳态辐射源，如恒流加速器；单位时间内发出的辐射粒子的数目按确定规律变化的物质或材料，定义为准稳态辐射源，如放射性同位素、核爆炸剩余核辐射。它们构成的辐射场分别称做稳态辐射场或准稳态辐射场。

在有限持续时间内单位时间间隔产生，且发出辐射粒子的数目，随时间急剧变化的器件或装置定义为脉冲辐射源，如核爆炸后十几秒释放出的早期核辐射，既含有 γ 光子（量子），又含有中子。辐射出的粒子在真空或介质中通过和传播的时、空分布称为脉冲辐射场。由一种以上粒子或辐射组成辐射场，称之为"混合场"，如核爆炸早期核辐射或剩余核辐射，是由 α、β、X、γ 和中子等粒子和辐射组成的辐射场。

2. 粒子注量和注量率

电离辐射量和单位在历史上经历了不少的演变,一个量的名称在不同时期也有不同的含义。ICRU认为概念和量的定义是根本问题,而单位的选择是次要的,并在其第19、25号报告中,对引入的一些新的辐射量给予了明确地表述。ICRU第33号报告定义了包括:粒子数、辐射能、粒子通量、能通量、粒子注量、能注量、粒子注量率、能注量率、粒子辐射度及能量辐射度等辐射场特征量。下面叙述主要是核辐射剂量学中常用的基本电离辐射场量。

1) 粒子注量(Particle Fluence)Φ

粒子注量是根据入射粒子数目来描述辐射场的特征量,定义为:在空间一给定点处,射入以该点为中心的小球体的粒子数 dN 除以该球体的截面积 da,即

$$\Phi = \frac{dN}{da} \qquad (1-1)$$

其单位为 m^{-2}。可见,粒子注量就是进入(不包括从小球体内流出的粒子数)单位截面积小球体的粒子数,如图1-1(b)所示。定义中采用小球体,表明每个入射方向必然有截面积 da 与其垂直;只有单向平行辐射场的粒子注量等于通过垂直方向的单位面积的粒子数,否则单位面积所截粒子数与平行粒子束运动方向和截面积 da 法线夹角余弦的绝对值成正比,如图1-1(a)所示,当该角 θ 为零时,便是垂直于粒子束运动方向的情况。

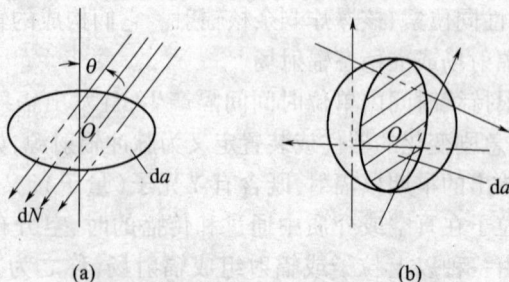

图 1-1 表述粒子注量概念示意图
(a)平行辐射束;(b)非平行辐射束。

实际遇到的辐射场,其中每个粒子不可能都具有相同的能量,即使最初从辐射源射出的为单能粒子,进入物质后,由于作用其粒子能量也会经历着改变的过程,如 γ 射线与物质相互作用的康普顿散射。这就是说,辐射场中粒子的能量具有谱分布。

具有连续型谱分布的能量在 $0 \sim \infty$ 范围内,粒子注量为

$$\Phi(\infty) = \int_0^\infty \frac{\mathrm{d}\Phi(E)}{\mathrm{d}E} \mathrm{d}E \qquad (1-2)$$

式中: $\Phi(E)$ 为总和分布,是能量在 $0 \sim E$ 之间的粒子所构成那部分注量。注量对粒子能量 E 的微分分布 Φ_E 是 $\Phi(E)$ 对能量 E 的导数,即 $\Phi_E = \dfrac{\mathrm{d}\Phi(E)}{\mathrm{d}E}$。$\Phi_E$ 微分分布对于从零至 ∞ 范围内所有粒子能量的积分便是注量 $\Phi(\infty)$。

具有离散型谱的粒子注量为

$$\Phi = \sum_{i=1}^m \Phi(E)_i \qquad (1-3)$$

式中: $\Phi(E)$ 是能量为 E,第 i 种粒子的注量。

2) 粒子的注量率或粒子通量密度(Particle Fluence Rate 或 Particle Flux Density) φ

表示单位时间内,进入单位截面积的球体内的粒子数,定义为 $\mathrm{d}\Phi$ 除以 $\mathrm{d}t$ 而得的商,即

$$\varphi = \frac{\mathrm{d}\Phi}{\mathrm{d}t} = \frac{\mathrm{d}^2N}{\mathrm{d}a\mathrm{d}t} \qquad (1-4)$$

其单位为 $\mathrm{m}^{-2}/\mathrm{s}$。应该注意,过去的一些专业书中习惯使用通量密度,即粒子通量定义为 $\mathrm{d}N$ 除以 $\mathrm{d}t$ 所得的商,它的单位 s^{-1};而按面积考虑则为粒子通量密度,与注量率相对应,由于易被误解,故用注量率。

3. 能注量和能注量率

1) 能注量(Energy Fluence) ψ

能注量指进入单位截面积小球体内所有粒子能量。定义为:在空间一给定点处,射入以该点为中心的小球体的所有粒子能量 $\mathrm{d}E_R$(不包括静止能量)总和除以该球体的截面积 $\mathrm{d}a$,即

$$\Psi = \frac{dE_R}{da} \qquad (1-5)$$

其单位为 J/m^2。dE_R 是入射到截面积为 da 的球中的辐射能。辐射能 E_R 是发射、传播或接收到的粒子能量(不包括静止能量)。

2)能注量率(Energy Fluence Rate)或能通量密度(Energy Flux Density)ψ

表示单位时间内进入单位截面积球体内所有粒子能量之和,定义为:$d\psi$ 除以 dt 而得的商,即

$$\psi = \frac{d\Psi}{dt} = \frac{d^2E_R}{da\,dt} \qquad (1-6)$$

其单位为 $W/m^2 [J/(m^2 \cdot s)]$。$d\psi$ 是时间间隔 dt 内能注量的增量。

3)能注量与粒子注量的关系

对于粒子能量为 E 的单能辐射场,某点的能注量 ψ 就等于该点的粒子注量 Φ 与粒子能量 E 的乘积

$$\Psi = \Phi \cdot E \qquad (1-7)$$

对于粒子能量具有谱分布的辐射场,则对整个谱由粒子能量为 $0 \sim E$ 范围积分,便可得到该点的能注量

$$\Psi = \int_0^E E \cdot \Phi_E \cdot dE \qquad (1-8)$$

式中:Φ_E 为注量对粒子能量 E 的微分分布。

离散型谱的能注量为

$$\Psi = \sum_{i=1}^m \Phi(E)_i \cdot E_i \qquad (1-9)$$

根据式(1-7)、式(1-8)和式(1-9)所示能注量与注量的关系原理,同样可以写出能注量率 ψ 与 φ 的关系:

对于粒子能量为 E 的单能辐射场的能注量率

$$\psi = \varphi \cdot E \qquad (1-10)$$

当粒子能量具有谱分布的辐射场的能注量率,则有

$$\psi = \int_0^E E \cdot \varphi_E \cdot dE \qquad (1-11)$$

4

式中:φ_E 为注量率对粒子能量 E 的微分分布。

离散型谱分布的能注量率为

$$\psi = \sum_{i=1}^{m} \varphi(E)_i \cdot E_i \qquad (1-12)$$

式中:$\varphi(E)_i$ 是能量为 E,第 i 种粒子的注量率。

例如,已知 ^{60}Co 的放射性活度 $A = 4 \times 10^8$Bq,求源发射出的光子在离源 1m 处的注量($t = 1$min)、注量率、能注量、能注量率。

由 ^{60}Co 的核素表数据(附录1)衰变纲图知,发生一次核跃迁放出两个光子:$E_{\gamma 1} = 1.172$MeV,$E_{\gamma 2} = 1.33$MeV,$t = 1$min,则

(1) 注量

$$\Phi = \sum_{i=1}^{2} \Phi(E)_i = \frac{2A \cdot t}{4\pi R^2} = \frac{2 \times 4 \times 10^8 \times 60}{4\pi \times 1^2} = 3.82 \times 10^9 \text{m}^{-2}$$

(2) 注量率

$$\varphi = \frac{\Phi}{t} = \frac{3.82 \times 10^9}{60} = 6.37 \times 10^7 \text{m}^{-2}/\text{s}$$

(3) 能注量

$$\Psi = \sum_{i=1}^{2} \psi(E)_i \cdot E_i = \psi(E)_1 \cdot E_{\gamma 1} + \psi(E)_2 \cdot E_{\gamma 2} =$$

$$\frac{1}{2}\Phi(E_{\gamma 1} + E_{\gamma 2}) = \frac{1}{2} \times 3.82 \times 10^9 (1.172 + 1.33) =$$

$$4.78 \times 10^9 \text{MeV/m}^2 = 7.65 \times 10^{-4} \text{J/m}^2$$

(4) 能注量率

$$\psi = \sum_{i=1}^{2} \varphi(E)_i \cdot E_i = \varphi_1 \cdot E_{\gamma 1} + \varphi_2 \cdot E_{\gamma 2} = \frac{1}{2}\varphi(E_{\gamma 1} + E_{\gamma 2}) =$$

$$\frac{1}{2} \times 6.37 \times 10^7 \times (1.172 + 1.33) \times 1.6 \times 10^{-13} =$$

$$1.28 \times 10^5 \text{W/m}^2$$

4. 粒子辐射度与能量辐射度

上述那些电离辐射场量在实际工作中是很有用的,但是在某些应用场合,大部分电离辐射与介质相互作用都依赖射线能量及其类型,同时辐射探测的响应通常也依赖于打到它上面的射线的

入射方向。这样,为充分地表征辐射场,必须指明,在每一时刻有多少粒子,具有多大的能量,从何方向来到介质的任意一点。下面用粒子辐射度和能量辐射度描述粒子场或 γ 光子场。

1) 粒子辐射度(Particle Radiance)P

粒子辐射度是表征辐射场某点注量率的角分布的量,定义为在特定方向上,$d\Omega$ 立体角内传播的粒子注量率 $d\varphi$ 除以 $d\Omega$,即

$$P = \frac{d\varphi}{d\Omega} = \frac{d^2N}{da\,dt\,d\Omega} \qquad (1-13)$$

其单位为 $m^{-2}/(s \cdot Sr)$。

2) 能量辐射度(Energy Radiance)γ

能量辐射度是表征辐射场某点能注量率的角分布量,定义为在特定方向上,$d\Omega$ 立体角内传播粒子能注量率 $d\psi$ 除以 $d\Omega$,即

$$\gamma = \frac{d\psi}{d\Omega} = \frac{d^3E_R}{da\,dt\,d\Omega} \qquad (1-14)$$

其单位为 $W \cdot m^{-2} \cdot Sr^{-1}$。

如图 1-2 所示,表示核爆炸早期核辐射场中任意点 r 处,球体积元 dV 的横截面积 dA 的法线方向 $d\Omega$ 立体角内,能量为 E 的粒子能注量率。利用粒子辐射度的谱分布 P_E 对粒子能量、立体角 Ω 和时间 t 逐项积分,则可求得注量率、注量、能注量率、能注量的积分表示式。

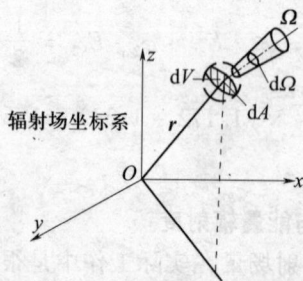

图 1-2 核爆炸早期核辐射场中任意点 r 处粒子注量率示意图

1.2 吸收剂量和比释动能

1. 吸收剂量

1）**吸收剂量（Absorbed Dose）** D

当电离辐射与物质相互作用时,授与单位质量（或被单位质量物质吸收）的任何致电离辐射的平均能量,叫做吸收剂量 D。其严格定义为:任何电离辐射授与质量为 $\mathrm{d}m$ 物质的平均能量 $\mathrm{d}\bar{\varepsilon}$ 除以 $\mathrm{d}m$,即

$$D = \frac{\mathrm{d}\bar{\varepsilon}}{\mathrm{d}m} \qquad (1-15)$$

式中: D 为吸收剂量,单位为 Gy（戈[瑞]）,即 $1\mathrm{Gy} = 1\mathrm{J/kg}$,过去曾经使用的专用单位为 rad,即 $1\mathrm{rad} = 10^{-2}\mathrm{Gy}$; $\mathrm{d}\bar{\varepsilon}$ 为平均授与能量,它是随机量授与能量 ε 的期望值, ε 是指电离辐射授与某一体积中的物质的下列能量:

$$\varepsilon = \sum \varepsilon_{\text{入}} - \sum \varepsilon_{\text{出}} + \sum Q \qquad (1-16)$$

式中: $\sum \varepsilon_{\text{入}}$ 为进入该体积内的一切直接和间接电离粒子的能量总和（不包括静止能）; $\sum \varepsilon_{\text{入}}$ 为离开该体积内的一切直接和间接电离粒子的能量总和（不包括静能）; $\sum Q$ 为在该体积内发生的任何核变化和基本粒子变化所释放出来的总能量,减去这些变化所消耗的总能量。

吸收剂量是剂量学的基本量,看其定义是一个点的表征,但在放射防护中均指组织或器官内的平均剂量。

2）**吸收剂量率（Absorbed Dose Rate）** $\dot{D}$

定义为在 $\mathrm{d}t$ 时间内吸收剂量的增量 $\mathrm{d}D$,除以 $\mathrm{d}t$,即

$$\dot{D} = \frac{\mathrm{d}D}{\mathrm{d}t} \qquad (1-17)$$

式中: $\dot{D}$ 为吸收剂量率,单位为 Gy/s,即 $1\mathrm{Gy/s} = 1\mathrm{W/kg}$,过去曾经

使用过的单位为 rad/s。

应该指出,以"Gy"为单位的吸收剂量适用于任何致电离辐射及受到照射的任何物质;均匀物质,在均匀辐射场下,介质中任意点的吸收剂量相等;在同样照射条件下,不同种类的物质其吸收辐射能量的多少是不同的,如对于低能光子,在相同的照射条件下,机体骨骼吸收剂量,就要比软组织高出 3 倍~4 倍。因此当说明吸收剂量时,必须指明某点,某物质的吸收剂量。

2. 比释动能

比释动能 Kerma 是 Kinetic Energy Released in Material(物质中释放出的动能)的缩写,是描述不带电电离粒子(如 X、γ 或中子)与物质的相互作用。其能量在物质中的传递分两个步骤进行:第一步是不带电电离粒子将能量直接传递给带电电离粒子;第二步是获得初始动能的带电电离粒子,在物质中引起电离、激发,最后被物质所吸收。吸收剂量表示了第二步的结果。而比释动能则是描述第一步,即不带电电离粒子与物质相互作用时,把多少动能传递给了带电电离粒子的物理量。

1)**比释动能(Kerma)K**

比释动能 K,定义为不带电电离粒子,在质量为 dm 的某种物质中,释放出来的全部带电粒子的初始动能总和 dE_{tr}除以 dm,即

$$K = \frac{dE_{tr}}{dm} \qquad (1-18)$$

式中:K 为比释动能,单位为 Gy,即 $1Gy = 1J/kg$,过去曾经使用过的专用单位为 rad;dE_{tr}为初始动能总和中包含着带电粒子通过韧致辐射损失的那部分能量(d$E_{tr} \cdot g$),g 为次级带电粒子能量转化为韧致辐射能量所占的份额。

例如,物质中某点的比释动能为 1Gy,则表示由不带电电离粒子在这一点处,单位质量的指定物质(如处在空气中的小块组织内),传递给带电电离粒子(如电子)的初始动能总和为 1J/kg。

2）比释动能率（Kerma Rate）$\dot{K}$

定义为在 dt 时间内，比释动能的增量 dK 除以 dt，即

$$\dot{K} = \frac{dK}{dt} \qquad (1-19)$$

式中：比释动能 $\dot{K}$，单位为 Gy/s，即 $1\text{Gy/s} = 1\text{J}/(\text{kg} \cdot \text{s})$，过去曾经使用过专用单位 rad/s。

1.3 比释动能与能注量和吸收剂量的关系

1. 比释动能与能注量的关系

对于一个给定的单能不带电电离粒子的辐射场，某点的比释动能 K 与能注量 ψ 之间有如下关系：

$$K = \Psi \cdot \left(\frac{\mu_{\text{tr}}}{\rho}\right) \qquad (1-20)$$

由式（1-20）可得比释动能 K 和能量为 E 的粒子注量的关系式

$$K = \Phi \cdot \left(\frac{\mu_{\text{tr}}}{\rho}\right) \cdot E \qquad (1-21)$$

式中：E 为入射粒子能量，单位为 J（$1\text{MeV} = 1.6 \times 10^{-13}\text{J}$）；$\Phi$ 为粒子注量（m^{-2}）；μ_{tr}/ρ 为特定物质对特定能量的不带电电离粒子的质能转移系数（m^2/kg）。

对于具有谱分布的粒子来说，若 $\Phi(E)$ 表示其能量在 $0 \sim E$ 之间的粒子注量，Φ_E 为注量对粒子能量 E 的微分分布，则对粒子全能谱范围 $0 \sim E$ 积分，可得到具有谱分布的粒子的比释动能

$$K = \int_0^E E \cdot \Phi_E \cdot \left(\frac{\mu_{\text{tr}}}{\rho}\right)_E dE \qquad (1-22)$$

如果粒子谱是离散型的，则比释动能

$$K = \sum_{i=1}^m \Phi(E)_i \cdot \left(\frac{\mu_{\text{tr}}}{\rho}\right)_i \cdot E_i \qquad (1-23)$$

9

通常式(1-20)和式(1-21)主要用于中子比释动能的计算。为了计算方便,令 $K_f = (\mu_{tr}/\rho)E$,K_f 称做中子的比释动能因子,表示每单位中子注量的比释动能值。计算时对于单能中子,只要知道 Φ 和中子能量 E 的值,由专业书查出相应物质(组织近似物、骨、肌肉、参考人、塑料等见附录2)的 K_f 值,便可由式(1-21)求出比释动能 K。

2. 比释动能与吸收剂量的关系

1)带电粒子平衡

带电粒子平衡是辐射剂量学中一个重要概念,只有在带电粒子平衡条件下,不带电电离粒子与物质相互作用过程中,传递给单位质量物质的能量,才近似等于被单位质量物质中实际吸收的能量。

所谓带电粒子平衡,就是在受照物质 V 体积内某一点 P,当围绕该点的小体积 ΔV 内,一定数量、类型、能量的带电粒子离开了这个 ΔV,那么在 ΔV 外部就有相同数量、同种类型、等能量的带电粒子进入该体积 ΔV 内。可见这种平衡是对物质内某一点状态而言的,如图1-3所示。若用数学语言表示,则设 ΔV 内空气吸收

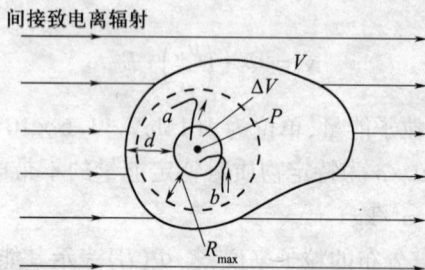

图1-3 带电粒子平衡条件示意图

的能量为 $\mathrm{d}\bar{\varepsilon}$,不带电电离粒子交给 ΔV 内带电粒子的能量为 $\mathrm{d}E_{tr}$,其中经 ΔV 体积元内带出的能量为 $\mathrm{d}E_{out}$,在 ΔV 外体积外带进的同等能量为 $\mathrm{d}E_{in}$,那么在 ΔV 体积内"沉积"下来的能量为

$$\mathrm{d}\bar{\varepsilon} = \mathrm{d}E_{tr} - \mathrm{d}E_{out} + \mathrm{d}E_{in}$$

在 ΔV 体积内达到平衡时,$\mathrm{d}E_{out} = \mathrm{d}E_{in}$,则

$$\mathrm{d}\bar{\varepsilon} = \mathrm{d}E_{tr} \qquad\qquad (1-24)$$

即沉积在 ΔV 中的能量(亦即被 ΔV 物质吸收的能量)就等于电离辐射在该体积中所释放出的能量。

物质围绕 P 点 ΔV,在电离辐射照射下,存在带电粒子平衡的条件是:在 ΔV 周围的介质厚度 d(即 ΔV 体积的边界到 V 的边界间的距离)等于或大于次级带电粒子在该物质中的最大射程 R_{max};在 ΔV 周围辐射场是均匀的,即在 $d \geqslant R_{max}$ 的区域内辐射的强度和能谱恒定不变。反之,在不同介质交界界面处、在辐射源附近以及 d 小于次级带电粒子最大射程时,就不会存在带电粒子平衡。

2)比释动能与吸收剂量的关系

在带电粒子平衡条件下,若韧致辐射损失的能量可以忽略时,则由式(1-24)和吸收剂量、比释动能定义,可得出

$$D = \frac{\mathrm{d}\bar{\varepsilon}}{\mathrm{d}m} = \frac{\mathrm{d}E_{tr}}{\mathrm{d}m} = K \qquad\qquad (1-25)$$

即吸收剂量等于比释动能。

高能带电粒子与高原子序数的物质相互作用时,实际上就有一部分能量在物质中转变为韧致辐射而离开 ΔV 体积元,这时即使存在带电粒子平衡,但吸收剂量并不等于比释动能,因此两种关系为

$$D = K(1-g) \qquad\qquad (1-26)$$

式中:g 为带电粒子能量转化为韧致辐射份额,对于原子序数较低的物质,一般在 $10^{-3} \sim 10^{-2}$ 之间,故通常可以忽略不计,当 $g = 0$ 时,则有 $D = K$。

对于单能电子束入射在厚靶上,g 的计算为

$$g = 5.8 \times 10^{-4} zE \qquad\qquad (1-27)$$

式中:z 为靶物质的原子序数;E 为带电电离粒子的能量(MeV)。

3)比释动能和吸收剂量随物质深度的变化

一束平行不带电电离粒子束,垂直入射到某种均匀介质上,如果这一介质厚度远远大于次级带电粒子最大射程,其吸收剂量和比释动能随着物质深度变化规律如下:在介质表面处 $K > D$,如图

11

1-4 的 G 点的 K 大于 A 点的 D,因为有一部次级带电粒子没有把能量全部沉积在作用点的体积元中,而被带到介质外的空气中;随着研究点深度的增加,包围该点的次级带电粒子迅速增加,使得吸收剂量急剧上升;当介质深度接近次级带电粒子最大射程达到带电粒子平衡厚度时,吸收剂量达最大值,且次级带电粒子获得的初始动能,全部消耗在该点附近($\mathrm{d}\varepsilon = \mathrm{d}E_{\mathrm{tr}}$),所以 $D = K$;但是,次级带电粒子总还有一部分能量消耗在韧致辐射上,不会在作用点局部被吸收,所以 K 略大于 D,即 $D = K(1-g)$;另外从图 1-4 中似乎看到在介质某一深度处,总是有 $D > K$,这是由于在作用点处产生的次级带电粒子的发射不是各向同性的,而是朝向运动方向前半球射出造成的,因此图中 N 点的吸收剂量,可以看成是 M 点产生的次级带电粒子能量的贡献,即 N 点的吸收剂量等于 M 点的比释动能;图 1-4 中还可以看出,随着介质深度的增加,比释动能和吸收剂量按指数规律成一定比例减小。

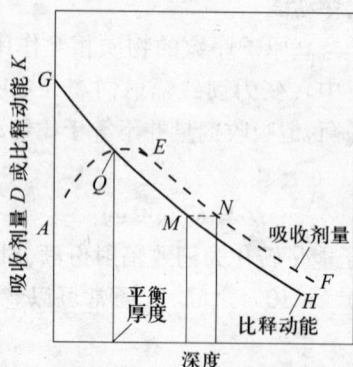

图 1-4 入射辐射在物质中有衰减出现带电粒子准平衡情况

4)应用比释动能概念计算 γ 射线吸收剂量

在带电粒子平衡条件下,由式(1-21)和式(1-26)可以推得

$$D = \Phi\left(\frac{\mu_{\mathrm{tr}}}{\rho}\right)E(1-g) \qquad (1-28)$$

由于某一特定能量的不带电电离粒子在某物质中的质能吸收

系数(μ_{en}/ρ)与质能转移系数有如下关系：

$$\frac{\mu_{en}}{\rho} = \frac{\mu_{tr}}{\rho}(1 - g) \qquad (1-29)$$

所以吸收剂量

$$D = \Phi\left(\frac{\mu_{en}}{\rho}\right)E \qquad (1-30)$$

式(1-30)是计算 γ 射线吸收剂量的重要公式。从式中可以看出，当 Φ 和 E 不变时，吸收剂量与物质的质能吸收系数(μ_{en}/ρ)成正比，即

$$\frac{D_1}{D_2} = \frac{(\mu_{en}/\rho)_1}{(\mu_{en}/\rho)_2} \qquad (1-31)$$

由式(1-31)可以看出，只要知道一种物质的吸收剂量，就可以求出在另一种物质中的吸收剂量。应该注意，式(1-31)是在带电粒子平衡条件下推导出来的，只有满足带电粒子平衡条件下才能适用。实际上直接测量生物组织中的吸收剂量是困难的，对 X 或 γ 射线而言，若用合适的探测器测量组织表面的空气吸收剂量来确定组织中某一点的吸收剂量，则必须通过吸收剂量随深度变化的深度测量曲线(见图1-5)查出组织内该点深度处小块空

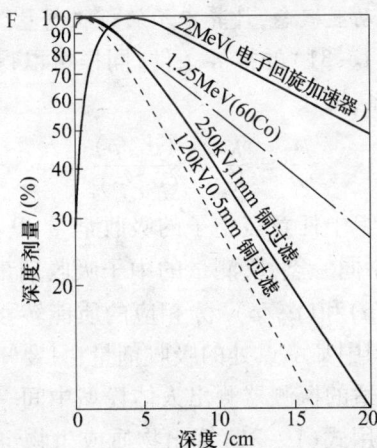

图1-5 X 或 γ 射线在水中深度剂量曲线

气中的吸收剂量,然后才能应用式(1-31)求出在组织中该点的吸收剂量。

利用式(1-31)计算组织(或其他物质)中同一点的吸收剂量时,关键是在物质和空气中的质能吸收系数比$(\mu_{en}/\rho)_m/(\mu_{en}/\rho)_a$。如果该处具有谱分布,则质能吸收系数必须对整个辐射谱取平均,即

$$\left(\frac{\mu_{en}}{\rho}\right) = \frac{\int \frac{\mathrm{d}\Phi(E)}{\mathrm{d}E}\left(\frac{\mu_{en}}{\rho}\right)\mathrm{d}E}{\int \frac{\mathrm{d}\Phi(E)}{\mathrm{d}E}\mathrm{d}E} \qquad (1-32)$$

显然,在物质表面的空气中和某一深度下小块空气中的辐射谱是不同的。然而,γ辐射与物质相互作用能量约在 0.1MeV ~ 3.0MeV 之间时,对于较低原子序数的物质,康普顿效应占优势,这时的质能吸收系数可用康普顿质能吸收系数来代替。在此能量区内的康普顿质能吸收系数实际上可近似为常数,因此,物质中的质能吸收系数和空气中的质能吸收系数之比,实际上可视之为常数。这样就可以方便地用式(1-31)来计算(经过深度剂量曲线修正的)物质中某一深度处的吸收剂量。

5) 应用比释动能概念,计算中子的吸收剂量

用类似于式(1-31)的推导条件,同样可以得到中子吸收剂量和比释动能关系,即

$$\frac{D}{D_c} = \frac{K}{K_c} = \frac{(\mu_{tr}/\rho)}{(\mu_{tr}/\rho)_c} \qquad (1-33)$$

式中:D 为生物组织中任意点中子的吸收剂量;D_c 为用合适探测器在组织等效物中同一点处,测量的中子吸收剂量;K、K_c 为相应的比释动能;(μ_{tr}/ρ) 和 $(\mu_{tr}/\rho)_c$ 为相应的质能转移系数。如果需要物质或生物组织中某一点处的吸收剂量,只要知道相应的质能转移系数,并用合适的探测器测出人体模型中间一点处的中子吸收剂量,就可以利用式(1-31)算出物质或生物组织中同一点处的吸收剂量。

1.4 照射量与空气比释动能

1. 照射量 X

照射量是辐射防护中沿用最久的一个物理量。它是根据 X 射线或 γ 射线与空气中的原子相互作用时,产生的次级电子对空气电离本领大小来度量辐射场的物理量。定义为 X 辐射或 γ 辐射在质量为 dm 的空气中释放出来的全部电子(正电子和负电子)被空气阻止时,在空气中产生一种符号的离子的总电荷的绝对值 dQ 除以 dm 而得的商,即

$$X = \frac{dQ}{dm} \qquad (1-34)$$

其单位为 C/kg。过去单位伦琴(R)已停止使用,$1R = 2.58 \times 10^{-4} C/kg$(准确值)。但是,$dQ$ 中不包括该质量中释放出来的次级电子发射的韧致辐射被吸收后产生的电离。

照射量在使用中具有局限性:它仅适用于 X 射线或 γ 射线的描述,不能用于其他射线(如中子、电子束);照射量是对空气中电离电荷的度量,不能用于其他物质(如水、石墨);照射量不包括该质量中释放出来的次级电子发射的韧致辐射被吸收后产生的电离量(仅当光子能量很高时才有意义);照射量的测量必须满足带电粒子平衡,只有在几千电子伏到几兆电子伏范围才能较严格地进行照射量的测量。因此 ICRU 第 33 号报告〔3〕,定义了一个新的量,即空气比释动能。

2. 空气比释动能

空气比释动能 K_a 即自由空气中一点的空气比释动能(Air Kerma Free in Air),是指不带电电离粒子,在单位质量空气中释放出来的全部带电电离粒子的初始动能之和,单位 Gy(戈[瑞])。

空气比释动能是照射量定义的另外一种表示方式,即在带电粒子平衡条件下,当韧致辐射损失和次级过程产生带电粒子可以忽略不计时,照射量就等于空气比释动能 K_a 的电离当量,即

$$X = \Psi \cdot \left(\frac{\mu_{en}}{\rho}\right)_a \cdot \frac{e}{\overline{W}} = K_a \cdot \frac{e}{\overline{W}} \qquad (1-35)$$

式中: X 为照射量(C/kg); K_a 为光子在空气中的比释动能(Gy); Ψ 为光子能注量(J/m²); $(\mu_{en}/\rho)_a$ 为给定能量光子在空气中的质能吸收系数(m²/kg); e 为电子电荷; $\overline{W}$ 为带电粒子在空气中每形成一个离子对所消耗的平均能量。

由于引入新量空气比释动能,为了将照射量转换为空气比释动能,式(1-35)可写为

$$K_a = X \cdot \frac{\overline{W}}{e} \qquad (1-36)$$

式中: $\frac{\overline{W}}{e}$ 为产生一对离子的电荷能量转移比,对于干燥空气现在建议值为 $\frac{\overline{W}}{e} = (33.97 \pm 0.06)$ J/C。

空气比释动能相对照射量而言,其特点是:比释动能可用于描述不带电电离粒子与任何物质相互作用(除空气外,有如水、人体组织等);测量比释动能不受能量范围的限制,应用范围宽;比释动能单位是国际法定计量单位。自 20 世纪 90 年代国际剂量局(BIPM)已将以照射量为主的国际比对,改为以空气比释动能为主的国际比对,发现传统的 ^{60}Co 的 γ 射线照射量基准的不确定度比空气比释动能基准不确定度要大;空气比释动能将取代照射量。1995 年国际原子能机构(IAEA)统计,世界绝大多数国家(近90%)采用了空气比释动能,表明已在大部分情况下,空气比释动能取代了照射量,便于物理测量量与防护量的换算。如在 ICRU 第 47 号报告和 ICRP 第 74 号出版物给出的光子换算系数的数据表中,均已使用了"单位自由空气中的空气比释动能"相对应的辐射量或器官的吸收剂量。

如果光子能量不是单能而是具有谱分布的,则空气比释动能 K_a 可由式(1-22)对光子能谱积分求出,即

$$K_a = \int_0^E \Psi_E \cdot \left(\frac{\mu_{en}}{\rho}\right)_E \mathrm{d}E \qquad (1-37)$$

16

式中：Ψ_E 是能量为 E 的光子能注量的微分分布；$\left(\dfrac{\mu_{en}}{\rho}\right)_E$ 是能量为 E 的光子在空气中的质能吸收系数。

3. 空气比释动能率 $\dot{K}_a$ 与点源活度 A 的关系

1）γ 空气比释动能率常数 Γ_δ

空气比释动能率 $\dot{K}_a$ 定义为在 $\mathrm{d}t$ 时间内比释动能的增量 $\mathrm{d}K$ 除以 $\mathrm{d}t$，即

$$\dot{K}_a = \frac{\mathrm{d}K}{\mathrm{d}t} \tag{1-38}$$

其单位为 Gy/s。

空气比释动能率常数 Γ_δ 把点源活度 A 与特定点空气比释动能率联系起来的描述放射性核素的一个特征量，严格的定义为 $L^2\left(\dfrac{\mathrm{d}K_a}{\mathrm{d}t}\right)_\delta$ 除以 A 而得的商，即

$$\Gamma_\delta = \frac{L^2}{A}\left(\frac{\mathrm{d}K_a}{\mathrm{d}t}\right)_\delta \tag{1-39}$$

式中：$\left(\dfrac{\mathrm{d}K_a}{\mathrm{d}t}\right)_\delta$ 为核素活度为 A 距离 L（通常用 R 表示）处，由能量大于 δ 的光子（包括 γ 光子、内轫致辐射和特征 X 射线）所造成的空气比释动能率，其中 δ 以 keV 为单位，数值的选取由计算空气比释动能率的具体情况而定。Γ_δ 的物理意义是放射性活度为 1Bq 的 γ 辐射源，在距离其 1m 处由能量大于 δ 的光子所产生的空气比释动能率，单位为 $\mathrm{J \cdot m^2/kg}$，仍用符号 Γ_δ 表示（与照射量率常量 Γ_δ 符号相同）。

ICRU 在第 33 号报告之前的第 19 号报告曾经定义某种放射性核素的照射量率常量 Γ_δ 为 $L^2 \cdot \left(\dfrac{\mathrm{d}\chi}{\mathrm{d}t}\right)_\delta$ 除以 A 而得的商，即

$$\Gamma_\delta = \frac{L^2}{A}\left(\frac{\mathrm{d}\chi}{\mathrm{d}t}\right)_\delta \tag{1-40}$$

式中：$\left(\dfrac{\mathrm{d}\chi}{\mathrm{d}t}\right)_\delta$ 为核素活度为 $A(\mathrm{Bq})$ 距离 L（通常用 R 表示）处，由能量大于 δ 的光子所造成的照射量率，单位 $\mathrm{C}\cdot\mathrm{m}^2/(\mathrm{kg}\cdot\mathrm{Bq}\cdot\mathrm{s})$，用符号 Γ_δ 表示。其意旨在取代早期的比 γ 射线常量记作 Γ 或 K_γ。Γ 与 Γ_δ 的区别是前者仅计及光子所致的照射量率，而后者包括内韧致辐射和特征 X 射线所致的照射量率，但现有文献显示 Γ 与 Γ_δ 值的偏离并不会有二者定义所预期那样大的差别。在缺少空气比释动能率常量 Γ_δ 值的情况下，一般专业著作中可能仍然沿用比 γ 射线常数或计算的照射量率常量表，习惯用 Γ 表示。表1-1即所列部分核素 γ 的照射量率常量 Γ 值。照射率常量 Γ 值的理论计算，由式(1-35)和式(1-40)推导，假设各向同性 γ 点源活度为 $A(\mathrm{Bq})$，每次放出 m 种不同能量光子，则其照射量率常量

$$\Gamma = 2.343 \times 10^{-3} \sum_{i-1}^{m} n_i \mathrm{E}_{\gamma i}\left(\frac{\mu_{\mathrm{en}}}{\rho}\right)_i \mathrm{C}\cdot\mathrm{m}^2/(\mathrm{kg}\cdot\mathrm{Bq}\cdot\mathrm{s})$$

$$(1-41)$$

推导式中，$W=33.97\,\mathrm{eV}$，$e=1.6021\times10^{-19}\mathrm{C}$，$(\mu_{\mathrm{en}}/\rho)_i$ 光子在空气中的质能吸收系数，单位 m^2/kg，n_i 为每次核衰变放出第 i 种能量光子的分支比；$E_{\gamma i}$ 为第 i 种光子能量(J)。

表1-1　部分核素 γ 的照射率常量 Γ 值

放射性核素	半衰期	Γ[1]	
		$\mathrm{R}\cdot\mathrm{m}^2/\mathrm{h}\cdot\mathrm{Ci}$[2]	$\times10^{-18}\times(\mathrm{C}\cdot\mathrm{m}^2/\mathrm{kg}$[3]$)$
$^{22}\mathrm{Na}$	2.601a	1.217	2.36
$^{24}\mathrm{Na}$	15.02h	1.895	3.67
$^{41}\mathrm{Ar}+{}^{41m}\mathrm{K}$	1.83h	0.664	1.29
$^{52}\mathrm{Mn}$	5.67d	1.836	3.56
$^{59}\mathrm{Fe}$	44.6d	0.637	1.23
$^{58}\mathrm{Co}$	70.8d	0.563	1.09
$^{60}\mathrm{Co}$	5.272a	1.32	2.56
$^{65}\mathrm{Zn}+{}^{85m}\mathrm{Cu}$	244.3d	0.318	0.616

18

放射性核素	半衰期	Γ[①]	
		$R \cdot m^2/h \cdot Ci$[②]	$\times 10^{-18} \times (C \cdot m^2/kg$[③]$)$
$^{95}Sr + {}^{85m}Rb$	64. 68d	0. 299	0. 579
$^{95}Zr + {}^{95m}Nb$	63. 89d	0. 427	0. 827
^{95}Nb	35. 1d	0. 443	0. 858
^{106}Ru	369d	0. 116	0. 224
$^{110m}Ag + {}^{110}Ag$	250. 38d	1. 545	2. 99
$^{131}I + {}^{131m}Xe$	8. 03d	0. 218	0. 422
^{133}I	20. 3h	0. 279	0. 540
^{134}Cs	2. 062a	0. 902	1. 75
$^{137}Cs + {}^{137m}Ba$	30. 174a	0. 328	0. 635
$^{133}Ba + {}^{133m}Cs$	11. 3a	0. 21	0. 407
$^{152}Eu + {}^{152m}Sm$	12. 4a	0. 546	1. 06
^{154}Eu	16a	0. 694	1. 34
^{198}Au	2. 6963d	0. 236	0. 457
$^{203}Hg + {}^{203m}Tl$	46. 9d	0. 127	0. 246
^{226}Ra	1602a	0. 844	1. 63

① 摘自参考文献[8]的表中、部分核素、γ照射率、常量Γ，且对③列中的表示格式进行了修改；

② 该列中数据乘以 0.1937×10^{-17}，为③列中的单位换算系数

2）γ点源公式

在核辐射剂量学中经常会使用γ点源活度与空气比释动能率的关系式，当γ辐射体的线度 $L < (7 \sim 10)R$ 时，即可以看做点源。由式（1-36）、式（1-39）和式（1-40）可以推导空气比释动能率 $\dot{K}_a$ 与点源活度 A 的关系

$$\dot{K}_a = \frac{A \cdot \Gamma_\delta}{R^2} = \frac{A \cdot \Gamma}{R^2} \cdot \frac{W}{e} \qquad (1-42)$$

式中：A 为放射源的活度（Bq）；Γ 为照射率常量（$C \cdot m^2/kg \cdot s$）；R

为点源距参考点的距离（m）；$\dfrac{W}{e} = 33.97$（J/C）；$\dot{K}_a$ 比释动能率（Gy/s）。

1.5　放射防护量与实用量

注量、吸收剂量、比释动能是剂量学中的基本物理量。对于人体受到体外辐射源的照射，放射防护中使用了两套量，即防护量和实用量。ICRP 第 60 号出版物推荐和定义了一组新的防护量，用以更加合理的表示辐射防护的剂量限值，主要放射防护量是：器官和组织 T 中的平均吸收剂量 D_T、器官或组织 T 中当量剂量 H_T 和有效剂量 E。为了搭建放射防护量与辐射场之间关系，ICRU 第 39 号报告推荐了外照射测量用的实用辐射量剂量当量体系，通过测定有关实用辐射量，用以评价与剂量限值的符合情况，从而为放射防护量提供一种合理的估计。也就是说，相应的放射防护量的量值（$H_{防护}$）与实用辐射量的测量结果（$H_{实用}$）之比值通常要小于 1，即 $\dfrac{H_{防护}}{H_{实用}} \leqslant 1$，对防护量提供了一种偏高估计。推荐的实用辐射量是：周围剂量当量 $H^*(d)$、定向剂量当量 $H'(d, \Omega)$ 和个人剂量当量 $H_P(d)$。

1. 基本概念和术语

1）危害（Detriment）

ICRP 第 26 号出版物引入的概念，定义为受照射群组或其后代最终所经受的总损害的量度，其中也包括健康上的危害，但在 ICRP 第 60 号出版物使用该术语时只指健康危害。

2）剂量限值（Dose Limit）

实践使个人所受到的有效剂量和当量剂量不得超过值。它是不允许接受的剂量范围的下限，而不是允许接受的剂量范围的上限，是最优化过程的约束条件，是辐射防护体系的一部分。

3）ICRU 球（ICRU Sphere）

ICRU 是国际辐射单位和测量委员会英文名称字母的缩写。

为了测量和计算剂量当量,1976 年该组织提出了用于模拟人体躯干组织等效的球型体膜,其直径为 30cm,密度为 $1g/cm^3$,成分质量组成分别为:76.2% O,10.1% H,11.1% C,2.6% N,是建立实用辐射量概念,测量方法和校准仪器技术参数的基础。

4) 人体模型和体模

(1) 参考人(Peference Man)。ICRP 第 23 号出版物和 ICRU 第 48 号报告给出了放射防护中用的人体模型和体模的设计导则,评述了人的解剖学、生理学以及代谢特征,并推荐了参考人的"典型值"或"参考值"。

(2) 体模(Phantom)。辐射剂量学、辐射监测研究等工作中,使用组织等效材料作成人体或动物体(整个或局部)的模拟物或具有规定的几何形状尺寸的模型,多用于光子和中子吸收剂量分布的测量和计算。所谓组织等效材料是指对给定辐射的吸收、散射特性与人体组织相接近的材料。

(3) MIRD 标准人体模。医学内照射剂量(MIRD)体模,代表人体的不均匀数学模型,最初用于计算体内辐射产生的吸收剂量,随后经改进并用于计算体外辐射产生的吸收剂量。MIRD 体模分解成以下各部分的定义:一个椭圆柱体代表胳臂、躯干和臀部;截头椭圆锥代表腿;一个椭圆柱代表头和颈;胳臂与躯干未分开。早期模型版本中,假设腿未分开,1978 年后模型假设腿为分开。小器官未采用模型,其他器官用与真实器官形状大致一样的简单几何形状近似体来代表。

MIRD 体模鉴定主要为骨骼组织、肺组织和软组织,其密度分别近似为 $1.5g/cm^3$、$0.3g/cm^3$ 和 $1.0g/cm^3$。骨骼组织包括活性骨髓(红骨髓),且所有骨骼成分都均匀地分布在骨架中。对于肺和软组织,人体组织的最重要成分是氢、碳、氮和氧,还有痕量的其他元素。骨骼组织包含有较大比例的钙和磷;肺稍异于软组织,它包含有空气,几乎没有脂肪组织;软组织层厚 2mm 覆盖全身代表体模的皮肤。

5) 实用辐射量(Operational Radiation Quantities)

用于辐射防护实践以一般的监测仪器可测定的辐射量,它能提供对限制量的适当偏安全并不产生过高估计。ICRU 第 39 号报告定义了 4 个剂量当量实用辐射量,我国 GB 310210—93 规定了三个剂量当量实用量,包括:周围剂量当量,定向剂量当量和个人剂量当量;在 GJB 1748—93《核辐射监测实用辐射量》国家军用标准中,规定用于核武器条件下,核辐射监测装备或核事故的场外应急辐射防护仪器的三个外照射核辐射监测实用辐射量,其包括:周围吸收剂量、定向吸收剂量和个人吸收剂量。

6) 红骨髓平均吸收剂量

根据定义"人体各部位红骨髓组织按质量加权的吸收剂量"之和,可写作

$$D_m = \sum W_T \cdot D_T \qquad (1-43)$$

式中:W_T 为各部位红骨髓组织质量与整个人体红骨髓质量之比,即质量权重因子;D_T 为人体各部位红骨髓组织受照射的吸收剂量。人体组织中含有大量造血干细胞的骨髓成分,称为红骨髓,其质量约为 1500g。达到一定阈值 100cGy ~ 200cGy 的大剂量时,全身急性照射将导致骨髓(造血)型急型辐射损伤(轻度放射病)。GJB 2793—96 国家军用标准"全身外照射控制量"中注明,"Gy 为中心组织吸收剂量,也适用于骨髓平均吸收剂量"。

7) 年摄入限值(Annual Limit on Intake,ALI)

参考人在一年时间内经呼吸、食入或通过皮肤所摄入的某一给定放射性核素的量,其所产生的待积剂量等于相应的剂量限值,以 ALI 表示,单位为 Bq/a。其中待积剂量是指个人单次摄入的放射性物质在此后 50 年内将要产生的累积有效剂量或当量剂量。

为了监测方便,通常使用导出空气浓度 DAC,其值是由年摄入量 ALI,按照参考人 1 年 250 个工作日(2000 工作小时),呼吸率 1.2m³/h,除以年吸入的空气体积(2400m³/a)所得的商,单位为 Bq/m³。

2. 剂量当量 H(Dose Equivalent)

定义为组织中某点处的剂量当量 H 是 D、Q 和 N 的乘积,即

$$H = DQN \qquad (1-44)$$

式中:H 的单位为 Sv(希沃特),$1Sv = 1J/kg$;D 是该点的吸收剂量;N 是其他修正因数的乘积,且 ICRP 指定为 1;Q 是该点处的辐射品质因数,定义为该点水中碰撞组织本领 L_∞ 的函数。由于它存在不完美之处,因此 ICRP 第 60 号出版物对品质因数 $Q(L)$ 进行了修正,称为辐射权重因子 W_R,对平均吸收剂量 D_T 加权定义为当量剂量 H_T。现在剂量当量是 ICRU 组织用于定义周围剂量当量、定向剂量当量和个人剂量当量所使用的一个量。

3. 放射防护量

为了放射防护目的,ICRP 第 60 号出版物推荐和定义了一组新的防护量,替换 ICRP 第 26 号出版物的防护量,用以更加合理的表示辐射防护的剂量限值。

器官平均吸收剂量 D_T(Absorbed Dose Mean)当人体内或体模内的吸收剂量分布已知时,定义器官平均吸收剂量为

$$D_T = \frac{1}{m_T} \int_{m_T} D\mathrm{d}m = \frac{1}{m_T} \int_{m_T} \frac{\mathrm{d}\bar{\varepsilon}}{\mathrm{d}m} \mathrm{d}m \qquad (1-45)$$

式中:m_T 是该组织或器官的质量 $D = \mathrm{d}\bar{\varepsilon}/\mathrm{d}m$ 是在质量元 $\mathrm{d}m$ 内的吸收剂量。吸收剂量用于定义防护量时,是对组织或器官求平均的一个量。

H_T 当量剂量(Equivalent Dose)定义为辐射 R 在器官或组织 T 内产生的当量剂量 Y 由下式给出

$$H_{T,R} = W_R \cdot D_{T,R} \qquad (1-46)$$

式中:$D_{T,R}$ 是辐射 R 在器官或组织 T 内产生的平均吸收剂量;W_R 是辐射 R 的辐射权重因数。当辐射场具有不同 W_R 值的不同类型和不同能量的辐射组成时,则其总当量剂量必须把吸收剂量细分为几组乘以个自的 W_R 值,再求和

$$H_T = \sum_T W_R \cdot D_{T,R} \qquad (1-47)$$

应该指出,当量剂量与剂量当量的主要区别是剂量当量是以组织或器官中某一点的吸收剂量乘以该点处的辐射品质因数 Q,而当量剂量是以器官或组织的平均吸收剂量乘以辐射权重因数 W_R,且 W_R 是以入射到身体的辐射类型和能量选取的;剂量当量的辐射品质因数 Q 是按辐射传能线密度(LET)而确定的,而当量剂量的辐射权重因数 W_R 是依据辐射在低剂量率时诱发随机效应的相对生物效应(REB)值选取的,见表 1 – 2。如需要计算中子的辐射权重因数,可以使用下列近似式:

$$W_R(E_n) = 5 + 17\exp\left\{\frac{-\left[\ln(2E_n)\right]^2}{6}\right\} \qquad (1 - 48)$$

式中:E_n 是中子能量(MeV)。

表 1 – 2　辐射权重因数

辐 射 类 型	能 量 范 围	W_R
光子	所有能量	1
电子和介子[①]	所有能量	1
中子	能量 < 10keV	5
	10keV ~ 100keV	10
	> 100keV ~ 2MeV	20
	> 2MeV ~ 20MeV	10
	> 20MeV	5
质子(不包括反冲质子)	能量 > 2MeV	5
α 粒子、裂变碎片、重核		20
① 不包括原子核向 DNA 发射的俄歇电子		

有效剂量 E(Effective Dose)定义为人体各组织或器官的当量剂量乘以相应的组织权重因子之和

$$E = \sum_T H_T \cdot W_T \qquad (1 - 49)$$

式中:H_T 是组织或器官 T 所受的当量剂量;W_T 是组织或器官 T 的组织权重因数。由当量剂量的定义,上式可以写为

$$E = \sum_T W_T \sum_R D_{T,R} W_R \qquad (1 - 50)$$

24

式中:W_R 是辐射 R 的辐射权重因数;$D_{T,R}$ 是辐射 R 在器官或组织 T 内产生的平均吸收剂量。

在 ICRP 第 60 号报告和我国颁布的 GB 18871—2002《电离辐射防护与辐射源安全基本标准》中,用有效剂量取代过去使用的有效剂量当量 H_E,即全身均匀或不均匀受照的加权当量剂量之和

$$H_E = \sum_T H_T \cdot W_T \qquad (1-51)$$

式中:W_T 为权重因子,表示组织 T 随机性效应危险度和全身受到均匀照射的总危险度之比。有效剂量 E 和有效剂量当量 H_E 的差异,主要体现在概念上 W_R 与 W_T 数值的变化。对于光子 E 和 H_E 换算系数之间的差别一般小于 5%,因为在 E 中已包含了皮肤。

4. 剂量当量实用辐射量

周围剂量当量 $H^*(d)$（Ambient Dose Equivalent）定义为辐射场中某点处的相应的扩展齐向场在 ICRU 球内对着齐向场半径上、深度 d 处所产生的剂量当量。对于强贯穿辐射推荐 $d = 10\text{mm}$,如图 1-6 所示。

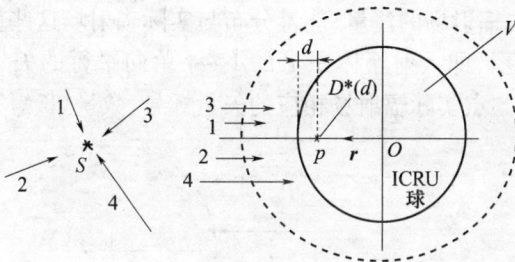

图 1-6 周围吸收剂量 $D^*(d)$ 概念示意图

定向剂量当量 $H'(d,\Omega)$（Direction Dose Equivalent）定义为辐射场中某点处相应的扩展场在 ICRU 球体内,沿指定方向 Ω 的半径上,深度为 d 处产生的剂量当量。对弱贯穿辐射,推荐 $d = 0.07\text{mm}$,记作 $H'(0.07\text{mm},\Omega)$,在单方向场特殊情况下,可以用对着入射场的半径与指定半径间的夹角 α 来规定其方向。如图 1-7 所示。

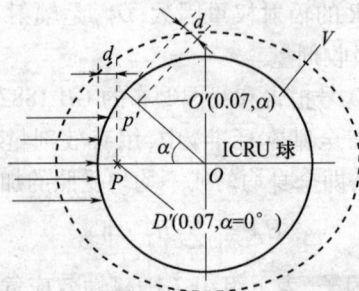

图 1-7 单向辐射场 $H'(0.07,\Omega)$ 概念示意图

个人剂量当量 $H_p(d)$（Personal Dose Equivalent）定义为人体某一指定点下面适当深度 d 处的软组织剂量当量。既适用于强贯穿辐射,也适用于弱贯穿辐射,前者推荐深度 $d=10\text{mm}$,记作 $H_p(10)$;后者推荐深度 $d=0.07\text{mm}$,记作 (0.07),它们均属于非各向同性实用辐射量,如图 1-7 所示。

扩展齐向辐射场:ICRU 第 39 号报告确定周围剂量当量 $H^*(d)$ 概念引入的一个假设单向辐射场。定义为在所研究整个体积的均匀单向辐射场的注量,能量分布与实际辐射场这些量相同,如图 1-8 所示,即入射至体积 V 的 1~4 单向平行的矢量标号、数量、长短与 S 点实际辐射场相应的矢量标号、数量、长短完全相同。

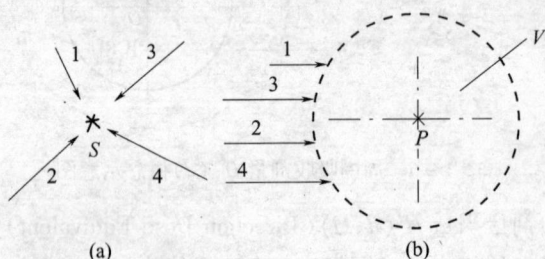

图 1-8 扩展齐向辐射场概念示意图
（a）实际辐射场；（b）扩展齐向辐射场。

扩展辐射场:ICRU 在确定定向剂量当量 $H'(d)$ 概念中引入的一个假设的辐射场,定义为在所研究的整个体积内,辐射的注量及

26

其角度与能量分布同实际辐射场中参考点的这些量相同。如图1-9所示,即被研究整个体积V内的注量,角度与能量分布,与S点实际辐射场的这些量相同;也就是说S点与体积V图示的1~4矢量标号、数量、方向和长短完全相同。

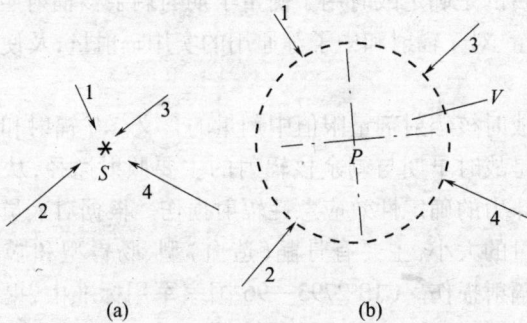

图1-9 扩展辐射场概念示意图

（a）实际辐射场；（b）扩展辐射场。

5. 核辐射监测实用辐射量

GB 1748—93《核辐射监测实用辐射量》国家军用标准,规定了使用核武器条件下,核辐射监测实用辐射量,适用于全军通用和军兵种专用的核辐射监测装备或核事故使用的场外应急辐射防护仪器。

1）启用"核辐射监测实用辐射量"的必要性

长期以来,国内外军队核辐射监测装备对战时使用核武器条件下的γ、中子、β辐射外照射监测所使用的辐射量通常为照射量、组织比释动能（或吸收剂量）、空气吸收剂量等。存在的主要问题是:①不明确所计的量与表征急性辐射损伤的体内某一特定深度的组织、器官（如红骨髓）平均吸收剂量之间的关联,即在一定的辐射能量范围内,这些量不能直接评估急性辐射损伤的剂量限值;②不同辐射使用的是不统一的辐射量,导致如早期核辐射的γ、中子外照射个人剂量监测的量值不能直接相加,剂量刻度不能兼容;③随着照射量伦琴（R）单位的废除和照射量逐渐淡化使用,并且必须用单位 C/kg（$1R = 2.58 \times 10^{-4}$C/kg），人们已不习惯或不愿接受；④而平时辐射防护使用的周围剂量当量 $H^*(d)$ 等实用辐射量只使用于平时的职业与公众辐射防护领域内的仪器刻度。

2）使用"核辐射监测实用辐射量"的目的

主要目的是确定战时用于衡量早期与剩余核辐射照射急性辐射损伤剂量、对 γ 辐射和中子等通用的实用辐射量，及使用相应的法定单位。

（1）战时核辐射剂量限值中剂量的含义。γ 辐射和中子的全身外照射是战时早期与剩余核辐射的主要照射途径，从而导致直接影响战斗力的确定性效应急性辐射损伤。根据对人员组织和器官吸收剂量的大小，主要有骨髓（造血）型、肠胃型和脑型三种典型的急性辐射损伤。GJB 2793—96 国家军用标准中，提出的剂量控制范围，都处于造血型急性辐射损伤之内，可以认为确切的剂量限值应针对造血干细胞活存率等效剂量或骨髓平均吸收剂量 D_m。在 GJB 2793—96 国家军用标准"全身外照射控制量"条款中明确注明，"Gy 为中心组织吸收剂量，也适用于骨髓平均吸收剂量"。

（2）解决急性辐射损伤外照射监测实用量的途径。采用 IC-RU 球过渡的方法确立急性辐射损伤的外照射监测实用量体系，其主要理由如下：

① 在环境与个人监测领域内，核爆与严重核事故后主要监测对象是 γ 与 β 辐射，考虑到品质因数 Q 值等于 1，所以急性损伤照射监测的实用辐射量与剂量当量的实用辐射量虽然专用单位不同，但数值是相同的。至于中子虽然 Q 值不等于 1，但 ICRU 球内 10mm 处吸收剂量仍是相同的，这样，ICRU 第 39、43、47 号三个报告的有关概念、定义、名词、术语、物理数据、计算结果等都可沿用，使得确立的实用量体系同样具有国际权威和延续性。

② 使得应急辐射防护（含战时）与正常辐射防护的外照射监测仪器在研究、设计、制造、校准与使用等方面的要求基本得到统一。如对 X、γ 辐射场量的转换系数值，仪器校准方法，能量响应、角响应要求，仪器显示数值等都是一致的。达到两类辐射防护仪

28

器在正常与事故、军用与民用、平时与战时的互相结合和兼容。

③ 国外亦有类似的例子。如美国国家标准"个人剂量测量性能检验准则"中规定,用于记录个人终身积累剂量的个人剂量仪读数,平时小剂量正常照射应校准为 H_d 与 H_s,而事故情况下应为 D_d 与 D_s。对深部器官 H_d、D_d 分别为平行宽束照射下 ICRU 球表面下入射方向半径 10mm 处的剂量当量和吸收剂量,并分别称为深部剂量当量和深部吸收剂量。而 H_s、D_s 则定义同上,唯深度为 0.07mm,对应的是皮肤剂量,且分别称做浅表剂量当量和浅表吸收剂量。

根据照射方式(内照射,外照射)和监测领域(环境监测,个人监测),核辐射监测实用辐射量分为两类:即外照射核辐射监测实用辐射量和放射性沾染监测实用辐射量。

3)"核辐射监测实用辐射量"的适宜性

根据战时核爆早期与剩余核辐射场与核辐射外照射监测装备仪器的设计、校准方法和辐射场、使用等特点、条件,仍沿用 ICRU 第 39 号报告提出的扩展场和扩展齐向场的定义、个人与环境(含场所)监测的两领域。针对造血组织器官与皮肤照射的强和弱贯穿本领的两类辐射,在使用核武器条件下,明确强贯穿辐射为 γ 辐射和中子、弱贯穿辐射为 β 辐射,提出相应的四个辐射量。按 ICRP 第 26 号出版物规定,剂量当量不能用于急性辐射损伤的剂量指标,必须用针对确定性效应的组织和器官平均吸收剂量。

为此,GB 1748—93《核辐射监测实用辐射量》国家军用标准中,环境监测中使用周围吸收剂量 $D^*(d)$ 和定向吸收剂量 $D'(d)$;个人监测中使用深部和浅表(皮肤)个人吸收剂量 $D_p(d)$。对于对弱贯穿辐射的 $D'(d)$ 和 $D_p(d)$ 以及平时小剂量监测的 H_d 和 $H_p(d)$ 都是针对皮肤的,两个体系 d 的取值相同,应是 $d = 0.07$mm。所以 $D'(d)$ 和 $D_p(d)$ 应为 $D'(0.07)$ 和 $D_p(0.07)$。对于强贯穿辐射 $D^*(d)$ 和 $D_p(d)$ 中的 d 值,从正常与事故、平时与战时、军用与民用的兼容角度,仍取 $d = 10$mm,但 $H^*(10)$ 和 $H_p(10)$ 是针对有效剂量 H_E,而 $D^*(d)$ 和 $D_p(10)$ 是针对的造血红骨髓平均吸收剂

量 D_m，这就必须验证 $D^*(10)$ 和 $D_p(10)$ 对 D_m 表征的适宜性。

（1）$D^*(10)$ 的适宜性。根据 ICRP 第 51 号出版物公布的数据，经处理分别列出对不同能量的 γ 光子和中子在不同照射几何条件下的 $D_m/D^*(10)$（即 $H_m/H^*(10)$）。其数据与 ICRU 第 43 号报告给出的有关曲线结果基本一致。表 1 - 3 是不同辐照几何条件下，不同光子能量的 $D_m/D^*(10)$ 值。

表 1 - 3　骨髓平均吸收剂量与周围吸收剂量的比值 $D_m/D^*(10)$

光子能量/MeV	AP	PA	ROT	ISO
1.0×10^{-2}	0	0	0	0
1.5×10^{-2}	0.0343	0.00473	0.0130	0.00473
5.0×10^{-2}	0.226	0.449	0.287	0.226
6.0×10^{-2}	0.296	0.589	0.385	0.292
8.0×10^{-2}	0.400	0.729	0.479	0.380
1.0×10^{-1}	0.457	0.782	0.530	0.427
1.5×10^{-1}	0.509	0.817	0.572	0.466
2.0×10^{-1}	0.532	0.825	0.604	0.496
3.0×10^{-1}	0.546	0.796	0.613	0.503
5.0×10^{-1}	0.595	0.803	0.661	0.547
1.0×10^{0}	0.660	0.820	0.720	0.609
3.0×10^{0}	0.759	0.836	0.788	0.706
6.0×10^{0}	0.833	0.879	0.845	0.782
1.0×10^{1}	0.869	0.897	0.897	0.841

表 1 - 3 中 AP（面向）、PA（背向）、ROT（360°旋转）、ISO（各向同性）分别表示人体相对于平行束入射照射的几何条件。核爆后主要是对剩余辐射中落下灰沉降后的地面沾染 γ 辐射场的监测，其照射近似于 ROT 几何条件，其次还要考虑放射性烟云内或落下灰沉降过程中的人员外照射，此时近于 ISO 几何条件。通常，γ 辐射场的能量范围在 0.05MeV～3MeV 之内。从表 1 - 3 中可见用 $D^*(10)$ 表征 D_m 不会出现低估，在 0.1MeV 以上高估不会超过约 50%。

30

表 1 - 4 给出了我国核试验实测地面 γ 能谱与角分布及 MIR - R(美军 γ 辐射个人剂量仪军用标准)推荐的 γ 谱计算的 $D_m/D^*(10)$ 值。

表 1 - 4　落下灰 γ 辐射场中的 $D_m/D^*(10)$

爆后时间	1. 12h	23. 8h	4. 57d	MIL - R γ 谱	22. 5h(实测 γ 谱与角分布)
$D_m/D^*(10)$	0. 689	0. 672	0. 656	0. 733	0. 693

可见战时对核爆落下灰地面沾染 γ 辐射场地环境监测 $D^*(10)$ 能较安全地表征 D_m，且安全系数(高估)约 30%。

(2) $D_p(10)$ 或 $D'(10)$ 对 γ 辐射场的适宜性。按定义实际 $D_p(10)$ 相同于 $D'(10)$。针对核爆后早期核辐射场 γ 辐射个人剂量监测、剩余核辐射场 γ 辐射的个人剂量监测，表 1 - 5 给出了不同 γ 辐射几何条件，个人剂量计位于人体正面(相当于 10mm 软组织下)的 $D_m/D'(10)$ 值。LAT 表示辐射从人体侧面入射时的几何条件，PA 是辐射从背向入射，剂量计位于正面的几何条件，PA′ 是辐射从背向入射，剂量计位于背面的几何条件。

表 1 - 5　骨髓平均吸收剂量与定向吸收剂量的比值 $D_m/D'(10)$

光子能量/MeV	AP	PA	LAT	ROT	ISO	PA′
2.5×10^{-2}	0. 035	104. 4	0. 205	0. 0157	0. 140	0. 110
5.0×10^{-2}	0. 226	22. 6	0. 426	0. 592	0. 478	0. 441
6.0×10^{-2}	0. 296	18. 0	0. 531	0. 776	0. 595	0. 584
8.0×10^{-2}	0. 400	14. 4	0. 653	0. 924	0. 732	0. 725
1.0×10^{-1}	0. 457	13. 6	0. 692	0. 988	0. 793	0. 792
1.5×10^{-1}	0. 509	11. 2	0. 692	1. 03	0. 823	0. 812
2.0×10^{-1}	0. 532	9. 11	0. 695	1. 04	0. 832	0. 823
3.0×10^{-1}	0. 546	6. 66	0. 667	1. 01	0. 799	0. 803
5.0×10^{-1}	0. 595	4. 64	0. 666	1. 01	0. 802	0. 814
1.0×10^{0}	0. 660	2. 92	0. 730	1. 00	0. 812	0. 825
3.0×10^{0}	0. 759	1. 76	0. 817	0. 97	0. 844	0. 858
6.0×10^{0}	0. 833	1. 52	0. 880	0. 98	0. 889	0. 897
1.0×10^{1}	0. 869	1. 55	0. 912	1. 03	0. 942	0. 920

对核爆瞬时早期，γ 辐射场暴露人员外照射的几何条件可知，其可以近似为 AP、PA、LAT 的情况。当设法避免出现个人剂量计被人体全屏蔽的条件下（此时将出现不容许的低估 D_m），$D^*(10)$ 能不低估地表征 D_m；对 0.1MeV 以上的 γ 辐射场最大的高估不超过 AP50%、LAT30%、PA20%；而对于剩余 γ 辐射场 ROT 与 ISO 照射几何条件，$D'(10)$ 能很好地表征 D_m，且当 γ 能量大于 0.1MeV 时，高估不超过 ROT 4%、ISO 20%。表 1-6 类似表 1-4 是理论计算、实测 γ 谱及 MIL-R 推荐的落下灰 γ 辐射场条件下的 $D_m/D'(10)$ 值。表中可见 $D'(10)$ 能很好的表征 D_m，且在 2% 内符合。

表 1-6　落下灰 γ 辐射场中的 $D_m/D'(10)$

爆后时间	1.12h	23.8h	4.57d	MIL-R	22.5h（实测）
$D_m/D'(10)$	1.01	1.02	1.01	1.01	0.99

此外，有论文专门计算了非均匀人体模在爆后 22.5h 地面落下灰实测辐射场条件下的深部剂量分布与骨髓平均吸收剂量，且在人体正表面下直至背面分布梯度不大，表面下 10mm 处的 $D_p(10)$ 约大于 D_m 10%。这与 ICRU 第 43 号报告指出的，当个人剂量计位于胸或腹部前（非均匀体模）AP 入射时，在 0.03MeV ~ 3MeV 范围内 $D'(10)$ 与 $D_p(10)$ 差别不会超过 ±15% 的结论基本相符。用 MIL-R 给出的早期核辐射 γ 谱对 AP、LAT 与 PA'（个人剂量计面向入射辐射）计算的 $D_m/D'(10)$ 值分别为 0.641、0.717 和 0.326。说明 $D'(10)$ 安全地表征 D_m，高估约 20% ~ 35%。

（3）$D_p(10)$ 或 $D'(10)$ 对早期核辐射场中子的适宜性。对中子仅需考虑早期核辐射的外照射几何条件。分析 ICRU 第 43 号报告推荐的 AP、LAT 条件下的曲线及 ICRP 第 51 号出版物的数据处理结果，表明 $D'(10)$ 同样能安全（过高）地估计 D_m，对 AP 条件的 $D_m/D'(10)$ 具体数据见表 1-7。按 MIR-R 推荐的核爆裂变中子和热核聚变中子谱在 AP 条件下，计算得 $D_m/D'(10)$ 分别为 0.340、0.313，可见，其高估比早期 γ 大 1 倍。考虑到中子急性辐射损伤的 RBE 值可达 $1.5 \sim 1.6$，则 D_m 的高估约 $45\% \sim 50\%$。

表 1-7　中子照射时 $D_m/D'(10)$

中子能量/eV	AP	中子能量/eV	AP
1.00×10^0	0.283	2.50×10^5	0.194
1.00×10^1	0.327	5.00×10^5	0.249
1.00×10^2	0.404	1.00×10^6	0.497
1.00×10^3	0.442	2.00×10^6	0.497
1.00×10^4	0.336	4.00×10^6	0.704
2.00×10^4	0.241	7.50×10^6	0.805
5.00×10^4	0.152	11.00×10^6	0.852
1.00×10^5	0.138	13.50×10^6	0.860

综上所述，在平时小剂量辐射防护环境与个人监测中，以 $H^*(10)$ 与 $H_p(10)$（或 $H'(10)$）表征的有效剂量和战时大剂量辐射防护环境与个人监测中，以 $D'(10)$ 与 $D_p(10)$（或 $D'(10)$）表征的骨髓平均吸收剂量，两者相比的基本结果与趋势是一致的，即符合不出现低估，允许一定高估的实用量选定要求。

4）使用核武器条件下，外照射核辐射监测实用辐射量

（1）周围吸收剂量（Ambient Aborbed Dose）$D^*(10)$。辐射场中某点处的 $D^*(d)$ 定义为相应的扩展齐向辐射场在 ICRU 球内逆齐向场半径上深度 d 处所产生的吸收剂量，d 的推荐值为 10mm，$D^*(D)$ 写为 $D^*(10)$，如前面图 1-6 所示。说明三点：

① 适用于 γ 辐射和中子环境外照射核辐射监测；

② 对于核爆炸剩余核辐射 γ 辐射的监测，$D^*(10)$ 能合理地代表 D_m，即测量的 $D^*(10)$ 能对战时参战人员规定的"核辐射剂量限值量"不低估，也不会过高估计；

③ 对于 X 辐射、γ 辐射的环境监测 $D^*(10)$ 与 $H^*(10)$ 在数值上相等，根据剂量当量定义 $H = NQD$，由于 X 辐射、γ 辐射的品质因数 $Q = 1$，所以数值上 $D^*(10) = H^*(10)$。

（2）定向吸收剂量（Direciton Absorbed Dose）$D'(0.07,\Omega)$。辐射场中某点处的定向吸收剂量 $D'(0.07,\Omega)$ 定义为相应扩展辐

射场在 ICRU 球体内,沿指定方向 Ω 半径上,深度 d 处产生的吸收剂量,d 的推荐值为 0.07mm,记作 $D'(0.07,\Omega)$,如前面图 1 – 7 所示。适用于剩余核辐射场 β 辐射的环境射监测。

在单向辐射场的特殊情况下,Ω 可用入射束反方向半径与指定方向半径之间的夹角 α 表示。当 $\alpha = 0$ 时,$D'(0.07,\Omega)$ 可写作 $D'(d)$,并等于 $D^*(d)$。

(3)个人吸收剂量(Personal Absorbed Dose)$D_p(10)$、$D_p(0.07)$。个人吸收剂量 $D_p(d)$ 定义为身体上某一指定点下面深度 d 处的软组织吸收剂量。

d 的推荐值为 10mm,记作 $D_p(10)$,适用于早期核辐射的 γ 辐射和中子外照射个人吸收剂量监测,$D_p(10)$ 能合理地代表 D_m,对战时参战人员规定的“核辐射剂量限值量”不低估,也不会过高估计;d 的推荐值为 0.07mm,记作 $D_p(0.07)$ 适用于 β 辐射外照射个人吸收剂量监测,如前面图 1 – 6 所示。对于剩余核辐 β 辐射 $D_p(0.07)$ 能合理地代表外照射皮肤吸收剂量。

上述实用辐射量单位,国家军用标准中规定统一使用我国法定计量单位 Gy(戈瑞),或其分单位 cGy(厘戈)、mGy(毫戈)、μGy(微戈)。

5)放射性沾染核辐射监测实用辐射量

(1)体积活度(放射性浓度)、质量活度(比活度)。适用于空气、食物、饮水等放射性沾染监测,体积活度单位为 Bq/m³ 或 Bq/L;质量活度单位为 Bq/kg。

(2)表面活度。适用于人员、武器装备等放射性沾染监测,其单位为 Bq/m² 或为 Bq/cm²。

如果给出了表面活度、β 辐射定向吸收剂量率 $D'(0.07)$、γ 辐射周围吸收剂量率 $D^*(10)$ 的对应关系,也可以用 $D'(0.07)$ 或 $D^*(10)$ 作为放射性沾染监测方法的实用量。在相关的 GJB 2793—96《战时参战人员的核辐射控制量》规定中,给出了表面沾染控制水平与 γ 辐射剂量率 $D^*(10)$ 的对应值,那么就可以用 γ 法通过测量周围吸收剂量率 $D^*(10)$,监测表面活度。

6. 换算系数

在剂量学的计算或测量工作中,使用的物理量是组织吸收剂量(D_T)、空气比释动能(K_a)、以及粒子注量(Φ)等。换算系数通常是在带电粒子平衡条件下的计算结果,可以把防护量、实用量与表征辐射场的物理量联系起来。表 1 – 8 ~ 表 1 – 10 为 ICRP 第 74 号出版物推荐的部分可利用数据。

表 1 – 8　单能光子每单位注量的空气比释动能换算系数 K_a/Φ

光子能量/MeV	K_a/Φ(pGy/cm^2)	光子能量/MeV	K_a/Φ(pGy/cm^2)
0.010	7.43	0.500	2.38
0.015	3.12	0.600	2.84
0.020	1.68	0.800	3.69
0.030	0.721	1.000	4.47
0.040	0.429	1.500	6.14
0.050	0.323	2.000	7.55
0.060	0.289	3.000	9.96
0.080	0.307	4.000	12.1
0.100	0.371	5.000	14.1
0.150	0.599	6.000	16.1
0.200	0.856	8.000	20.1
0.300	1.38	10.000	24.0
0.400	1.89		

(1)借助于表 1 – 8 和表 1 – 10,可以换算单能光子的每单位注量和每单位空气比释动能对应的 $H^*(10)$ 和 $H'(0.07,0°)$。用于对 X 辐射,γ 辐射防护仪器做实用量刻度,将参考点 X,γ 的注量或比释动能换算为 $H^*(10)$ 或 $H'(0.07,0°)$。

(2)借助于表 1 – 9 和表 1 – 10 可以对同一单能光子能量的 E_T 与 $H^*(10)$ 进行比较,从而确定实用量是否是防护量的合适预测值。

表 1-9　单能光子入射到成人计算模型
每单位空气比释动能对应的有效剂量

光子能量 /MeV	$E_T/K_a/(\mathrm{Sv/Gy})$					
	AP	PA	PLAT	LLAT	ROT	ISO
0.010	0.00653	0.00248	0.00172	0.00172	0.00326	0.00271
0.015	0.0402	0.00586	0.00549	0.00549	0.0153	0.0123
0.020	0.122	0.0181	0.0151	0.0155	0.0462	0.0362
0.030	0.416	0.128	0.0782	0.0904	0.191	0.143
0.040	0.788	0.370	0.205	0.241	0.426	0.326
0.050	1.106	0.640	0.345	0.405	0.661	0.511
0.060	1.308	0.846	0.455	0.528	0.828	0.642
0.70	1.407	0.966	0.522	0.598	0.924	0.720
0.080	1.433	1.019	0.554	0.628	0.961	0.749
0.100	1.394	1.030	0.571	0.641	0.960	0.748
0.150	1.256	0.959	0.551	0.620	0.892	0.700
0.200	1.173	0.915	0.549	0.615	0.854	0.679
0.300	1.093	0.880	0.557	0.615	0.824	0.664
0.400	1.056	0.871	0.570	0.623	0.814	0.667
0.500	1.036	0.869	0.585	0.635	0.812	0.675
0.600	1.024	0.870	0.600	0.647	0.814	0.684
0.800	1.010	0.875	0.628	0.670	0.821	0.703
1	1.003	0.880	0.651	0.691	0.831	0.719
2	0.992	0.901	0.728	0.757	0.871	0.774
4	0.993	0.918	0.796	0.813	0.909	0.824
6	0.993	0.924	0.827	0.836	0.925	0.846
8	0.991	0.927	0.846	0.850	0.934	0.859
10	0.990	0.929	0.860	0.859	0.941	0.868

表 1-10 由光子注量和空气比释动能对 $H^*(10)$ 和 $H'(0.07,0°)$ 的换算系数

光子能量 /MeV	$H^*(10)/K_a$ /(Sv/Gy)	$H'(0.07,0°)/K_a$ /(Sv/Gy)	$H^*(10)/\Phi$ /(pSv/cm²)	$H'(0.07,0°)/\Phi$ /(pSv/cm²)
0.010	0.008	0.95	0.061	7.20
0.015	0.26	0.99	0.83	3.18
0.020	0.61	1.05	1.05	1.81
0.030	1.10	1.22	0.81	0.90
0.040	1.47	1.41	0.64	0.62
0.050	1.67	1.53	0.55	0.50
0.060	1.74	1.59	0.51	0.47
0.080	1.72	1.61	0.53	0.49
0.100	1.65	1.55	0.61	0.58
0.150	1.49	1.42	0.89	0.85
0.200	1.40	1.34	1.20	1.15
0.300	1.31	1.31	1.80	1.80
0.400	1.26	1.26	2.38	2.38
0.500	1.23	1.23	2.93	2.93
0.600	1.21	1.21	3.44	3.44
0.800	1.19	1.19	4.38	4.38
1	1.17	1.17	5.20	5.20
1.5	1.15	1.15	6.90	6.90
2	1.14	1.14	8.60	8.60
3	1.13	1.13	11.1	11.1
4	1.12	1.12	13.4	13.4
5	1.11	1.11	15.5	15.5
6	1.11	1.11	17.6	17.6
8	1.11	1.11	21.6	21.6
10	1.10	1.10	25.6	25.6

（3）考虑到目前使用的核辐射监测装备及有关技术资料,有些仍旧使用着照射量、伦琴/小时。当已知光子能量、注量、空气比释动能时,我们可以利用 GJB 1748—93 国军标的相关转换系数表1-11 的转换系数,可以把伦琴单位的照射量参考辐射场或防护仪器刻度换算为周围吸收剂量 $D^*(10)$。使用这个表时,对于 $E_\gamma < 1.5 \text{MeV}$ 的 γ 光子,先将以伦琴为单位的照射量,乘以 0.876 转换为以厘戈为单位的空气比释动能,然后再根据给定 γ 光子能量对应的 $D^*(10)/K_a$ 转换系数,求出 $D^*(10)$。当已知中子能量和注量时,借助表1-12 中子周围吸收剂量 $D^*(10)$ 与注量(Φ_n)间的转换系数 $D^*(10)/\Phi_n$,可以计算单能中子的周围吸收剂量,或用于对中子剂量计的刻度。

表 1-11　光子的周围吸收剂量与空气比释
动能间的转换系数 $D^*(10)/K_a$

光子能量 E /MeV	$D^*(10)/K_a$ /(Gy/Gy)	光子能量 E /MeV	$D^*(10)/K_a$ /(Gy/Gy)
0.010	0.01	0.100	1.65
0.015	0.27	0.125	1.56
0.020	0.60	0.150	1.49
0.025	0.86	0.200	1.40
0.030	1.10	0.250	1.35
0.040	1.47	0.300	1.31
0.050	1.67	0.500	1.23
0.060	1.74	0.662	1.20
0.070	1.75	1.000	1.17
0.080	1.72	1.250	1.16
0.090	1.68	3.000	1.13

注:当 E 大于 1.5MeV,通常可将原以伦琴为单位的照射量乘以 0.876 即转换为厘戈为单位的空气比释动能

表1-12 中子的周围吸收剂量与

注量间的转换系数 $D^*(10)/\Phi_n$

中子能量 E /MeV	$D^*(10)/\Phi_n$ /$(pGy \cdot cm^2)$	中子能量 E /MeV	$D^*(10)/\Phi_n$ /$(pGy \cdot cm^2)$
2.5×10^{-8}	2.4	2.4×10^{-2}	3.6
1.0×10^{-7}	2.8	5.0×10^{-2}	4.9
1.0×10^{-6}	3.1	1.00×10^{-1}	7.0
1.0×10^{-5}	2.9	1.44×10^{-1}	8.7
1.0×10^{-4}	2.5	2.00×10^{-1}	10.6
5.0×10^{-4}	2.3	2.50×10^{-1}	12.2
1.0×10^{-3}	2.3	5.00×10^{-1}	18.7
2.0×10^{-3}	2.3	5.65×10^{0}	20.2
5.0×10^{-3}	2.5	1.00×10^{0}	28.0
1.0×10^{-2}	2.8	1.20×10^{0}	30.9
2.0×10^{-2}	3.4	2.00×10^{0}	39.6

第2章　核爆炸的辐射场

核爆炸的主要杀伤因素有冲击波、光辐射、早期核辐射和放射性沾染等。因此,核爆炸早期核辐射和剩余核辐射剂量是核辐射剂量学研究的对象。在野战条件下,核爆炸辐射防护剂量仪器对于目标剂量的测量通常是间接的,必须通过理论计算的方法来建立实测剂量与目标剂量的换算关系,而这种换算关系具有很强的辐射场依赖性。另外,方向效应和能量补偿等问题也与辐射场密切相关。辐射场的特点在一定程度上影响着剂量测量方法,因此,研究核爆炸辐射场的数值特点是必要的。

2.1　辐射场能谱数据的基本处理方法

核爆炸辐射场注量能谱数据通常以直方图分布的形式给出,即给出一个上限能量序列 $E = (E_0, E_1, E_2, \cdots, E_i, \cdots, E_n)$,和注量谱分布数据序列 $P = (P_0, P_1, P_2, \cdots, P_i, \cdots, P_n)$,其中 $P_0 = 0$,P_i 为落入能量间隔 (E_{i-1}, E_i) 之间的粒子注量占总注量的份额,P_i 满足归一化条件

$$\sum_{i=1}^{n} P_i = 1$$

能谱数据的使用中,经常需要从一种辐射量的能谱到另一种辐射量的能谱之间的转换,或者是依据某能谱和响应函数计算全谱的响应值。以能谱转换为例,不妨设源谱为 S,目标谱为 O,从 S 到 O 的转换系数为 $T(E)$。既往的很多应用中,是将各个能量区间中点所对应的转换系数序列 $T((E_{i-1} + E_i)/2)$,作为区间 (E_{i-1}, E_i) 内的换算系数使用,经逐区间换算后再归一化得到新的

能谱,即

$$O_{i0} = S_i \times T((E_{i-1} + E_i)/2), \qquad i = 1,2,\cdots,n$$

$$O_i = O_{i0} / \sum_{i=1}^{n} O_{i0}$$

去掉上面最后一步的归一化,并将转换系数替换为能量响应函数 $R(E)$,则上述过程就是既往计算全谱响应的方法。但是由于在各能量区间中,换算系数或响应函数的变化是很显著的,这样处理所带来的误差将十分显著的。另一个基本的设想是,如果将能量区间分割得更精细一些,则换算过程中引入的误差将会明显地减小。以下将根据这一思路,并借助于数值微分、积分工具来给出本节中对于能谱数据的处理和利用方法。

1. 从直方图谱到积分谱

直方图谱在性质上属于差分谱,它所给出的数据序列比较粗略,不便于直接使用,通常需要连续化。但直接对直方图谱作拟合没有实际的物理意义,而将直方图谱转换为积分谱,再通过插值来连续化,则意义就十分明确。

设积分谱分布函数为 $F(E)$,则将直方图谱转化为积分谱的方法如下:

$$F_j = \sum_{k \leqslant j} P_k / \sum_{k=1}^{n} P_k \qquad (2-1)$$

式中: $F_j = F(E_j)$, $j = 1,2,\cdots,n$,由此得到积分分布函数的取值序列, $F = (F_0, F_1, F_2, \cdots, F_j, \cdots, F_n)$。显然, $F_0 = 0$,对序列 F 作插值,可得到连续的积分分布函数 $F(E)$,从而提高能谱数据的精度。由于积分能谱具有单调升的特性,为不至于产生振荡,通常选用线性插值方法,尽管这样处理得到的连续曲线并不光滑。若处理的结果不破坏单调性,则采用高次多项式插值或样条插值等也是可以的。

2. 从积分谱到微分谱

选择新的精度,对整个能量范围进行重新分割,通常可选择 1000 个或 2000 个能点。值得注意的是,如果能量区间跨越多个数量级,则对能量轴一般需要采用对数坐标,而插值过程中作区间分割时,也要按照能量的对数来均匀划分。由此得到新的能量序列:$E = (E_0, E_1, E_2, \cdots, E_j, \cdots, E_m)$,并根据能量序列通过插值计算得到能谱的微分和微分分布 $f(E)$(亦称能谱密度):

$$\Delta F_j = F(E_j) - F(E_{j-1}), \Delta E_j = E_j - E_{j-1}$$

$$f((E_j + E_{j-1})/2) = \Delta F_j / \Delta E_j, j = 1, 2, \cdots, m$$

若选择半对数坐标系,则可使用:

$$\Delta F_j = F(\log_{10}(E_j)) - F(\log_{10}(E_{j-1})), \Delta E_j = E_j - E_{j-1}$$

$$f(10^{(\log_{10}(E_j) + \log_{10}(E_{j-1}))/2}) = \Delta F_j / \Delta E_j, j = 1, 2, \cdots, m$$

需要注意的是,计算过程中对积分谱作插值时,最好用半对数(能量轴)线性插值,这样得到的微分曲线 $f(E)$ 分段符合 $1/E$ 规律。这时:

$$f = \Delta F / \Delta E = (\Delta F / \Delta \log_{10}(E)) \times \log_{10}(e)/E \propto 1/E$$

$$(2-2)$$

在双对数坐标系中,分段符合 $\log_{10}(f) = \log_{10}(E) + C$ 的规律(其中 C 在每段内为常数)。根据文献,对于大气中的慢化中子,能量在 0.5keV 以下直至 1eV ~ 2eV 的中子能谱密度服从 $1/E^{1-\beta}$ 定律,而 β 趋于 0,且随距离增加变化不大。因此这样处理与实际情形较为接近。

如果插值时,采用线性插值,则得到的微分谱在各段均为常数,形同直方图。上述差异的产生与精细能量划分是否采用能量的对数来均匀分割无关。

微分谱对于能谱分布的刻画具有积分谱所不具备的很多特征,如峰值等,对于能谱的分析十分重要。而利用微分谱计算能量响应或进行不同辐射量之间的能谱转换则可明显提高准确性。

3. 能量响应的计算

设能量响应函数序列为 R_0,利用样条插值方法,计算上述精细能量划分 E 所对应的每一能量区间中点的响应序列 $R_i = R[(E_{i-1} + E_i)/2]$。对于对数坐标使用

$$R_i = R[(\log_{10}(E_{i-1}) + \log_{10}(E_i))/2], i = 1, 2, \cdots, m$$

则全谱响应为

$$R_T = \sum_{i=1}^{m} R_i \times \Delta F_i \qquad (2-3)$$

能谱的转换与上述能量响应的计算类似，只是将其中的能量响应函数替换为辐射量的换算函数，计算出各个精细区间的结果后，再依原能量划分积分，最后归一化即可。

上述积分谱计算、微分谱计算、能谱转换、能量响应的计算等，均可在 MATLAB 环境中编制子程序处理。

2.2 核爆炸早期中子辐射场典型能谱

1. 核爆炸早期中子辐射场的形成与特点

核爆炸早期中子核辐射主要是指核爆炸最初十几秒内放出的中子流。早期中子核辐射具有穿透能力强、作用时间短、剂量率高等特点，对于战术核武器，在一定距离上是人员外照射辐射损伤的主要原因。

早期核辐射中子以爆后 10^{-6}s 为界，分为瞬发中子和缓发中子。瞬发中子包括裂变中子和聚变中子。^{235}U 裂变中子平均能量约为 2MeV，而 D-T 聚变中子能量则高达 14MeV。瞬发中子在进入大气前，与核燃料、普通炸药和弹体物质发生散射和吸收作用，结果一部分中子被吸收，另一部分中子穿出弹体。穿出弹体的这部分中子中，有一部分与弹体物质达到热平衡，其平均能量为 1keV 上下，称为麦克斯韦中子；另外一部分中子来不及与弹体物质达到热平衡就穿出弹体，它们的能量比麦克斯韦中子要高几个数量级，在大气中能穿到很远距离。核爆炸发射中子总量的百分之九十几是瞬发中子，余下的是缓发中子。缓发中子是由裂变后具有过剩中子的原子核裂变发射的，平均能量在 0.25MeV~0.52MeV 左右。由于发射缓发中子的半衰期远远大于弹体飞散时间，因此它们中，绝大部分可认为是不受弹体影响的。

中子在大气中传播,主要与氮和氧发生作用。由于中子在空气中的吸收截面在千电子伏至热能区按 $1/v$ 规律变化,在低于 0.2eV 能区,吸收截面是总截面的主要部分,这使得低能中子在传输过程中被强烈吸收,如麦克斯韦中子,在空气中只能传播约 3 个 ~4 个有效衰减距离(约 200m ~ 300m)。因此,在 500m 以外的远区,中子能谱和注量主要取决于能量较高的那群中子。在热能以上的全部能区,弹性散射截面占据主要份额。由于空气散射截面大,散射时,中子能量损伤又很少,这使得空气中积累了大量的多次散射中子,从而形成散射中子场。当中子能量大于 0.8MeV 时,散射呈现各向异性,且主要为向前。非弹性散射只是对于快中子是重要的,且中子能量越高,截面也越大。散射和非弹性散射使中子能谱变软,使热核爆炸的 14MeV 中子特征峰逐渐消失,而慢中子尤其是 1keV 以下的慢中子和中能中子所占的份额随距离显著增加,快中子所占份额有所下降,这正反映了大气对中子的慢化。当距离大于几百米后,随着距离增加,中子能谱谱形基本不变,即形成平衡谱,这反映了散射场的特点。0.5keV 至 1eV ~ 2eV 左右,中子能谱具有 $1/E^{1-\beta}$ 形式,而 β 趋于 0,且随距离增加变化不大。能量更低的区域(1eV ~ 2eV 以下),由于氮对中子的强烈吸收,中子能谱明显偏离 $1/E$ 规律,而且形成不了麦克斯韦谱。核爆炸早期中子辐射能谱受弹型、当量、爆高、空气—土壤环境、距离、地形地物等因素的影响而有所差别,尤其与弹型有关。为了对核爆炸早期中子辐射场有较全面的把握,就必须尽可能多地了解各种可获得的典型能谱数据。基本的研究方法应该是,研究核爆炸产生的典型核辐射场,并给出一个具有代表性的参考值,研究其他非典型情况而获得一个误差范围,这对于核爆炸早期中子剂量监测具有重要的实际意义。

核爆炸早期中子辐射的角度分布较为复杂,不同能群中子的角分布是不同的。快中子散射具有各向异性,角分布较为明显,方向主要是向前的。随着中子能量降低,角分布逐渐变缓,慢中子的角分布趋于各向同性。中子角分布随距爆心的距离而逐渐变化，但在中子散射场已基本形成的距离上，中子角分布的变化已很不明显。实验结果和理论计算都表明，中子角分布仅仅是与爆心—探测器连线所成的夹角的函数，而不受空气—土壤界面的影响。严格地讲，对于早期中子辐射场的较准确刻画，需要使用注量的能量—角度联合分布谱。但这种精细的联合分布谱数据难于获得，计算较为复杂，而且也不便于使用 ICRP 给出的外照射换算系数，所以仅探讨平行平面照射(早期核辐射)和旋转对称照射(剩余核辐射)等最简单的情况。这样处理对于自由空间中的剂量计算完全没有影响；对于人体内部目标剂量的计算会有一定影响，但不会很显著；对于体表辐射场而言，差别可能稍大，但不至于影响结论。值得一提的是，中子平行平面入射在以往曾被当作标准辐照条件，而被经常使用。

2. 核爆炸早期中子核辐射能谱数据

为便于比较、对照，收集和计算得到了大量不同来源的核爆炸早期核辐射中子能谱数据。对于其中以剂量谱形式给出的数据，都依据相应的换算系数统一转换成了注量能谱。其中出弹壳能谱主要有：MIL－R－49421(ER)给出的出弹壳早期核辐射中子注量能谱，ORNL－4464 给出的原子弹、氢弹爆炸出壳中子注量谱，ORNL－TM－4841 给出的裂聚比分别为 1:0、1:1 和 1:9 的 1kt 核弹早期中子注量谱，ORNL－TM－3396 给出的低当量、中等当量、高当量热核弹中子泄漏谱，核试验获得的部分核弹出壳中子能谱。距爆心投影点一定距离上的中子能谱主要有：LA－2390 给出的 10kt～15kt 裂变装置以 300 英尺(1 英尺 = 0.3048m)爆高爆炸距爆心投影点 1100m 和 900m 处中子能谱；文献[2]根据 AD－A047389 的数据，用 ORNL－4289 给出的方法推算得到的裂聚比为 1:0、1:1、1:9 的 kt 量级核爆炸，1200m 远处中子能谱；GJB 2771—96 推荐的原子弹、氢弹、中子弹爆炸早期核辐射中子典型能谱；核试验获得的部分典型中子能谱；依据国内外典型核爆炸中子出壳谱进行 MC 计算得到的一定距离上的中子能谱；将这些数据进行了基本的处理和比较,汇总得到的积分注量能谱如图2-1所示。

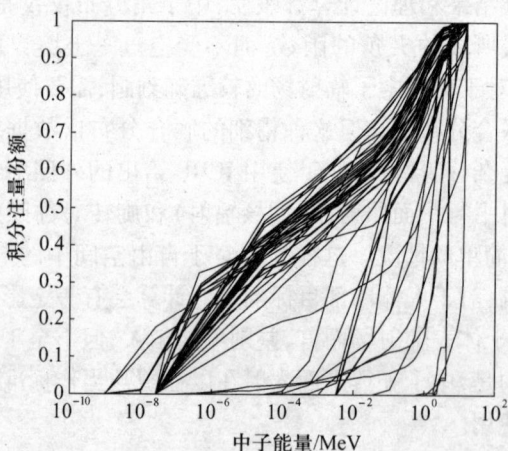

图2-1 不同来源核爆炸早期中子辐射积分注量能谱汇总图

通过对照分析,发现了一些能谱数据的重复,如 MIL-R-49421(ER)提供的早期中子能谱实际出自 ORNL-4464。而根据能谱曲线图,对核爆炸早期中子能量分布的基本规律可以获得更为直观的印象。从图中可以看到,主要集中于右下角的核爆炸出弹壳中子能谱的低能部分的份额很少,而随能量的增加上升较快,但谱形分散性较大。野战个人剂量监测主要关心剂量大小适中的、一定距离处的能谱,故对于出壳谱不进行过多探讨,更关心的是出弹壳中子在空气—土壤环境中经过一定程度慢化、散射后的能谱,在图2-1中主要集中在对角线附近。除了极远处(3km~4km 以外)中子能谱在氮吸收之下变得特别硬而外,经输运后的中子能谱比较有规律,特别是在800m~1200m范围内,呈现出较好的平衡谱的特点。这一部分能谱的积分、微分曲线如图2-2和图2-3所示。本章后续的计算中将主要使用这部分典型谱。

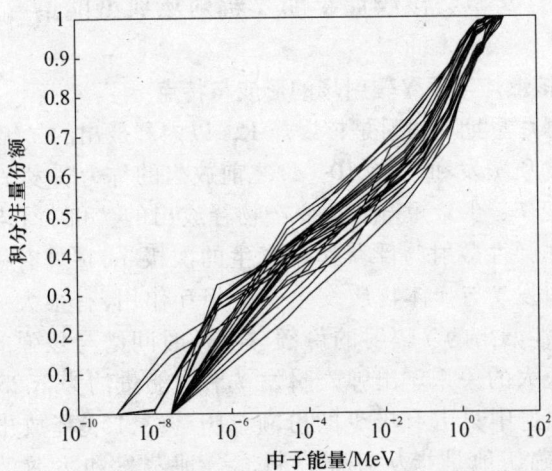

图 2-2 典型距离上核爆炸早期中子辐射积分注量能谱

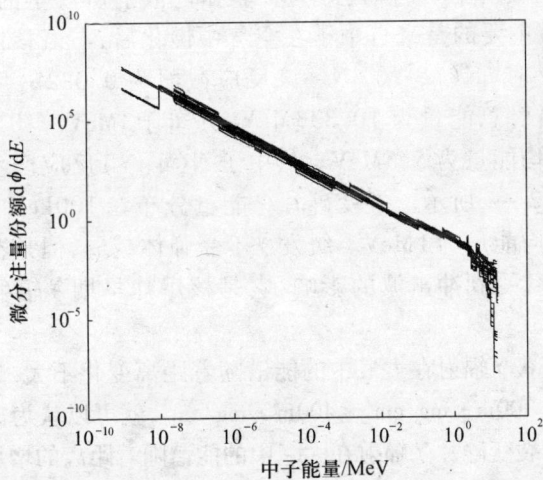

图 2-3 典型距离上核爆炸早期中子辐射微分注量能谱

2.3 核爆炸早期γ辐射场典型能谱

1. 核爆炸早期γ辐射场的形成与特点

核爆炸早期γ辐射是核爆炸15s以内释放出的γ辐射,其中在弹体物质蒸发和飞散(10^{-5}s)之前放出的称为瞬发γ,它主要包括裂变γ、少量短寿命裂变产物释放出的γ和中子与弹体物质发生非弹性散射与俘获作用产生的次级γ,它具有极高的剂量率。瞬发γ与弹体物质发生多次相互作用,有很大一部分被吸收,而泄漏出的γ辐射的份额、能谱、时间谱与核弹的材料和结构有很大的关系。出弹壳瞬发γ平均能量约为1.25MeV,在总的γ辐射中只占有极少的份额。10^{-5}s ~ 15s释放出的是缓发γ,它确切地是指从弹体材料充分地蒸发和飞散的时间开始,到放射性火球烟云剂量率下降至对地面累积剂量的贡献可以忽略的时间为止所释放出的γ辐射。它包括裂变碎片γ和大气、土壤对中子的辐射俘获,非弹性散射所产生的次级γ。缓发γ最主要的是来自中子在空气中慢化后,与氮核发生的辐射俘获反应^{14}N$(n, \gamma)^{15}$N。该反应截面为0.082b,反应释放出的γ辐射总能量为10.833MeV,分布于3MeV ~ 10.833MeV之间,平均能量为5.5MeV。热中子N(n, γ)反应产生的γ能谱,如图2-4所示。裂变碎片γ能量分布在100keV ~ 10MeV之间,平均能量为1MeV。缓发γ不受弹体减弱,但是在大气传播过程中,受到冲击波的影响,它是核爆炸早期γ辐射的主要来源。

氮俘获γ辐射在大气中的能谱随着距离变化不大,只要质量距离大于300m · mg/cm^3 ~ 400m · mg/cm^3,就可以认为出现了平衡谱。而裂变碎片γ辐射在大气中的能谱随着距离的增加越来越硬,这是因为裂变碎片γ中的低能成分较多,传播不了多远就被大气所吸收,只有少部分能量较高的γ辐射能够传到较远距离处。早期γ辐射能谱随距离增加而变硬。

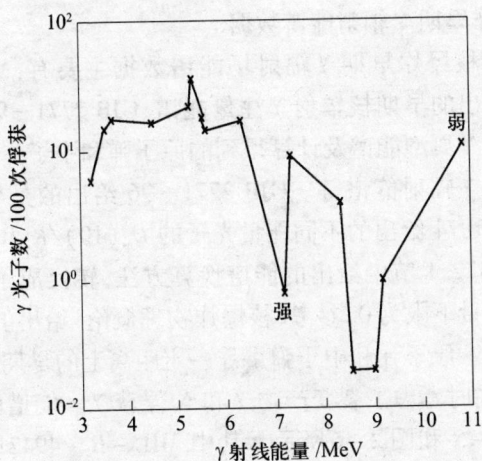

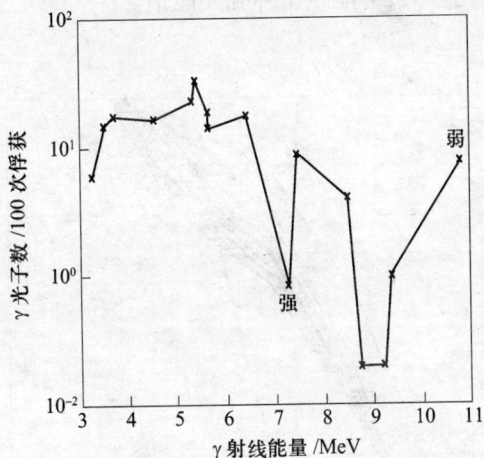

图 2 - 4　氮的热中子俘获 γ 能谱

实测结果和理论计算都表明,早期 γ 辐射的角分布与弹型、当量、距离(超过 200m ~ 250m)和方位角关系不大,只与极角(即探测器与爆心—测量点连线所夹的角度)有关。本章对于早期 γ 辐射也不考虑复杂的能量—角度联合分布问题,而只作为平行平面入射处理。

2. 核爆炸早期 γ 辐射能谱数据

收集到的核爆炸早期 γ 辐射场能谱数据主要有：MIL - R - 49421(ER) 给出的早期核辐射 γ 注量能谱、GJB 2771—96 推荐的早期核辐射场 γ 典型能谱及计算得到的原子弹和中子弹爆炸一定距离上的早期 γ 辐射能谱等。GJB 2771—96 给出的是 $D_p(10)$ 的能谱，根据 ICRP74 给出的不同能量光子的 $D_p(10)/K_a$ 和 K_a/Φ 换算系数，并采用 2.1 节中给出的能谱换算方法，转换成了注量谱。原谱中全谱能量下限为 0，参考《核爆炸物理概论》给出的数据，取之为 0.01MeV。原子弹和中子弹爆炸一定距离上的早期 γ 辐射能谱的计算中，同时考虑了裂变产物 γ 和 N 俘获 γ。能谱的积分微分曲线如图 2 -5 和图 2 -6 所示。其中 MIL - R - 49421(ER) 给出的能谱差异比较大，可能是出弹壳 γ 能谱。

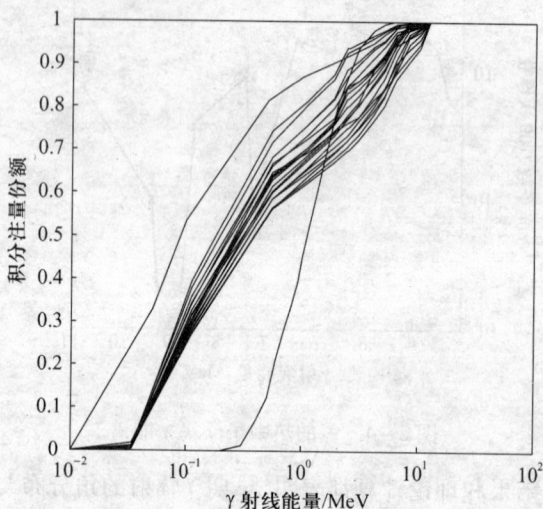

图 2 -5　典型距离上核爆炸早期 γ 辐射积分注量能谱

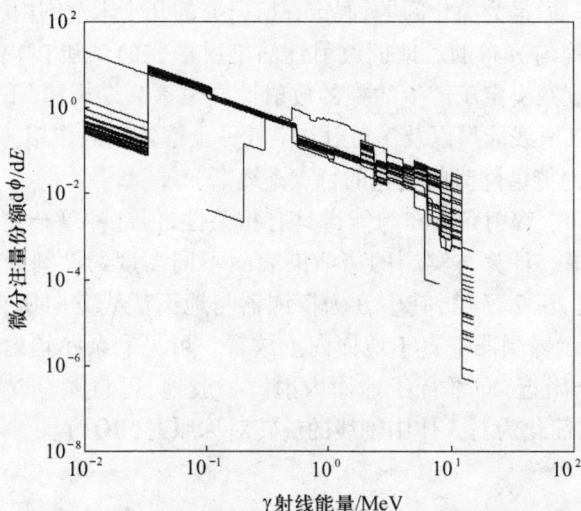

图 2 - 6 典型距离上核爆炸早期 γ 辐射微分注量能谱

2.4 核爆炸剩余核辐射场典型能谱

1. 核爆炸剩余核辐射场的形成与特点

核爆炸 15s 以后放出来的核辐射统称为核爆炸剩余核辐射,是形成放射性沾染的主要来源。通常所讲的剩余核辐射的三个来源包括:核裂变产物、中子活化元素(主要是使 ^{27}Al、^{55}Mn、^{23}Na、^{58}Fe 活化)和未烧尽的核燃料。裂变的初级产物大约有几十种元素的 500 种核素,其质量数从 66 ~ 172 共有 100 多种,分布很宽。含量较高的核素有总稀土、碘、钼、钡和碲等,含量较低核素有锆、锶和钉等。核爆炸时,整个弹体被汽化,若爆高较低,被卷入的一部分土壤也被汽化或液化,同时有大量的土壤微粒卷入烟云。烟云上升的过程中,汽化、液化的物质凝结成不同粒度分布的放射性微粒,多数呈球形或哑铃型。地爆时一部分放射性微粒黏附在较大的土粒上。放射性颗粒在重力作用下向地面沉降,中间又受到风向、地形地物等因素影响,从而在沾染区域形成较为复杂的放射

51

性分布。通常为简化问题,假定在所研究的几十米范围内,地面放射性是均匀分布的。地面放射性沾染所形成的 γ 和 β 辐射场随时间的衰减决定于产生沾染的放射性同位素衰变规律,不同时刻释放的 γ 射线能量以及 γ 辐射与空气—土壤环境的作用。剩余 γ 和 β 辐射能谱随时间变化的特点是逐渐变硬。

剩余 γ 辐射角分布与能谱具有相关性,但这种复杂情况比较难于考虑。计算与实测的离沾染表面不同高度的 γ 剂量率角分布,如图 2 - 7 所示,其中 β 为探测器与地面法线方向所夹角度,β = 0 表示探测器垂直于地面向上放置。可见剩余 γ 辐射主要集中于 90°附近,即平行于地面入射。一般地,可将剩余 γ 辐射的角,分布简化为对人体中轴线的旋转对称照射(ROT)。

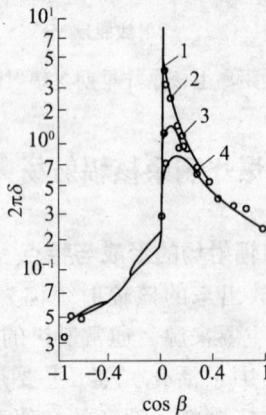

图 2 - 7 离沾染表面不同高度处的剂量率角分布
1—无限理想平面,高 1m(理论值);2—无限未开垦地区,高 3m;
3—无限干涸湖低,高 6m;4—无限干涸草原,高 12m。

2. 核爆炸剩余 γ 辐射能谱数据

GJB 2771—96 推荐了剩余核辐射场 γ 典型能谱,包括 D^*(10)和 D_p(10)两种能谱,数据较为接近。考虑到辐射场方向性的因素,以 D^*(10)的能谱为基准,利用 ICRP 第 74 号报告提供的换算系数转换成了注量能谱。另外,在核试验中,用多道 γ 能谱实测了坦克落下灰γ的计数率,由此整理得到了相应的剩余核辐射γ注量谱,下文中简记为"落下灰1"和"落下灰2"。谱分布的积分、微分曲线如图2-8和图2-9所示。这些数据将作为核爆炸典型剩余γ辐射能谱使用。

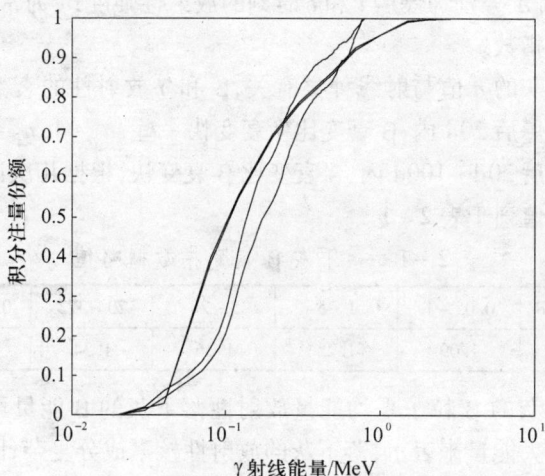

图2-8 核爆炸剩余γ辐射积分注量能谱

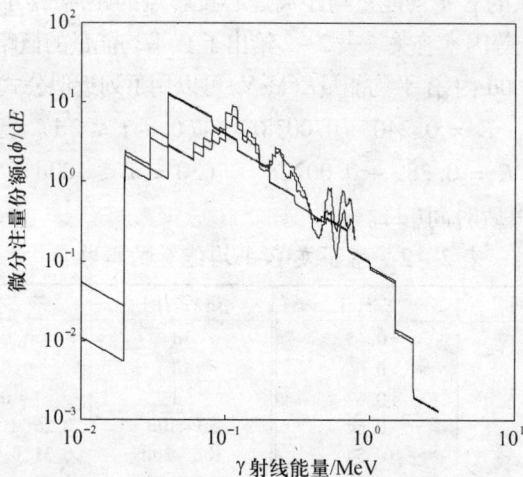

图2-9 核爆炸剩余γ辐射微分注量能谱

3. 核爆炸剩余 β 辐射场能谱数据

放射性衰变规律试验证明在一定时间范围内,落下灰放射性衰变大致符合下述规律:

$$A = A'(t/t')^n \qquad (2-4)$$

式中:A 和 A' 分别为爆后 t 和 t' 时刻的放射性强度;n 为常数,通常称为衰变指数。

落下灰的 n 值与射线种类有关,β 和 γ 放射性的衰变速度不一致。在爆后 20d 内,β 衰变比 γ 衰变快一些,$n_\gamma \approx 1$,$n_\beta \approx 1.15 \sim 1.5$;在爆后 20d ~ 100d 内,γ 衰变比 β 衰变快,根据几次试验测得 n_β 的概略值列于表 2 – 1。

表 2 – 1 落下灰 β 衰变指数概略值

爆后时间/d	0.05 ~ 1	1 ~ 5	5 ~ 20	20 ~ 372	0.05 ~ 372
n_β	1.09	1.22	1.36	1.34	1.29

落下灰的 β 粒子平均能量放射性落下灰的 β 能量可用平均能量或最大能量来表示,落下灰的放射性核素成分复杂,因此只能测出平均能量或最大能量的平均值。

落下灰的 β 平均能量与距离爆心投影点的距离、落下灰的年龄和爆炸方式等因素有关。表 2 – 2 给出了 β 平均能量的概略值。对于爆后 5d ~ 100d 内,β 平均能量 $\overline{E}$(MeV)可以用下列近似公式估算:

$$\overline{E} = 0.240 + 0.0038t \qquad (5 \leqslant t \leqslant 3d) \qquad (2-5)$$

$$\overline{E} = 0.289 + 0.0022t \qquad (30 \leqslant t \leqslant 100d) \qquad (2-6)$$

式中:t 为爆后时间(d)。

表 2 – 2 落下灰 β 平均能量的概略值

爆后时间	$\overline{E}$/MeV	爆后时间	$\overline{E}$/MeV
1h	0.55	3d	0.30
5h	0.66	4d	0.27
10h	0.67	5d	0.27
15h	0.64	5d ~ 10d	0.26(0.26 ~ 0.27)
20h	0.54	10d ~ 30d	0.31(0.27 ~ 0.35)
1d	0.49	30d ~ 100d	0.43(0.35 ~ 0.50)
2d	0.34		

落下灰的 β 能谱放射性落下灰辐射的 β 粒子数随能量的分布称为 β 能谱。落下灰的 β 能谱比较复杂，与爆后时间，爆心投影点的距离，及核装料有关。概略地认为：当 $E_\beta > 0.05 \text{MeV}$ 时，E_β 平均能量与 β 粒子数在半对坐标纸上接近一条直线，直线的斜率则与爆后的时间有关；$E_\beta < 1 \text{MeV}$ 的 β 粒子，在爆后 3d～21d 内，其计数率约占总的 β 计数率的 91%～98%；$E_\beta > 4 \text{MeV}$ 的 β 粒子，在爆后 3d 以后 β 计数率占总数的比例约小于 0.01%；$0.2 < E_\beta < 0.5 \text{MeV}$ β 粒子，在爆后 3d～63d 内，其计数率约占总数的 27%～35%。

第3章 核辐射对机体和物质的辐射效应

核辐射作用人体和物质,可能造成器官或组织的损伤以及物质性能的变化,统称为辐射效应。前者作用后果又称做核辐射生物效应。实践表明,只要采取适当的防护措施和控制核辐射的照射,危害是可以减少和防止的。

3.1 核辐射作用人体产生的辐射效应

1. 核辐射对人体的损伤作用

核辐射对人体的危害主要是其电离作用使机体受到损伤,损伤程度取决于射线种类、能量和人体器官对辐射的敏感等因素。人体组织吸收核辐射的能量后,一方面使体内细胞物质的分子和原子发生电离和激发,使体内高分子键断裂而破坏;另一方面使机体内水分子(水约占成年人体的70%)电离形成自由基,导致细胞变性甚至死亡,直至引起物质代谢和能量代谢障碍,使整个机体发生一系列复杂的变化。这种变化过程的持续时间从瞬间到数年或更长时间不等。与此同时,复杂的生物体也对损伤不断地进行自身恢复。

2. 辐射效应的种类

根据辐射效应的发生与剂量之间的关系,把辐射对人体的危害分为随机性效应和确定性效应。辐射效应出现在受照射者身上的现象叫躯体效应,出现在受照射者后代身上的称做遗传效应。

1)随机性效应和确定性效应

随机性效应的发生率,目前主要指受照者癌症的发生率。随机性效应的发生率与受照剂量存在着"线性"、"无阈"的关系,而效应的严重程度与剂量无关,如图3-1所示。但是值得注意,这种关系是在大剂量和高剂量率情况下,结果外推得到的一种简化假定。这种简化必将导致尽可能降低剂量水平,是一种偏安全慎重的做法。随机性效应表现为受照者后代的身体缺陷,目前资料来源有限,ICRP26号报告指出,它应当同所有其他效应的总和相结合。确定性效应,又称非随机性效应,它的发生是有剂量阈值的。受照剂量必须大于某剂量阈,效应才会发生,且严重程度和剂量大小有关,如图3-2所示。

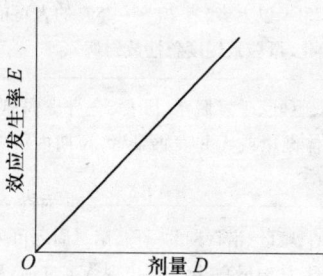

图3-1 辐射的随机性
效应与剂量的关系

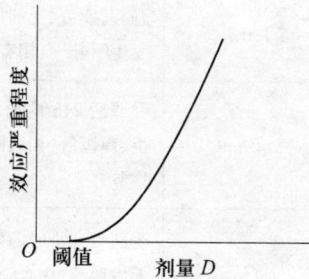

图3-2 辐射的确定性
效应与剂量的关系

2)躯体效应

电离辐射作用于人体,按躯体效应发生的早晚又分为早期效应和远期效应。

(1)早期效应又称做急性效应。受照射者一次或短时间内接受大剂量外照射时所发生的效应,它属于确定性效应。平时工作人员在遵守操作规程的日常工作中,一般不会发生这种照射,只有在下述情况,才有可能:战时核条件或严重核事故情况下执行军事任务,可能受到早期核辐射及落下灰沉降的剩余核辐射或放射性烟羽辐射的大剂量外照射;违反操作规程或丢失辐射源等严重核事故的大剂量外照射。人体受到不同剂量外照射后产生的辐射效应见表3-1。外照射急性放射损伤可分为三种类型,即骨髓造血型、胃肠型和脑型等三类。全身受到1Gy~10Gy大剂量外照射,主要造成骨髓型辐射损伤。从战术(部队辐照等级划分)与卫勤(人员治疗分类)角度,针对这种辐射损伤进行剂量测量是有意义的。

表 3 - 1　全身急性 γ 外照射可能产生的效应

受照剂量/Gy	临 床 症 状
0 ~ 0.25	一般无可检出的临床症状
0.5	血相有轻度暂时性变化(淋巴细胞和白细胞减少)
1.0	恶心、疲劳、受剂量达 1.25Gy 以上者,有 20% ~ 25% 的人可能发生呕吐,血相有显著变化,可能致轻度急性放射病
2	受照后 24h 内出现恶心、呕吐、毛发脱落、厌食、全身虚弱、喉炎、腹泻等,如果既往身体健康或无并发感染者,短期内可望恢复
4(半致死剂量)	受照后几小时内发生恶心、呕吐、潜伏期约一周,第二周内可见毛发脱落、厌食、全身虚弱、体温增高,第三周出现紫斑、口腔及咽部感染,第四周出现苍白、鼻血、腹泻、迅速消瘦,50% 受照个体可能死亡,存活者 6 个月可逐渐恢复健康
≥6(致死剂量)	受照者 1h ~ 2h 内出现恶心、呕吐、腹泻,潜伏期短,第一周末,出现腹泻、呕吐、口腔咽喉炎、体温增高、迅速消瘦,第二周出现死亡,死亡率可达 100%

　(2) 远期效应又称晚期效应。受照后经过数年所出现在受照者身上的效应,属于随机效应。当急性照射恢复后或长期接受超容许水平的低剂量照射(内照射或外照射)时,可能发生远期效应。远期效应主要指辐射诱发的癌症、白血病及寿命缩短等。例如,有人调查了曾处在广岛、长崎原子弹爆心投影点 2000m 内的受害者受外照射后甲状腺癌的发生率,结果列于表 3 - 2。从表中看出甲状腺癌的发生率明显与受照射剂量有关,而且女性的甲状腺癌发率比男性高。内照射致癌的最典型事例是加拿大的一个矿,由于矿井中氡气的浓度高,1952 年—1961 年间,在该矿井中工

作 1a 以上的人,有 51 人死亡,其中死于肺癌者 23 人(占 45%),肺癌发生率较一般的男性工人高 28.8 倍。

表 3 - 2　广岛、长崎距原子弹爆心投影点 2km 内人员甲状腺癌发生率

剂量/Sv	男　性		女　性	
	调查人数	发生率/%	调查人数	发生率/%
>2	740	4.1	1100	9.1
0.5~1.99	789	2.5	1332	6.8
0~0.49	928	1.1	1806	2.8

3. 影响辐射损伤的因素

影响辐射损伤是一个复杂的过程,它与许多因素,如辐射敏感性、剂量、剂量率、辐射种类、照射方式、机体的生现状态等有关。

(1)辐射的敏感性。细胞、组织、器官、机体或任何有生命物质对辐射损伤作用的相对敏感程度称辐射敏感性或放射性敏感性。一般来说,新生而又分裂迅速的细胞(如血细胞)辐射敏感性高,肌肉及神经细胞的辐射敏感性最低。例如,受到一定剂量照射后,血液中反应最快的是淋巴细胞,其减少速度与受着剂量成正比,其次是白细胞和血小板的减少。细胞核内的染色体对辐射也非常敏感。

在人体的个体发育的不同阶段中,辐射敏感性从幼年、少年、青年至成年依次降低。受精后约 38d 的胚胎辐射敏感性最高。因此,妊娠早期的妇女,应避免腹部受照射。未满 18 岁的青少年不应参加职业性放射工作。

(2)剂量。对于辐射诱发癌症,认为其发生率与剂量存在线性无阈关系,即剂量越大,发生率越高,不存在一个阈值,在此值下就不会发生癌症。

对于急性放射病,它的发生是有剂量阈值的。受照剂量必须大于阈值剂量才发病,而病的严重程度与剂量大小有关。

(3)剂量率。人体对辐射损伤有着一定的恢复作用。因此,

在受照总剂量相同时,小剂量的分散照射比一次大剂量的急性照射所造成的损伤要小得多。例如,50 年内全身均匀照射累积剂量为 2Gy,并不会发生急性的辐射损伤;如果一次急性照射的剂量为 2Gy,则可能产生严重的躯体效应——急性放射病。

因此,在进行剂量控制时,应在尽可能低的剂量率水平下分散进行。

(4) 传能线密度(LET)。即单位路程电离辐射的能量损失,单位常用 keV/μm。一般说来,辐射的传能线密度 LET 愈大,它在物质中的电离密度愈大,因而所产生的生物效应也大。X、γ、β 射线属于低 LET 辐射,它在物质中的电离能力相似,且电离密度较均匀,约为每微米 8 个离子对。α 粒子、质子、快中子等属于高 LET 辐射。α 粒子的电离密度很大,在 1μm 的机体组织内可产生 3700 离子对 ~4500 离子对,致伤集中,快中子与机体组织作用,产生的反冲质子和感生 γ 射线对机体也有强烈的损伤作用。

(5) 受照条件包括照射方式、照射部位及面积等。照射方式分为外照射和内照射。在外照射情况下,当人体受穿透力强的辐射(X、γ、中子)照射一定剂量时,可造成深部组织和器官,如造血器官,生殖器官、胃肠道和中枢神经系统等辐射损伤。放射性核素进入体内造成内照射危害,与核素性质、进入途径及在关键器官的沉积量有关。各种不同的辐射按其对人体的危害作用大小排列如下:外照射 n > γ、X > β > α;内照射 α、P > β、γ、X。

辐射效应与受照部位有关,受照部位不同,产生的生物效应不同。例如,6Gy 全身照射可引起致死,而同样剂量照射手或足,甚至不会发生明显的临床症状。

在相同剂量和剂量率照射条件下,不同部位的辐射敏感性的高低依次排列为:腹部、盆腔、头部、胸部、四肢。

器官在相同剂量照射下,受照面积愈大,产生的效应也愈大。同时与受照部位也密切相关,如果受照部位是重要所在,即使是小面积的照射也会造成该器官的严重损伤。

3.2 早期核辐射的辐射效应

1. 早期核辐射对人员的损伤

1）早期核辐射伤情的分级

早期核辐射伤情可分为四级：

（1）轻度急性放射病：损伤剂量为 1Gy～1.5Gy。骨髓造血功能轻度障碍，症状少而轻，没有条件治疗时，适当休息，也可自行恢复。

（2）中度急性放射病：损伤剂量为 2Gy～4Gy。骨髓造血功能中度障碍，有轻度出血、感染、胃肠功能紊乱，并可有脱发等症状，经治疗可痊愈。

（3）重度急性放射病：损伤剂量为 4Gy～6Gy。骨髓造血功能严重障碍，出血、感染、胃肠功能紊乱症状明显而严重，毛发脱落，可发生轻度神经症状，经积极治疗，大部分可治愈。

（4）极重度急性放射病：损伤剂量为 6.0Gy 以上。骨髓造血功能极严重障碍，出血、感染、胃肠功能紊乱症状及水电介质平衡失调极为严重，并可发生中枢神经症状，经积极抢救，少数可治愈。

我国标准给出了人体一次或短时间内受到不同剂量 γ 射线照射后对机体的影响见表 3－3，核爆炸时，人员受到 1Gy 早期核辐射剂量以上时，将会引起不同程度的急性放射病。在早期核辐射致伤范围内，处于能蔽光辐射和冲击波致伤作用的工事、坦克内的人员，可能发生单纯急性放射病。20kt 以下的核爆炸，由于早期核辐射的各种程度杀伤半径与光辐射和冲击波比较都是最大，所以暴露人员可能发生单纯急性放射病。20kt～50kt 的地面核爆时，早期核辐射的极重度和重度杀伤半径为最长；50kt 以上，早期核辐射的各种程度杀伤半径相对地较小，开阔地面暴露人员不会发生单纯急性放射病。早期核辐射对开阔地面暴露人员的杀伤半径，即使当量为 10Mt 的核爆炸，也不超过 4km。

表 3 - 3　人体受到不同剂量 γ 照射后的影响

受照剂量/Gy①	辐射效应②	对战斗力的影响	医学处理原则
<0.25	无明显症状	无	不需处理
0.25~0.5	个别人员（约2%）由轻微头晕、乏力、食欲下降	无	不需处理,可自行恢复
0.5~1.0	少数人员（约5%）有轻度头晕、恶心、乏力、食欲下降、失眠等	无	不需特殊处理,可自行恢复
1.0~1.5	部分人员有恶心、食欲减退、乏力、头昏、失眠等（1.0Gy 为轻度急性放射病的剂量下限）	不明显	症状明显者可对症治疗,个别人员需住院治疗
1.5~2.0	半数人员有恶心、食欲减退、乏力、头昏等症状,少数人员症状较重,可有呕吐等	半数人员作战能力受影响	大部分人员需对症治疗,少数人员需住院治疗
2.0~4.0	中度急性放射病	全部人员或大部分人员失去战斗力	大部分人员需住院治疗
4.0~6.0	重度急性放射病	全部人员很快失去战斗力	全部人员需尽快住院治疗
>6.0	极重度急性放射病	全部人员很快失去战斗力	全部人员需尽快住院治疗

① 指一次或短时间内的受照剂量;② 1Gy 以下一般为放射反应,1Gy ~ 10Gy 为不同程度的骨髓型急性放射病

2) 外军关于早期核辐射伤情的分级

不同国家军队关于早期核辐射伤情分级和伤情症状的划分并不相同,见表 3 - 4。

62

表 3 - 4　人体对核辐射的反应

剂量范围/Gy	早期症状的开始和持续时间	工作质量（中等范围剂量）	医疗和处理
0~0.7	6h~12h：无人发生轻度暂时头痛和恶心；受到剂量上限值的5%的人员出现呕吐	影响战斗力	不用医疗；恢复工作
0.7~1.5	2h~20h：在5%~30%的人员中发生暂时恶心和呕吐	影响战斗力	不用医疗；恢复工作，不会出现预期死亡
1.5~3.0	2h~2d：在20%~70%的人员中发生暂时轻微的和中等的恶心和呕吐，在25%~60%的人员中发生轻微和中等疲劳和虚弱	DT：PD 从 4h 到恢复，UT：PD 从 6h~19h；PD 从 6 周到恢复	在 3 周~5 周；对 10%~50% 的人员进行医疗，在剂量下限量死亡率低于 5%；在剂量上限，死亡率可大于 10%；幸存者恢复工作
3.0~5.3	2h~3d：在50%~90%的人员中暂时中等恶心和呕吐，在50%~90%的人员中发生中等疲劳	DT：PD 从 3h 到死亡或恢复，UT：PD 从 4h~40h 和从 2 周到 2 周死亡或恢复	在 2 周~5 周；对 10%~80% 的人员医护；在剂量下限，死亡率低于 10%；在剂量上限，死亡率可高于 50%；幸存者恢复工作

剂量范围/Gy	早期症状的开始和持续时间	工作质量（中等范围剂量）	医疗和处理
5.3~8.3	2h~2d:在80%~100%人员中,中等到严重恶心和呕吐。2h~6周:在90%~100%人员中,中等到严重疲劳和虚弱	DT:PD从2h~3周;CI:从3周~死亡;UT:PD从2h~2d和从7d到4周。CI:从4周到死亡	10d~5周:50%~100%医护,在剂量下限,在6周,死亡率可超过50%;在剂量上限,在3.5周,死亡率为99%
8.3~30	30min~2d:严重恶心、呕吐、疲劳、虚弱,严重的体液失衡和头痛	DT:PD从45min~3h;CI:从3h到死亡	10Gy:在4d~6d,100%的医护;在2周~3周100%的死亡
30~80	30min~5d:严重恶心、呕吐、疲劳、虚弱、头晕目眩,迷惑和头痛	DT和UT:CI从3min~30min;PD从30min~90min;CI从90min直至死亡	45Gy:在6h到1d~2d100%的医护,在2d~3d100%的死亡
80以上	30min~1d:严重持续的恶心、呕吐、疲劳、虚弱,头晕目眩,迷惑和头痛	DT和UT:CI从3min直至死亡	80Gy:需立即医护1d,经1d100%死亡

表中有关内容的几点说明：

（1）总剂量是指早期核辐射和剩余核辐射剂量之和。

（2）急性剂量是指人员一天吸收的总剂量。急性剂量造成辐射伤害的程度和剂量的积累方式无多大关系，当连续或间歇照射时间多于 1d 时，则采用"慢性剂量"一词。

（3）当早期出现辐射病症状，并且症状持续时间不超过 6 个月时，这种辐射病属于"急性"；症状持续时间在 6 个月以上，即属"慢性"，足够大的核辐射急性剂量引起的伤情分级和症状见表 3-3。表 3-4 表示了大批人员对辐射效应的预期典型反应，是基于下列假设：人员身体健康，精力充沛，营养丰富；原先没有受到辐射照射；全身均匀地受到照射；吸收了急性剂量；未受到其他伤害；相等的中子和 γ 射线剂量造成同样的效应。

（4）表中符号：CI——失能（机能低于 25%）；PD——机能减弱（机能在 25%~75%）；DT——遂行费体力任务；UT——遂行不费体力任务。

3）中子弹早期核辐射剂量对暴露人员和坦克乘员的杀伤范围

表 3-5 为美国军队制定的伤亡标准，规定分为：立即永久失能、立即暂时失能和潜在致死三种情况。

表 3-5　中子弹早期核辐射剂量对人员的杀伤半径

Q/kt	杀伤对象	杀伤半径/m		
		立即永久失能	立即暂时失能	潜在致死
1	地面暴露人员	870	1040	1320
	轻型坦克人员	800	970	1240
	中型坦克人员	760	930	1200
	重型坦克人员	700	870	1130
2	地面暴露人员	1100	1190	1470
	轻型坦克人员	940	1120	1390
	中型坦克人员	910	1080	1350
	重型坦克人员	840	1010	1280

（1）立即永久失能。在执行不费体力的任务时，造成立即永久失能的剂量为180Gy，人员在受照后5min内便可失能，直到死亡均不能执行任何任务，1d内死亡；在执行消耗体力的任务时，造成立即永久失能的剂量为80Gy，人员在受照射5min内便可失能，并且直到死亡均不能执行任何消耗体力的任务，人员在1d~2d内死亡。

（2）立即暂时失能。造成立即暂时失能的剂量为30Gy，人员在受照后5min内失能，并能持续30min~50min，而不管所执行的任务是否耗费体力。然后恢复活动能力，但是机能减弱，直至死亡。人员在4d~5d内死亡。

（3）潜在致死。造成潜在致死的剂量为6.5Gy，人员在受照射后2h内机能减弱。半数以上人员将死亡（在几周内死亡）。

2. 早期核辐射对某些物品的辐射效应

1）早期核辐射能使一些主付食品产生感生放射性，但一般不会引起含蛋白质、糖、脂肪、维生素等主要营养成分变化

主副食品的感生放射性比活度，主要取决于热中子注量的大小，同时也与本身的化学元素组成有关。食品受照射的热中子注量越高，其感生放射性比活度就越强。大米、面粉等粮食和蔬菜、新鲜肉类、食用油、糖类的主要元素是碳、氢、氧、氮，不易产生感生放射性；而含盐、碱的各类加工食品，特别是含钠、钾、磷等元素的食品，如干粮和肉、鱼、菜的腌制品的感生放射性就较强，部分主副食品在注量 1×10^{12} 中子/cm^2 的热中子流作用下的感生放射性比活度见表3－6，此外食品的感生放射性比活度，随爆后时间延长而减弱，一般5d~7d即可衰减90%以上（见表3－7）。堆垛的主副食品的感生放射性，朝向爆心面强，背向爆心面弱，表层较强，里层逐渐减弱，1m深处的粮食基本上没有感生放射性。

表 3-6 部分主副食品的感生放射性比活度(×37kBq/kg)

食品名称	感生放射性比活度	食品名称	感生放射性比活度
大米	1.37	咸猪肉	337.75
面粉	2.65	干鲤鱼	19.72
黄豆	13.60	咸鲤鱼	487.86
军用饼干	16.33	鲜鸡蛋	11.80
压缩干粮	63.49	蛋粉	37.54
速煮面条	61.42	苹果	1.62
土豆	5.62	白糖	0.60
脱水包心菜	31.14	红糖	15.26
脱水胡萝卜	75.95	酱油	41.35
酸辣菜	287.18	虾皮	238.74
鲜猪肉	4.84	食盐	2041.40

表 3-7 部分主副食品的感生放射性
比活度随爆后时间的变化情况

食品名称	6h	12h	1d	3d	5d	7d
大米	1.02	0.79	0.48	0.12	0.09	0.08
面粉	2.08	1.53	0.83	0.18	0.13	0.11
速煮面条	47.1	35.5	20.1	2.21	0.31	0.11
军用饼干	12.8	9.44	5.43	0.71	0.21	0.12
鲜猪肉	3.60	2.80	1.64	0.23	0.09	0.07
鲜鸡蛋	9.60	6.82	4.23	0.66	0.25	0.18
酸辣菜	230	166	94.5	10.4	1.39	0.28
脱水包心菜	24.5	18.0	9.97	1.14	0.23	0.10
脱水胡萝卜	58.0	43.9	22.4	2.33	0.2	0.02
苹果	1.15	0.94	0.52	0.05	0.02	0.01
食盐	1590	1180	634	67.4	0.33	2.06

注:表中比活度单位值×37kBq/kg

2）早期核辐射也可使部分药品产生感生放射性,极少数药品还会变质

药品产生的感生放射性比度、质量变化情况与热中子注量、γ射线剂量的大小和药品所含化学元素种类和数量有关。当热中子注量低于 1×10^{12} 中子/cm^2、γ射线剂量高于 100Gy 时,含有钠、钾、磷、硫、铜等元素的药品(如氯化钠注射液、乳酸钠注射液、溴化钾、碳酸氢钠等)的感生放射性较强,应推迟或限量使用。同时绝大部分药品的质量仍无明显变化,只有少数药品某些质量指标发生变化,影响使用。

3）早期核辐射对电子器件的破坏

电子器件在核辐射作用下产生位移效应和电离效应,能使电子元器件的导热率、载流子迁移率、少数载流子寿命等发生变化,造成电性能衰退和完全丧失。根据电子元器件性能变化和对工作的影响,把早期核辐射对电子元器件的破坏划分为中等破坏和严重破坏。中等破坏是指绝缘材料机械性能变坏、电子元器件的电性能改变,但变化量不超过 10%,在一定条件下可继续使用。严重破坏是指绝缘材料自然开裂,电子元器件的性能严重改变或完全丧失,不能继续使用。部分电子元器件遭受中等和严重破坏的中子注量和γ剂量见表 3 – 8。

表 3 – 8　早期核辐射对电子元器件破坏的中子通量和γ剂量

名　称	破坏等级	中国指标		美国指标	
		中子注量/(中子/cm^2)	γ射线剂量/Gy	中子注量/(中子/cm^2)	γ射线剂量/Gy
电子管	中等			10^{17} 以上	10^5 以上
	严重				
充气管	中等	10^{14}	10^2		
	严重				
低频小功率晶体管	中等	10^{10}	4×10^4		
	严重	5×10^{10}	10^7		

名 称	破坏等级	中 国 指 标		美 国 指 标	
		中子注量 /（中子/cm^2）	γ射线剂量 /Gy	中子注量 /（中子/cm^2）	γ射线剂量 /Gy
低频大功率晶体管	中等	2×10^{10}	5×10^5	$10^{10} \sim 10^{11}$	$10^3 \sim 10^4$
	严重	10^{12}	10^8	$10^{11} \sim 10^{13}$	
中频功率晶体管	中等	3×10^{11}	7×10^5		
	严重	10^{12}	5×10^6		
高频小功率晶体管	中等	5×10^{11}	10^5	$10^{11} \sim 10^{13}$	$10^3 \sim 10^4$
	严重	6×10^{11}	3×10^5		
高速小功率开关管	中等	3×10^{11}	2×10^4		
	严重	4×10^{12}	3×10^4		
晶体稳压管	中等				
	严重	10^{11}以上	10^5以上		
结型场效应管	中等	10^{12}	5×10^4	$10^{11} \sim 10^{13}$	10^6
	严重	5×10^{12}	7×10^4		
硅整流器	中等			$10^{10} \sim 10^{11}$	$10^1 \sim 10^3$
	严重			$10^{11} \sim 10^{13}$	
介质隔离触发器	中等	5×10^{11}	2×10^6		
	严重	1.5×10^{12}	5×10^6		
PN结隔离触发器	中等	10^{11}	1×10^6		
	严重	3×10^{11}	2×10^6		
厚膜双稳触发器	中等		1.4×10^5		
	严重	5×10^{12}	5×10^6		
薄膜双稳触发器	中等		1×10^4		
	严重	4×10^{12}			
线性集成电路	中等	10^{11}	1×10^4	$10^{12} \sim 10^{13}$	$10^4 \sim 10^6$
	严重	3×10^{11}	5×10^4		

名　称	破坏等级	中　国　指　标		美　国　指　标	
		中子注量/(中子/cm²)	γ射线剂量/Gy	中子注量/(中子/cm²)	γ射线剂量/Gy
介隔离门电路	中等		5×10^6		
	严重	5×10^{12}	1×10^7		
电阻	中等	3×10^{12}	2×10^6	10^{15}以上	
	严重				
电容	中等	1.2×10^{12}	3.4×10^6	10^{15}以上	
	严重				
继电器等磁性器件	中等			10^{17}以上	10^7以上
	严重				
小型接插件	中等			10^{15}以上	10^4以上
	严重				

3.3　放射性沾染的辐射效应

1. 放射性沾染对人员的损伤

放射性沾染通过下列三种方式对人体引起伤害：γ射线的体外照射；体内照射；β射线的皮肤照射。γ射线的体外照射伤害与早期核辐射伤害相同，在此不再赘述。

1）体内照射损伤

体内照射损伤是指放射性物质进入人体，在人体之内产生电离而引起的伤害。

落下灰有三种途径进入人体内，即通过饮食经口进入呼吸道和皮肤。

体内照射伤害的程度主要决定于落下灰进入体内的放射性活度和体内滞留的时间。进入体内的放射性物质超过控制量时，则会引起体内照射伤害。其特点是：

（1）内照射损伤无初期症状,潜伏期长,数月甚至数年之后才出症状。这是因为进入人体内的放射性物质一般较少,吸收的更少,在短期内不足以引起急性放射病,但是放射性物质滞留在体内某些器官经过一些时间的持续照射就会引发病症。

（2）明显的局部损伤。常发生于落下灰沾染的部位。

（3）明显的选择性损伤。由于落下灰的成分复杂,在体内吸收、分布及排泄各不相同,因此体内放射性物质对机体各器官和内照射剂量差别很大,其损伤情况自然不同,如碘沉积于甲状腺中,钼沉积于肝中,锶和钡沉积于骨中等。

2）皮肤沾染损伤

皮肤沾染损伤是指放射性落下灰沾染在皮肤上。皮肤受到照射而引起皮肤损伤,也称为皮肤 β 损伤。落下灰引起的皮肤 β 损伤程度可分为三度:

Ⅰ度:一般经 1 周～3 周,患部疼痛、皮肤温度升高,有烧灼感,随后出现红斑,最后疼痛消失,脱屑愈合。

Ⅱ度:一般经 1 周～3 周后,患部发热、充血、水肿,水肿加剧而形成水泡,水泡破裂形成浅表层溃疡,尔后逐渐愈合。

Ⅲ度:1 周左右,患部剧痛,难以入睡,水泡较多,较大,破裂后形成较深的溃疡,溃疡时愈时发,可迁延数日,成为慢性放射性皮炎。

皮肤 β 损伤的病程可分为四期:初期,一般在照射后 24h～48h,出现红斑、皮痒、灼热等刺激症状;潜伏期,一般无症状,剂量越大,潜伏期越短;反应期,按剂量大小分为三度;恢复期,因病变深浅不等,持续时间长短不一,病变浅者的愈合早,愈后患处留有色素沉积的斑点,病变深者愈合晚,若溃疡,则可延续半年。

2. 放射性沾染对动、植物的损伤

放射性沾染的范围远远大于早期核辐射的作用范围,因此,核辐射对动、植物的损伤主要应考虑放射性沾染的作用。对于大部分哺乳动物来说,致命剂量在 3Gy～8Gy 之间(致命剂量是指杀死 50% 的受辐射的生物体所需的剂量)。鸟的致命剂量与哺乳动物的致命剂量相当。两栖和爬虫类的致命剂量大约是哺乳动物致命剂量的 3 倍。

　　比较高大的植物的致命剂量介乎哺乳动物与爬虫类动物的致命剂量之间。许多针叶松类植物对放射性极为敏感,而草类则对放射性非常不敏感。所有高大植物在休眠期对放射性具有较大的抵抗力,大部分昆虫类的抵抗放射性照射能力最大,约是哺乳类的几百倍。然而,对群居昆虫,例如,蜜蜂,用 50Gy 剂量就会使其毁灭。许多细菌、海藻以及真菌能抵抗比哺乳动物致命剂量高出 4 倍的剂量。

　　摧毁针叶松类森林、温带的双叶子植物林和主要由草本类组成的植物群(即基本杀死 10% 的主要植物),需要的总剂量分别为 20Gy、100Gy 和 700Gy。

第4章 核辐射防护方法和规定

4.1 辐射防护规定

辐射防护标准是人们进行防护的基本依据,各个国家的辐射防护标准,大都是根据 ICRP 的建议,并结合本国的具体情况而制定的。但是,随着科学技术的发展和辐射效应资料的积累,辐射防护标准在不断地修改着。2003 年我国颁发和实施了 GB 18871—2002《电离辐射防护与辐射源安全基本标准》,同时代替 GB 4792—84 和 GB 8073—88 等标准。该标准的全部技术内容均为强制性的,是根据六个国际组织(即:联合国粮食组织、国际原子能机构、国际劳动组织、经济合作与发展组织核能机构、泛美卫生组织和世界卫生组织)批准并联合发布的《国际电离辐射防护和辐射源安全基本标准》,对我国现行辐射防护基本标准进行修订的,其技术内容与上述国际组织标准等效。

1. 剂量限值

1)工作人员的职业照射剂量限值

除了国家有关法规和标准所排除的照射以及根据国家有关法规和标准予以豁免的实践或源所产生的照射以外,工作人员在其工作过程中所受的所有照射都称为职业照射。

(1)应对任何工作人员的职业照射水平进行控制,使之不超过下列剂量限值:

① 由审管部门决定的连续 5 年的年平均有效剂量,20mSv(但不可作任何追溯性平均)。

② 任何 1 年中的有效剂量,50mSv。

③ 眼晶体的年当量剂量,150mSv。

④ 四肢(手和足)或皮肤的年当量剂量,500mSv。

（2）对于年龄为 16 岁～18 岁接受涉及辐射照射就业培训的徒工和年龄为 16 岁～18 岁在学习过程中需要使用放射源的学生,应控制其职业照射使之不超过下列剂量限值：

① 年有效剂量,6mSv。

② 眼晶体的年当量剂量,50mSv。

③ 四肢(手和足)或皮肤的年当量剂量,150mSv。

（3）特殊情况。在特殊情况下,可依据本标准有关规定的要求对剂量限值进行如下临时变更：

① 依照审管部门的规定,可将剂量平均期破例延长到 10 个连续年;并且在此期间内,任何工作人员所接受的年平均有效剂量不应超过 20mSv,任何单一年份不应超过 50mSv;此外,当任何一个工作人员自此延长平均期开始以来所接受的剂量累计达到 100mSv 时,应对这种情况进行审查。

② 剂量限值的临时变更应遵循审管部门的规定,但任何一年内不得超过 50mSv,临时变更的期限不得超过 5 年。

2）公众照射剂量限值

公众照射是指公众成员所受到的辐射源的照射,包括获准的源和实践所产生的照射(不包括职业照射、医疗照射、当地正常天然本底辐射的照射)。公众有关关键人群组的成员,所受到的平均剂量估计值不应超过下列剂量限值：

（1）年有效剂量,1mSv。

（2）特殊情况下,如果 5 个连续年的年平均剂量不超过 1mSv,则某一单一年份的有效剂量可提高到 5mSv。

（3）眼晶体的年当量剂量,15mSv。

（4）皮肤的年当量剂量,50mSv。

标准中,公众成员指的是除职业受照人员和医疗受照人员以外的任何社会成员。但对于验证是否符合公众照射的年剂量限值而言,则指的是有关关键人群组中有代表性的个人。所谓关键人群组是指某一给定的辐射源和给定的照射途径,受照相当均匀,能代表给定辐射源和给定照射途径所受有效剂量或当量剂量最高的个人的一组工作人员。

3) 任何情况下预期均应进行干预的剂量水平

(1) 急性照射的剂量行动水平。器官或组织受到急性照射时,在任何情况下预期都应进行干预的剂量行动水平,见表 4-1。表中的预期吸收剂量是指,若不采取防护行动或补救行动,预期会受到的吸收剂量。

表 4-1 急性照射的剂量行动水平

器官或组织	2d 内器官或组织的预期吸收剂量/Gy
全身(骨髓)	1
肺	6
皮肤	3
甲状腺	5
眼晶体	2
性腺	3
注:在考虑紧急防护的实际行动水平的正当性和最优化性时,应考虑当胎儿在 2d 内受到大于约 0.1Gy 的剂量时,所产生确定性效应的可能性	

(2) 持续照射的剂量率行动水平。器官或组织受持续照射时,任何情况下预期都应进行干预的剂量率行动水平,见表 4-2。持续照射是指没有任何不间断人类活动予以维持,而长期持续存在的非正常公众照射,这种照射的剂量率基本上是恒定的或者下降缓慢。

表 4-2 持续照射的剂量率行动水平

器官或组织	吸收剂量率/(Gy/a)
性腺	0.2
眼晶体	0.1
骨髓	0.4

（4）应急照射情况下的通用优化干预水平和行动水平

（1）通用优化干预水平：用可防止剂量表示。所规定的可防止剂量限值应使关键人群组的预计剂量保持在表4-1规定的剂量水平以下。

（2）食品通用行动水平：食品通用行动水平见表4-3。使用时，应将不同核素组分别给出的水平值单独应用于相应核素组中各种核素的活度的总和。

表4-3　食品通用行动水平

放射性核素	一般消费食品	牛奶、婴儿食品和饮水/(kBq/kg)
^{134}Cs, ^{137}Cs, ^{103}Ru, ^{89}Sr	1	1
^{131}I	1	0.1
^{90}Sr	0.1	0.1
^{241}Am, ^{238}Pu, ^{239}Pu	0.01	0.001

2. 表面沾染控制水平

工作场所的表面污染控制水平，见表4-4。使用这些控制水平时应注意下列事项：

表4-4　工作场所的放射性表面污染控制水平/(Bq/cm^2)

表面类型		α放射性物质		β放射性物质
		极毒性	其他	
工作台、设备、墙壁、地面	控制区①	4	4×10	4×10
	监督区		4	4
工作服、手套、工作鞋	控制区	4×10^{-1}	4×10^{-1}	4
	监督区			
手、皮肤、内衣、工作袜		4×10^{-2}	4×10^{-2}	4×10^{-1}
① 该区内的高污染子区除外				

（1）表4-4中所列的数值是指表面上固定污染和松散污染的总数。

（2）手、皮肤、内衣、工作袜污染时，应及时清洗，尽可能清洗到本底水平。其他表面污染水平超过表4-4中所列数值时，应采取去污措施。

（3）设备、墙壁、地面经采取适当的去污措施后,仍超过表4-4中所列数值时,可视为固定污染,经审管部门或审管部门授权的部门检查同意,可适当放宽控制水平,但不得超过表4-4中所列数值的5倍。

（4）β粒子最大能量小于0.3MeV的β放射性物质表面污染控制水平,可为表4-4中所列数值的5倍。

（5）^{227}Ac、^{210}Pb、^{228}Ra等β放射性物质,按α放射性物质的表面污染控制水平执行。

（6）氚和氚化水的表面污染控制水平,可为表4-4中所列数值的10倍。

（7）表面污染水平可按一定面积上的平均值计算:皮肤和工作服取$100cm^2$,地面取$1000cm^2$。

工作场所中的某些设备与用品,经去污使其污染水平降低到表4-4中所列设备类的控制水平的1/50以下时,经审管部门或审管部门授权的部门确认同意后,可当作普通物品使用。

3. 从事干预水平的工作人员的防护

除下列情况而采取行动以外,从事其他工作的人员所受到的照射不得超过表4-1中规定的职业照射的最大单一年份剂量限值。

（1）为抢救生命或避免严重损伤。

（2）为避免大的集体剂量。

（3）为防止演变成灾难性情况。

4.2 战时参战人员的核辐射控制量

GJ 2793—96《战时参战人员的核辐射控制量》规定了核战争条件下,参战人员的核辐射控制量和导出控制量。它适用于控制核战争条件下参战人员所受战时核辐射照射剂量;也适用于军事教育、训练,以及战时核辐射监测、卫生和防护等装备的有关战术、技术指标的论证。该标准一般要求规定：

（1）在不影响完成军事任务的前提下，应避免接受不必要的核辐射照射，并使受照剂量控制在最低水平。

（2）一般情况下，个人的受照剂量不得超过本标准规定的控制量。

（3）由于军事任务的特殊需要，个别或部分指战员必须接受超过本标准规定的控制量时，应对人员受照剂量进行控制，并采取相应的防护措施。

1. 核辐射外照射控制量

1）早期核辐射全身外照射控制量

（1）一次或数日内受照射剂量一般不得超过 0.5Gy。

（2）一次或数日内受到 0.5Gy 照射后的 1 个月内不得再次接受照射。

（3）一次或数日内受 0.5Gy~1.0Gy 照射后的 2 个月内，不得再次接受照射。

（4）分次或迁延受到照射的年累积剂量一般不得超过 1.5Gy。

（5）终身累积剂量不得超过 2.5Gy。

可以看出，以上涉及的剂量控制范围都处于造血型急性辐射损伤之内，剂量限值应针对造血干细胞活存率等效剂量或骨髓平均吸收剂量。在国家军用标准附录 A1. 人体受到不同剂量 γ 射线照射后的影响及医学处理原则的表 A 中做了明确说明，即 1Gy 以下一般为放射反应，1Gy~10Gy 为不同程度的骨髓性急性放射病。

2）放射性沾染全身外照射控制量

放射性沾染 γ 射线外照射控制量必须满足上述第（1）条~第（5）条规定的内容。

2. 放射性落下灰控制量

1）放射性落下灰食入控制量

（1）通过饮水、食物和药物等经口摄入体内的早期放射性落下灰放射性总活度不得超过 1×10^4 Bq；

（2）连续饮用（或食用）7d 的水（或食物），其放射性落下灰沾染活度不得超过 $2 \times 10^2 kBq/L$（或 $2 \times 10^2 kBq/kg$），连续饮用（或食用）90d 的水（或食物），其放射性落下灰沾染活度不得超过 20kBq/L（或 20kBq/kg）。

2）空气中放射性落下灰控制浓度

（1）在沾染地域内较长时间（数天）停留时，空气中早期放射性总落下灰的吸入起始浓度一般不应超过 0.4kBq/L。

（2）在沾染地域内短时间（数天）通过或停留时，空气中的放射性落下灰控制浓度按下式计算：

$$空气中的放射性落下灰控制浓度 = \frac{8kBq \cdot h/L}{持续吸入小时(h)}(kBq/L)$$

3）表面早期放射性落下灰沾染控制水平

表面早期放射性落下灰沾染控制水平见表 4 – 5。

表 4 – 5　放射性落下灰在人员和物体表面上沾染水平限值

物 体 名 称	β 表面沾染水平 /（Bq/cm² ）	γ 剂量率/（μGy/h）	
		< 10d	10d ~ 30d
手及全身其他部位	1×10^4	40	80
皮肤创伤表面	3×10^3	—	—
炊具、餐具	3×10^2	—	—
服装、防护用品、轻型武器	2×10^4	80	160
建筑物、工事和车船内部	2×10^4	150	300
大型武器、装备露天工事	4×10^4	250	500

4.3　核辐射防护方法

1. 防护方法

1）辐射防护的三原则

辐射防护的目的是为了防止发生对健康有害的非随机性效应，并将随机性效应的发生率降低到可以接受的水平。为了达到

这一目的,无论是平时还是战时,核条件下都应遵循以下辐射防护三原则:

(1)辐射实践的正当化原则。在进行涉及辐射的任何实践活动之前,必须先权衡其利弊得失,只有当这一实践活动对人群和环境可能产生的危害比起个人和社会从中获得利益很小时,才能认为具有值得进行正当理由;反之不应该采取这种实践。

(2)辐射防护的最优化原则。最优化原则也称可合理达到尽可能低的原则,即在考虑到经济和社会因素的条件下,所有辐射照射都应保持在可合理达到尽可能低的水平。但是对于要求过低的辐射,必将提高防护费用,而带来的好处只不过把已经很低的随机性效应的发生率再降低一点,而这样并不能认为是合理的。从最优化原则出发,应该首先把辐射降到一定水平以下,然后在有可能做到的情况下把必须的照射降到尽可能低的水平,一直到为降低单位集体剂量当量所花费的代价抵不上因减少危害所带来的好处为止。

(3)个人剂量的限制。对个人所受的照射利用剂量限值加以限制。在辐射防护三原则运用中,主要研究的是辐射防护的最优化。实践的正当性是由负责全面的当局进行判断的。个人剂量限制已为防护标准和战时参战人员的核辐射控制量中所规定。它们三者是有联系的,实践的正当性是辐射防护最优化研究的前提,个人剂量限值是最优化过程的约束条件。

但是在辐射防护和部队训练的实际工作中,对辐射防护三原则,存在许多误解,其中最常遇到的一种是:把个人剂量限值作为设计和安排任务的出发点,以致在实践中,实际上执行的是尽可能向限值接近的原则;另一常见的误解是把个人剂量限值或控制量作为评价的主要标准。实际辐射防护工作中,评价的主要目标应该是是否实现了辐射防护的最优化,而不是评价是否超过个人剂量限值或控制量。

2)外照射防护的基本方法

对体外放射源或放射性沾染构成的辐射场的防护称之为外照

射防护。通常外照射防护的手段有:缩短受照射时间称为时间防护,加大与源或放射性沾染之间的距离,称为距离防护,采用屏蔽称为屏蔽防护。

（1）时间防护。工作人员在现场所接受的总剂量是剂量率按时间的积分,因此外照射防护的最简要手段之一就是缩短接受照射的时间。为此,工作前要做好充分准备,熟练操作。特别是需要在高剂量率条件下作业时,可先通过模拟操作训练使动作熟练、准确。这样可大大缩短操作时间,从而减少工作人员所受的剂量。

（2）距离防护。由理论计算（第1章式(1-42)）和试验可以知道,在点源窄束的情况下,空间辐射场中某点的剂量率与该点到源的距离平方成反比。因此增大与源的距离,可大大减少操作者接受的剂量。操作质量不大的辐射源可以使用如长柄钳或机械手之类的工具。例如,工具长度从15cm增加到30cm,操作人员手部的剂量当量率降为原来的1/4。

应该强调,由于距离加大,或手柄过长,使得操作不够灵便,可能会延长操作时间,所以距离防护和时间防护必须统筹灵活运用。

（3）屏蔽防护。当放射源活度比较高时,或者对固定的辐射装置,则应采用屏蔽防护。屏蔽防护就是根据辐射通过物质时被减弱的原理,在人与源之间加一足够厚的物质,将辐射减弱到我们所关心的水平,这种防护手段称做屏蔽。

屏蔽有两种,一是对源进行屏蔽（如把源置入某些特制的容器内）,另一是对操作者进行屏蔽（如防护眼镜或乘车工具将其削弱）。屏蔽时,可根据不同的源和操作要求,采用不同的屏蔽结构、材料和方法。

3）内照射防护的基本方法

内照射是放射性核素进入体内所产生的照射。造成内照射的原因,通常是吸入被放射性污染的空气,饮用放射性污染的水,食入被放射性物质污染的食物或者发生事故情况下,放射性物质进入体内。

内照射不同于外照射的显著特点是,即使停止接触放射性物质以后,已经进入体内的放射性核素,仍将产生照射。因此内照射防护的基本原则是采取各种措施,尽可能地隔断放射性物质进入人体内的各种途径,在"可以合理"做到的限度内,使摄入量减少到容许水平以下。

(1) 内照射防护应采取的基本措施。

① 防止放射性物质从呼吸道进入体内。放射性物质从呼吸道吸入,是通常情况下造成内照射的主要途径。因此首先应避免空气受到放射性物质的污染。如对开放性放射性物质采用湿式操作,加强环境通风等。必要时可带呼吸道防护器材,如普通纱布口罩,特殊防护口罩。对于放射性气体和浓度高于国家规定的几个数量级的小粒径气溶胶,则应佩戴隔绝式或活性炭过滤式防护面具。

② 防止放射性物质进入体内。为了避免放射性物质从口进入体内,首先要防止食物、饮水受到放射性污染。对污染的食物、水要进行监测和处理,防止食用超过容许水平的水和食物。

在开放源工作场所内不应进食和吸烟,如工作需要,可在指定的清洁区进行。操作时,严禁用嘴直接接触污染了的工具。佩戴口罩时,尽量不用嘴呼吸,防止放射性物质从手转移到口内。操作时要戴防护手套。

③ 防止放射性物质经体表进入体内。放射性物质污染体表后,有可能经皮肤或伤口进入体内,还可以在体表直接造成 β 射线所引起的皮肤损伤。

为防止体表受到污染,一方面要避免皮肤直接接触放射性物质,另一方面要佩带个人防护器具。常用的器具有普通工作服、附加工作服(套袖、围裙、套裤等)、工作帽、手套和专用鞋。操作完毕后应按规定洗手,洗脸或全身淋浴,并进行手、脸、足等表面污染检查。

④ 建立内照射监测系统。应对工作环境和周围环境中的空气、水源、有代表性的食物进行监测。以便及时发现操作中的问题,改进防护措施。

当监测结果表明,工作人员已经摄入了过量的放射性物质,或被涉及到可能摄入了过量的放射性物质时,应根据监测的结果,估算所涉及的那些核素在体内的积存量和内照射剂量。关于估算内照射剂量所涉及的基本概念,估算方法可参阅有关专门的著作,在此不作具体介绍。

（2）开放型放射性工作中的安全问题。

① 封闭型和开放型概念。放射性工作分为封闭型和开放型两类。放射性核素处于密封状态,不会逸出来造成环境污染的放射性操作称为封闭型放射性操作。凡是放射性核素能向环境扩散,并可能造成环境污染危险的一切操作,皆称为开放型放射性操作。核爆炸地面放射性沾染的监测多半属于后种类型操作。

② 放射性核素毒性分组。不同的放射性核素被摄入体内所表现的危害是不同的。在考虑某一开放性工作场所的操作开放型放射性工作单位和工作场所内部设施时,首先应确定放射性核素用量的下限和上限。为适应设置各级放射性工作场所的实际需要,我国 GB18871—2002 标准中,按放射性核素在空气中的最大容许浓度,把放射性核素分成极毒(如 ^{226}Ra、^{239}Pu、^{241}Am 等)、高毒(如 ^{90}Sr、^{90}Y、^{131}I、天然铀等)、中毒(如 ^{32}P、^{170}Tm 等)、低毒(如 ^{14}C、^{200}Tl 等)四组,按放射性毒性的相对大小,定出各组的毒性组别修正因子如下:极毒组为 10、高毒组为 1、中毒组为 0.1、低毒组为 0.01。

（3）安全操作的基本内容。

① 工作人员在操作放射性物质前,应充分做好准备工作。如拟定周密的工作计划,检查仪器是否正常,通风是否良好,个人防护用品是否齐全以及万一发生事故时的处理办法。

② 对于难度较大的操作,要预先用非放射性物质作"空白实验"(也称冷实验),经反复练习有了把握后,再开始工作。必要时还需经过有关负责人审批。对于危险性操作必需有两人以上在场,不得一人独自操作。

③ 凡开瓶、分装及煮、蒸发等产生的放射性气体、气溶胶的操

作及粉尘操作,必须在通风柜或操作箱内进行。操作放射性物质时,应采取预防污染的措施,如操作放射性液体,必须在铺有吸收纸的瓷盘内操作,并根据射线的性质和辐射强度,使用相应的防护屏和远距离的操作器皿。操作 $3.7 \times 10^7 Bq$ 以上的 β、α 核素时,应佩戴防护眼睛。

④ 凡装有放射性核素的容器,均应贴上有明显标志的标签,并写明放射性核素的名称,体积活度日期,以免和其他试剂相混淆。

⑤ 放射性工作场所应保持清洁。清扫时,为防止放射性尘埃飞扬,应用吸尘器吸灰尘或用湿式拖拭。场所内的设备和操作工具,用后应进行清洗,未经防护监测人员的同意,不能携至非放射性工作场所。

⑥ 经常检查人体和工作的环境污染情况,发现超容许水平污染,应及时进行妥善处理。

⑦ 严格管理制度,防止放射性溶液的泼洒,弄错和丢失。

2. γ点源屏蔽计算

实际上,多数情况下使用的均是宽束 γ 射线。这样在物质层中发生散射的光子,如图 4-1 所示。在宽束的情况下,即使源和

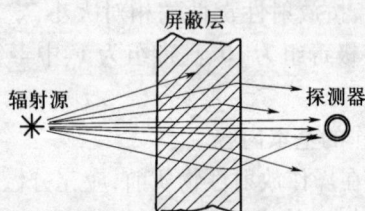

图 4-1 宽束 γ 射线通过物质时的减弱

探测器之间的距离不变,探测器所记录的计数率(或注量、注量率)也将大大增加,因为探测器接收到的光子,即有未经相互作用的光子,也有经散射后的光子。考虑到散射的影响,就应该对窄束规律乘以一个因子 B 进行修正。这时宽束 γ 射线在物质中的减弱规律为

$$N = N_0 B e^{-\mu R} \qquad (4-1)$$

式中:N_0、N 分别为加屏蔽层前后测到的 γ 射线计数率;B 为累积因子,是描述散射光子影响的物理量;μ 为线性减弱系数;R 为屏蔽厚度。

点源的屏蔽计算是非点源屏蔽计算的基础,实际工作中常用的有:公式法、查图法、查表法和半减弱层法等。下面着重介绍后面两种方法。

1) **查表法**

查表法又称减弱倍数法。在计算时,把式(4-1)中的 N 和 N_0 用照射量 X 和 X_0 取代,则式(4-1)变化为

$$X = X_0 B e^{-\mu R} \qquad (4-2)$$

用 K 表示能量为 E_γ 的宽束 γ 射线通过厚度为 R 的屏蔽层后,照射量或吸收剂量的减弱倍数为

$$K = \frac{X_0}{X} = \frac{e^{-\mu R}}{B} \qquad (4-3)$$

式中:K 为减弱倍数;X、X_0 分别为加屏蔽和未加屏蔽时,所考虑的那一点的照射量(或剂量);$-\mu R$ 为平均自由程的个数,所谓平均自由程,就是自由程的平均值,它等于 γ 射线在物质中的注量率(或照射量率)减弱 e 倍时所需介质的厚度,用符号 $\lambda = \dfrac{1}{\mu}$ 表示;B 为累积因子。

附录 3 给出了不同材料(水、铅、混凝土、铁等)的各向同性点源 γ 射线减弱倍数 K。使用时只要知道 γ 射线的能量和求出的 K 值,就可以很方便地查出所需的屏蔽厚度值。

例 4.1 一个 ^{60}Co γ 辐射源,测得距源 1m 处 $\dot{D}_0^*(10) = 10^3$ cGy/h,若将其放入铅容器内,要求外面 1m 处 $\dot{D}^*(10) = 10$cGy/h,所需铅容器的厚度是多少?

为计算简便,取 ^{60}Co γ 辐射源,$\overline{E}_\gamma = 1.25$MeV,减弱倍数

$$K = \frac{\dot{D}_0^*(10)}{\dot{D}^*(10)} = 100$$

查附录 3 表：$\overline{E}_\gamma = 1.25\text{MeV}$，$K = 100$ 倍，铅 $R = 8.63\text{cm} \approx 9\text{cm}$。

2）根据半减弱厚度 $d_{1/2}$ 计算屏蔽厚度（半减弱层法）

当需要迅速估算屏蔽层厚度时，可以利用半减弱厚度计算屏蔽层的大致厚度。所谓半减弱厚度，就是 γ 射线的照射量率、剂量率或注量率等减弱 1/2 所需屏蔽层的厚度，常用符号 $d_{1/2}$ 来表示。

设：有屏蔽时剂量率减弱至 $\dot{D} = \dot{D}_0 e^{-\mu R}$、其减弱倍数 $K = 2^n$，若半减弱层的倍数为 n，

$$n = \frac{\log K}{\log 2}$$

则屏蔽层的厚度 R 为

$$R = n d_{1/2} \tag{4-4}$$

$d_{1/2}$ 值见表 4-6。利用上面的关系式，我们很快就能估算所需的屏蔽层厚。

表 4-6　γ 射线的半减弱厚度值/cm

γ 射线能量 /MeV	吸 收 物 质			
	水	水 泥	钢	铅
0.5	7.4	3.7	1.1	0.4
0.6	8.0	3.9	1.2	0.49
0.7	8.6	4.2	1.3	0.59
0.8	9.2	4.5	1.4	0.70
0.9	9.7	4.7	1.4	0.80
1.0	10.3	5.0	1.5	0.90
1.1	10.6	5.2	1.6	0.97
1.2	11.0	5.5	1.6	1.03
1.3	11.5	5.7	1.7	1.1
1.4	11.9	6.0	1.8	1.2

γ射线能量 /MeV	吸 收 物 质			
	水	水 泥	钢	铅
1.5	12.3	6.3	1.9	1.2
1.6	12.6	6.6	2.0	1.3
1.7	13.0	6.9	2.0	1.3
1.8	13.4	7.2	2.1	1.4
1.9	13.9	7.4	2.2	1.4
2.0	14.2	7.6	2.3	1.5
2.2	14.9	7.9	2.4	1.5
2.4	15.7	8.2	2.5	1.6
2.6	16.4	8.5	2.6	1.6
2.8	17.0	8.8	2.8	1.6
3.0	17.8	9.1	2.9	1.6

例 4.2 将 ^{60}Co 放射源所产生的剂量减弱 2000 倍,求所需铅防护层厚度是多少?

解:$K = 2 \times 10^3$,从表 4 - 6 中查出,^{60}Co 在铅中的 $d_{1/2} =$ 1.1cm,则 $n = \dfrac{\log 2 \times 10^3}{\log 2} = 11$

所以 $R = n \times d_{1/2} = 11 \times 1.1 = 12.1 (\text{cm})$

由式(4 - 3)可以看出,半减弱厚度值是随吸收层厚度增加而变化的。对于单能辐射来说,$d_{1/2}$ 是随着屏蔽层厚度增加而减小的;而对复杂的谱来说,半吸收层是随着屏蔽层厚的增加而增加的,然后在厚度很大时,又随着屏蔽层的厚度增加而减小,因此 $d_{1/2}$ 并非是一个常数,但在计算中,我们可以把它当作常数。所以,采用半减弱层法求屏蔽层厚度只是一种简单的方法。

在 γ 射线的屏蔽防护中还应注意 γ 射线和早期核辐射的散射和缝隙泄漏。否则,在局部地方,例如,屏蔽物的沟、槽出口处,裂缝或孔道的地方及利用阴影屏蔽的区域,可能会出现过高的辐射水平。

3. β射线的屏蔽计算

β射线比α射线具有更大的穿透能力,仅次于γ射线。核裂"碎片"绝大部分放出β射线。核爆炸放射性落下灰均匀地面沾染的辐射场,β辐射对人体表面的外照射剂量值要比γ辐射的全身外照射剂量大得多(对于立姿人员,β约为γ剂量的几倍到十几倍)。β射线的外照射防护比较简单,然而却不能忽视。它容易被组织表层吸收,引起组织表皮的辐射损伤。前面所讨论外照射防护的一般方法同样适用于β射线的防护。对β射线屏蔽时,应该注意轫致辐射的防护。轫致辐射的强度与β射线的能量,屏蔽材料的有效原子序数有关。所以β辐射源应考虑两层屏蔽,第一层用低原子序数的材料屏蔽β射线,第二层用高原子序数的材料屏蔽轫致辐射。

应该指出,β射线屏蔽厚度的计算方法不仅适用于屏蔽防护厚度的计算,而且也适用于带电粒子平衡厚度的计算。在研究和辐射剂量探测的有关问题中,常会用到这些计算方法。

1) β射线的屏蔽厚度计算

β射线所需的屏蔽厚度,一般应等于β射线在物质中的最大射程。最大射程的计算方法很多,通常使用的有:经验公式法和查图法。下面使用经验公式法计算β射线最大射程。

当 $0.8\text{MeV} < E_{\beta_{max}} < 3\text{MeV}$ 时,有

$$R_{max} = 0.542E_{\beta_{max}} - 0.133 \tag{4-5}$$

当 $0.15\text{MeV} < E_{\beta_{max}} < 0.8\text{MeV}$ 时,有

$$R_{max} = 0.407E_{\beta_{max}}^{1.38} \tag{4-6}$$

当 $E_{\beta_{max}} < 0.15\text{MeV}$ 时,30cm厚的空气就可以把β粒子吸收,故不需要屏蔽。

式中:$E_{\beta_{max}}$ 为β粒子最大能量(MeV);$R_{\beta_{max}}$ 为β粒子最大射程(g/cm^2)。β粒子在铝、组织或水、空气等物质中的最大射程和能量见表4-7。

表 4 – 7 β 粒子的最大射程 $R_{\beta_{max}}$

β 粒子的最大能量 $E_{\beta_{max}}$/MeV	铝/mm	组织或水/mm	空气/cm
0.02	0.0026	0.008	0.52
0.04	0.0096	0.030	1.94
0.06	0.0200	0.063	4.03
0.08	0.0344	0.109	6.93
0.10	0.0500	0.158	10.1
0.20	0.155	0.491	31.3
0.30	0.218	0.889	56.7
0.40	0.426	1.35	85.7
0.50	0.593	1.87	119
0.60	0.778	2.46	157
0.70	0.926	2.92	186
0.80	1.15	3.63	231
0.90	1.30	4.10	261
1.00	1.52	4.80	306
1.25	2.02	6.32	406
1.50	2.47	7.80	494
1.75	3.01	9.50	610
2.00	3.51	11.1	710
2.50	4.52	14.3	910
3.00	5.50	17.4	1100
3.50	6.48	20.4	1300
4.00	7.46	23.6	1500
4.50	8.44	26.7	1700
5.00	9.42	29.8	1900
6.00	11.4	36.0	2300
7.00	13.3	42.2	2700
8.00	15.3	48.4	3100
9.00	17.3	54.6	3500
10.0	19.2	60.8	3900

在其他屏蔽材料,则根据射程比例定律用下式计算

$$(R_{\beta_{max}})_a = \frac{(Z/M_A)_b}{(Z/M_A)_a}\left(\frac{\rho_b}{\rho_a}\right)(R_{\beta_{max}})_b \qquad (4-7)$$

式中:$(Z/M_A)_a$、$(Z/M_A)_a$ 分别表示材料 a、b 的原子序数与其原子量之比;ρ_a、ρ_b 分别表示材料 a、b 的密度(g/cm³);$(R_{\beta_{maxx}})_a$、$(R_{\beta_{max}})_b$ 分别表示 β 射线在材料 a、b 中的射程(cm)。一些常用防护材料的密度列于表4-8中。当材料$(Z/M_A)_a \approx 1/2$ 时,则式(4-7)可简化写作

$$(R_{\beta_{max}})_a \approx \frac{(R_{\beta_{max}})_b\rho_b}{(\rho_a)} \qquad (4-8)$$

式中各量符号意义和使用单位同式(4-7)。

表4-8 常用防护材料的密度

防 护 材 料	密度/(g/cm³)	防 护 材 料	密度/(g/cm³)
铝	2.7	有机玻璃	1.18
纸	0.7~1.1	橡皮	0.91~0.93
空气	0.001293	硅	2.3
塑料	1.4	铜	8.9
铁(钢)	7.1~7.9	铅	11.34
皮肤	0.84~1	玻璃	2.4~2.6

2) 化(混)合物材料有效原子序数和原子量的计算

如果选用的材料是化合物或混合物时,则式(4-7)中的原子序数和原子量应采用该材料的有效原子序数和有效原子量进行计算。若已知材料组成,可以用下式计算:材料的有效原子序数 Z_{eff} 和原子量 M_{Aeff} 分别为

$$Z_{eff} = \frac{\sum_{i=1}^{m} a_i Z_{i2}}{\sum_{i=1}^{m} a_i Z_i} \qquad (4-9)$$

式中:Z_i 为材料中的第 i 种元素的的原子序数;a_i 为单位体及材料中,第 i 种元素的原子序数占总原子数的份额。

$$\sqrt{M_{Aeff}} = \frac{\displaystyle\sum_{i=1}^{m} a_i M_{Ai}}{\displaystyle\sum_{i=1}^{m} a_i \sqrt{M_{Ai}}} \qquad (4-10)$$

式中:M_{Ai}为材料中第i种元素的原子量。表4-9列出了一些物质的有效原子序数。

表4-9　一些物质的有效原子序数

材　料	有效原子序数 Z_{eff}	材　料	有效原子序数 Z_{eff}
空气	7.36	氩	18.0
水	6.60	普通玻璃	10.6
肌肉	6.25	铝	13.0
有机玻璃	6.3	铜	29.0
聚氯乙烯塑料	11.37	铁	26.0
聚苯乙烯塑料	5.29	混凝土	14.0

4. 中子屏蔽防护的基本原理

1) 中子屏蔽的基本原理

中子为不带电的粒子,它只能与物质的原子核发生相互作用。作用可分为两大类,即散射和吸收。散射使中子损失部分能量,中子并不消失,散射过程使中子能量不断降低,因此,中子的散射又称为中子的慢化,通常采用含氢物质作慢化剂;吸收作用使中子不复存在,中子被吸收的主要反应是辐射俘获反应,即(n,γ)反应。散射和吸收都使原子核发生某种变化,有时伴随着有次级带电粒子或γ射线的发射。因此,中子的屏蔽一般较为复杂,除考虑快中子的减弱过程和吸收过程外,还应考虑γ射线的屏蔽。

屏蔽材料的选择与屏蔽的方式有关。对固定式屏蔽可利用泥土、沙石作屏蔽材料,如同位素中子源可以直接安装在地下,既安全又经济。除固定式外,通常可用水、饱和硼酸水溶液,含1.2%

硼的石蜡,掺有 B、C 的丁苯橡胶、聚乙烯,含氢量约 1% 的混凝土等。具有强 γ 本底的中子源(如镭—铍源)则应采用两层屏蔽,内层用铅吸收 γ 射线,外层用石蜡等屏蔽中子,最外层用一定厚度钢板制成的外壳。

2)快中子的屏蔽

中子在屏蔽层中产生的中子几乎都是快中子,在穿过屏蔽层时,主要通过弹性散射和非弹性散射损失能量,不断被慢化。大部分中子在慢化至热中子时,主要由于辐射俘获反应被屏蔽介质吸收、放出 γ 射线。对于较厚的屏蔽层来说,这样产生的次级 γ 辐射剂量可能会大于中子剂量。

4.4 核爆炸早期核辐射与放射性沾染的防护

1. 早期核辐射的防护

利用各种物质,达到一定厚度进行屏蔽,能够有效地削弱早期核辐射。例如,利用各种物质,达到一定厚度进行屏蔽,能够有效地削弱,如 2.5m ± 0.3m 混凝土工事,可把早期核辐射减弱约 10^6 倍。人员发现闪光后,迅速利用地形地物隐蔽,能够减轻伤害。防护早期核辐射应注意散射早期核辐射的照射。在并不要求较仔细的计算,只是大致估计屏蔽厚度时,可以用半减弱厚度(又称半价层)或 10 倍减弱层计算防护层厚度。某种材料将剂量率减弱 1/2 或 1/10 所需的厚度称为材料的半减弱层或 10 倍减弱层。早期核辐射 γ 射线和中子流削弱到一定程度所需的物质层厚度见表 4 - 10 和表 4 - 11。国外,对中子和 γ 射线的屏蔽效果有用削弱系数的倒数剂量转换系数来描述的,见表 4 - 12。

表 4 - 10 某些物质对早期核辐射的半减弱层/cm

射线种类	土壤	混凝土	木材	水	铁
γ	14.0	10.0	30.0	20.0	3.20
中子	13.8	10.3	11.7	5.5	4.70

表4-11　早期核辐射γ射线和中子流被削弱到
一定程度所需的物质层厚度/cm

削弱程度	土壤		混凝土		木材		水		铁	
	γ	中子	γ	中子	γ	中子	γ	中子	γ	中子
剩下 1/10	50	45	35	35	90	40	70	20	10	15
剩下 1/100	100	90	70	70	180	80	140	40	20	30
剩下 1/1000	150	140	105	100	270	120	210	60	30	45

表4-12　各种建筑物的剂量转换系数

建　筑　物	早期γ射线	早期中子	沉降物γ射线
地下 1m	0.002~0.004	0.002~0.01	0.0002
木材结构房屋	0.8~1.0	0.3~0.8	0.3~0.6
地下室	0.1~0.6	0.1~0.8	0.05~0.1
多层建筑 （公寓式房屋） 　楼上 　楼下	 0.8~0.9 0.3~0.6	 0.9~1.0 0.3~0.8	 0.01 0.1
混凝土碉堡 掩蔽部 　20cm 墙 　30cm 墙 　60cm 墙	 0.1~0.2 0.05~0.1 0.007~0.02	 0.3~0.5 0.2~0.4 0.1~0.2	 0.007~0.09 0.001~0.03 0.0001~0.002
掩蔽部上 面覆盖为 　60cm 土 　90cm 土	 0.03~0.07 0.007~0.02	 0.02~0.08 0.01~0.05	 0.004~0.02 0.001~0.005

2. 放射性沾染的防护

地面核爆炸时,无防护的人员可能会受到落下灰中 α、β 和 γ 射线的复合照射:放射性微粒的 γ 射线直接照射人体引起的 γ 外照,吸入沾染空气、误食被沾染的食物,以及饮用沾染的水 α、β 粒子会引起内照射;放射性微粒与暴露人体皮肤接触直接引起 β 烧伤。当皮肤表面活度达 $5 \times 10^6 Bq/cm^2$（GJB 2798—96 控制量为 $1 \times 10^4 Bq/cm^2$），持续照射 1d，就会引起皮肤烧伤。在严重沾染区内放射损伤以外照射为主。

1）γ 射线放射性沾染外照射的防护

人员受到外照射时，吸收剂量的大小，主要取决于所在地区的剂量率和照射时间。因此只要降低剂量率或缩短照射时间，就能减少人员的吸收剂量。主要措施有：

（1）辐射侦察。用辐射仪查明沾染区范围及剂量率的分布。

（2）控制照射剂量。利用个人剂量仪对作业人员进行剂量监督。

（3）避开高剂量率地区。

（4）减少受照时间。通过沾染区要快,尽可能乘车通过。

（5）用屏蔽物削弱 γ 射线,各种掩蔽部、工事,车辆对 γ 射线都有一定的消弱作用。

（6）铲去地面表层土壤。

各种车辆对放射性沾染的 γ 射线防护效果见表 4 – 13。

表 4 – 13　各种车辆对地面沾染 γ 射线的削弱系数 K

车型	中型坦克	特一中型坦克	轻型坦克	水陆坦克	履带装甲输送车	卡车	吉普车	摩托车
地爆	20	15	10	5	4	2	1.5	1.5
空爆区	6	5	4	3	2	1.5	1.5	1.5

体表沾染的防护。发现落下灰沉时,应迅速带个人防护器材;若条件允许应进入掩蔽部或建筑物内;也可取就便器材,如戴上口罩、披上雨衣(或大衣)、扎紧袖口和裤脚、脖子围上毛巾等;在沾染区内无特殊情况不要坐卧,不接触受染物体。

通过沾染区的车辆,器材和人员要进行沾染检查和洗消。湿毛巾擦拭消除率可达 90%;肥皂或洗涤剂可清洗全身,消除率达 95% 以上;对服装、器材可采用拍打,抖拂、擦拭、水洗(或射流冲洗），吸尘消除等方法。

2）内照射防护

防止食入放射性灰尘,在沾染区禁食、禁饮、禁吸烟;防止放射性灰尘进入伤口;对食物、饮水应用专门仪器进行放射性测量,根据其沾染质量活度确定食入量和时间(GJB 2798—96 规定,进入体内总活度 $\leqslant 1 \times 10^7 Bq$),对空气沾染体积活度进行监测,确定停留时间或是否采取防护措施(GJB 2798—96 规定:吸入起始体积活度 $\leqslant 4 \times 10^2 Bq/L$)。

第5章 气体探测器

通常核辐射监测仪或放射性测量装置主要是由核辐射探测器和电子学线路或仪器组成。核辐射探测器又简称探测器,是指在射线作用下能产生次级效应的器件,而且这种次级效应能被电子学线路所记录或被电子仪器所检测。多数探测器是根据射线使物质的原子或分子电离或激发的原理制成的。它们可以把射线的能量转变为电流、电压的信号以供电子学线路或仪器记录。因此,探测器是一种能量转换器件,是测量仪器或装置的主要组成部分。

根据射线在探测器内产生的效应和探测器的介质,可以把探测器分为不同的类型。在核辐射监测中,常用的探测器有三类:气体电离探测器、闪烁探测器和半导体探测器。此外还有其他类型探测器,如热释光探测器,次级电子发射探测器等。

5.1 气体探测器的理论

1. 气体中的电离现象

当像 α、β 射线这样一些高速带电粒子穿过气体时,与气体分子的核外电子不断发生库仑作用(吸引或排斥)逐次损失能量。库仑作用的结果,导致气体分子的电离和激发,并在通过的路径上生成大量的离子对(一个自由电子和一个正离子合称为一个离子对)。常把入射粒子和气体分子直接作用产生的电离称为初电离,由次级电子和气体分子作用产生的电离称次电离,它们的总和称为总电离。入射粒子在气体中产生的总电离离子对数 N 与它在气体中损失的能量有关。试验结果表明,在相当大的能量范围内,二者成正比,即

$$N = E/W \qquad (5-1)$$

式中:E 为入射粒子在气体中损失的能量;W 为电离能,即入射粒子在气体中产生一个离子对所消耗的平均能量(单位:eV/离子对)。表 5-1 列出了几种入射粒子(α、β、X 和 γ)在常用气体中的电离能和最低电离电位。

表 5-1   常用气体中的电离能 W 和最低电离电位 I

气 体	$W(\alpha)$	$W(\beta,\gamma,X)$	最低电离电位 I_0/eV
He	46.0 ± 0.5	41.5 ± 0.4	24.5
Ne	35.7 ± 2.6	36.2 ± 0.4	21.6
Ar	26.3 ± 2.5	26.2 ± 0.2	15.8
Kr	24.0 ± 2.5	24.3 ± 0.4	14.0
H_2	36.2 ± 0.2	36.6 ± 0.3	15.6
N_2	36.39 ± 0.04	34.6 ± 0.3	15.5
CH_4	29.1 ± 0.1	27.3 ± 0.3	14.5
空气	34.98 ± 0.05	33.85 ± 0.15	

从表中可以看出:几种入射粒子在常用气体中的电离能比较接近,约为 30eV;电离能比相应的电离电位大得多。这是由于入射粒子产生一个离子对所消耗的能量,除用于气体分子的电离外,还有些能量消耗于像激发一类的非电离过程。Platzman 给出了如下的能量平衡方程:

$$E = N_i \bar{E}_i + N_{ex}\bar{E}_{ex} + N_i \bar{E}_{se} \qquad (5-2)$$

式中:E 为带电粒子损失的总能量;N_i 为产生的离子对数;$\bar{E}_i$ 为被电离原子的平均能量;N_{ex} 为产生的激发原子数;$\bar{E}_{ex}$ 为激发原子的平均能量;$\bar{E}_{se}$ 为亚激发电子的平均能量(通过在原子气体中的弹性碰撞及通过分子气体的转动和振动方式,亚激发电子的能量退降为热)。

亚激发电子是不能产生激发原子的低能电子。由电荷守恒原理,亚激发电子的数目与离子的数目必须相等。将式(5-2)代入式(5-1)就可以得 W 的表达式:

$$W = E/N_i = \bar{E}_i + (N_{ex}/N_i)\bar{E}_{ex} + \bar{E}_{se} \qquad (5-3)$$

由氦的理论原子物理学,Platzman 推导上式右边各量之值结果可以看出,约有 3/5 的能量消耗于电离、1/5 的能量消耗于激发、同样 1/5 的能量浪费在亚激发电子上(因为亚激发电子的能量退降为热,不会产生激发或电离)。

应当指出 W 和 N_i 都是统计平均值。因为入射粒子在经过的路程上所引起的电离过程是随机性的,所以每次电离碰撞损失的能量不可能完全相同。同一种粒子在气体中损失的能量即使相同,所产生的离子对数也不完全相等,存在着一定的统计涨落。涨落的大小由方差 σ^2 表示,即

$$\sigma^2 = F \cdot \frac{E}{W} \qquad (5-4)$$

式中:常数 F 称为法诺因子,其数值介于 $1/2 \sim 1/3$ 之间。按照泊松分布,N 的标准偏差为 $\sqrt{N}$,实际观察的 $\sigma \cdot N < \sqrt{N}$,为了定量描述这种偏差,所以引入法诺因子。其定义为

$$F = \frac{观测的 N 的方差 \sigma_N}{泊松统计学预测的方差 \sqrt{N}} \qquad (5-5)$$

2. 电子和离子在气体中的运动

气体分子被电离以后,电离的电子和正离子将与热运动的分子碰撞而作杂乱运动,并不断地改变自己的运动方向。杂乱运动的结果可能发生三种情况:电子和正离子从高密度处向低密度处扩散;电子被中性分子俘获,形成负离子;离子的复合,形成中性分子。此外,在有外加电场的情况下,电子(或负离子)与正离子将被电场拉开而沿电场方向漂移。

电子和正离子的杂乱运动没有方向性,因此不会产生电流。只有电子和离子在电场中的漂移以及电子和离子的扩散才具有一定的方向性,对电流才有贡献。电子被俘获以及正、负离子复合过程都不会引起有效的电流。

1) 电子和离子的扩散

电子和离子因空间密度不均匀而由密度高的空间向密度低的

空间扩散。单位时间内通过空间某一点单位面积的粒子流(电子或离子)净数为

$$\frac{\mathrm{d}n}{\mathrm{d}t} = -D \nabla n \qquad (5-6)$$

式中:D 称为扩散常数,与气体性质、温度和压强有关,电子的扩散常数大于粒子;负号表示粒子流方向与密度梯度方向相反;∇n 为粒子密度梯度。

2) 负离子的形成

自由电子在运动过程中与气体分子碰撞时,有可能被气体分子捕获而形成负离子,不同的气体分子捕获电子的几率 P 相差很大。有些气体捕获几率 P 特别大,例如,卤素、氧和水蒸气 P 可达 $10^{-4} \sim 10^{-3}$,常称为负电性气体;而 N_2、CH_4、H_2 等气体捕获几率 P 却小于 10^{-6}。在电子与气体分子形成负离子后,其运动速度大大减慢,从而增加了离子的复合损失,这将对探测器的性能产生不利的影响。

为了尽量减少电子被气体分子的俘获,气体探测器应使用 P 较小的气体,例如,N_2、H_2 以及惰性气体等。

3) 离子的复合

电子和正离子碰撞或负离子和正离子碰撞时,可能复合成一个中性原子或中性分子。单位时间单位体积中,电子与正离子或负离子与正离子的复合称为电子或离子复合率。显然,电子或离子的复合率与所在处的电子(或负离子)密度 n^- 和离子密度 n^+ 成正比,复合率为

$$\frac{\mathrm{d}n^+}{\mathrm{d}t} = \frac{\mathrm{d}n^-}{\mathrm{d}t} = -\alpha n^+ n^- \qquad (5-7)$$

式中:$\mathrm{d}n^-/\mathrm{d}t$ 为电子与正离子复合率;$\mathrm{d}n^+/\mathrm{d}t$ 为负离子与正离子的复合率;α 称为复合系数,其大小决定于气体的性质、压强和温度,并且与正、负离子的相对速度有关。如上所述,电子被中性分子俘获而形成负离子后,它的漂移速度要比电子的漂移速度小几个数量级,这样就增大了负电荷在小范围内的存在时间,从而增大

了与正离子复合的机会。这个事实体现为离子的复合系数比电子的复合系数大几个数量级。例如,在空气中,当存在负离子电荷时,复合系数约为 $2 \times 10^{-6} \mathrm{cm^3/s}$,而与电子复合时,复合系数约为 $10^{-10} \mathrm{cm^3/s}$。应该指出,式(5-7)只有在单位体积内,且离子密度均匀分布的条件下才是正确的。假如在某处小区域内离子密度特别大,则该小区域的复合率也要大得多。

3. 外加电场下电子和离子的运动

1) 漂移运动

当存在电场 E 时,电子和离子受到一定方向电场力的作用。这样,由于电场的作用,电子、离子除了杂乱运动以外,又附加上与电场方向相同或相反的定向运动。这一运动在微观上看是不断地加速、减速(即每两次碰撞间加速,而在碰撞时减速),在宏观上看到则可认为是具有一定平均速度的运动。由于电场作用,电子、离子所表现出的这一定向运动称做"漂移",它们的宏观平均速度称做"漂移速度"。

试验证明,在一定的电场强度下,一定气体中的电子、离子的漂移速度是一定的。试验还发现,在一定范围内($E/P \leqslant 3 \times 10^{-3}$ $\mathrm{V \cdot cm^{-1} \cdot atm^{-1}}$)(1 标准大气压(atm) = 133.322Pa),稳定状态下的正离子和负离子的漂移速度与电场强度 E 成正比,与气压 P 成反比,即

$$v_\mathrm{p} = \mu_\mathrm{p} \frac{E}{P}, \quad v_\mathrm{n} = \mu_\mathrm{n} \frac{E}{P} \qquad (5-8)$$

式中:$v_\mathrm{p} v_\mathrm{n}$ 分别表示正、负离子的漂移速度;μ_p 和 μ_n 常数分别称为电子离子的迁移率,其大小与气体性质有关;E/P 又称为约化场强。

试验发现,电子的漂移速度与电场强度不成比例关系,而是一个比较复杂的函数,即

$$v_\mathrm{n} = f(E/P) \qquad (5-9)$$

式中:f 代表一定的函数关系,函数的形式随着气体的类型变化非常显著。在一般气体探测器的条件下,电子漂移速度为 $10^5 \mathrm{cm/s} \sim$

$10^8\,cm/s$,而正离子的漂移速度为$10^2\,cm/s \sim 10^3\,cm/s$,比离子$f$杂乱运动的速度$v$小得多。

2)电离电流随外加电场的变化

从上述的电子、离子运动规律可以看到,由于气体分子热运动的影响,电子和正离子的杂乱运动没有方向性,因此不会产生电流。从总的趋势看,有两种因素导致电子、离子做定向运动,即漂移和扩散,这两种规则的运动对电流才有贡献。电子被俘获以及正、负离子复合过程都不会引起有效的电流。

为了对核辐射进行探测,应将入射粒子产生的离子对有效地收集起来。为此,气体电离探测器必须加有电场,使气体中产生的电子和正离子沿电场方向做漂移运动,形成可被测量的电离电流。图5-1为圆柱形气体探测器示意图。它是一个具有正、负两个电极的密封圆筒。筒内充有工作气体,两极间加以直流高压。在带电粒子入射后,产生的离子对在电场作用下分别向两极做漂移运动,并被电极收集,同时在探测器输出电路中形成电离电流。如图5-2中的曲线反映了电离电流与外加电压的关系,图中的两条曲线分别代表α、β射线形成的曲线。曲线划分为五个特征区域来描述电子、离子在外加电场中运动的规律,从而表现电离电流随电压变化的宏观现象,下面分别加以讨论。

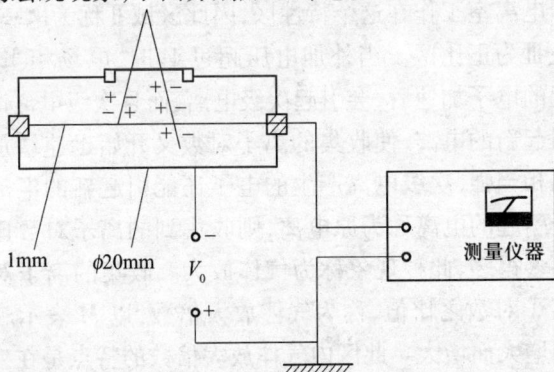

图5-1 圆柱形气体探测器示意图

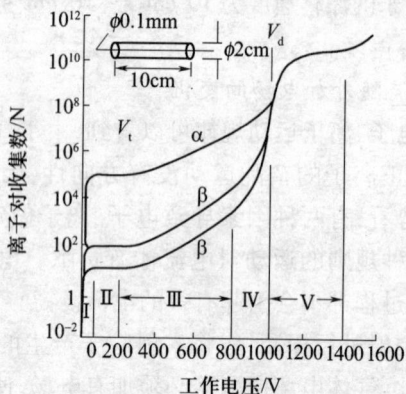

图 5-2　电离电流与外加电压的关系

　　区域 I 为复合区。在此区内,收集的离子对数随外加电压的增加而增大。因为此时电场很弱,离子的相对速度较小而容易被复合,所以只有部分离子对被电极收集。随着外加电压的增加,复合机会减少,曲线呈上升趋势。

　　区域 II 为电离室区。当外加电压超过 V_1 时,电场较强,复合损失可忽略不计,入射粒子产生的离子对几乎全部被电极收集。因此继续升高电压,收集的粒子对数几乎不再增加,即形成一个坪区。电子电离室工作在这个特性区,因此区域 II 称为电离室区。

　　区域 III 为正比区。当外加电压超过 V_2 时,电场相当强,入射粒子引起的电子加速后,会引起次级电离,而且次级电离产生的电子还能引起新的电离,使收集的离子对数又开始迅速增加。这时由于电场相当强,次级电离产生的电子还能引起新的电离。若把入射粒子引起的电离称为原电离,则收集到的离子对数比原电离产生的要多得多,此种现象称为气体放大。收集的离子对数与原电离的离子对数之比值,称为气体放大倍数,以 M 表示。M 随外加电压的增大而增大。此区内气体放大倍数的特点是在外加电压固定时,它是一个常数,即收集的离子对数与原电离的离子对数成正比。因此,区域 III 称为正比区。工作此区的气体电离探测器称

102

为正比计数管。

区域Ⅳ为有限正比区。当电场增加至一定强度时,产生的离子对数增加过多,而正离子的漂移速度较电子的漂移速度慢近3个量级,因此在电子漂移过程中大量的正离子滞留在原处,形成空间电荷。这种空间电荷使电场削弱,从而限制了电子的继续增殖,这一现象称为空间电荷效应。在图 5 - 2 中,当外加电压超过 V_3 时,空间电荷效应逐渐显著,对应于一定电压的 M 值不再是常数。对于原电离大的 α 粒子,M 值较小,原电离小的 β 粒子,M 值较大。随着电压的增加,空间电荷效应更加严重,图上区Ⅳ两条曲线逐渐接近。由于空间电荷效应对气体放大已经有所限制,气体放大倍数增加缓慢,因此区域Ⅳ称为有限正比区。

区域Ⅴ为 G - M 区。当电压超过 V_4 时,由于电场很强,气体放大倍数可高达 10^8,同时,空间电荷效应的影响更加严重。此区的特点是:只要原电离产生一个离子对,通过气体放大,就能产生数目极大的离子对。在电极上收集的离子对数与原电离无关,图 5 - 2 的 α、β 两条曲线完全重合在一起。显然,输出信号很大,有利于核辐射的探测。工作在此区内的气体电离探测器称做 G - M 计数管。

当外加电压超过 V_5 时,探测器已进入连续放电区,不能用于核辐射的探测。由上述讨论可知,电离室、正比计数管和 G - M 计数管虽然都是利用气体的电离效应探测核辐射,但它们的工作条件差别很大,各自具有不同的特性和适用范围。

5.2　电　离　室

1. 电离室的一般结构

电离室是最简单的气体电离探测器,它要求的电场强度不高,可以做成各种形状,并且对所充气体的要求不高,以及充气压力的范围也可以很宽,甚至可直接用大气压下的空气。但是,电离室没有气体放大作用,其输出的电离电流很弱,因此在结构上要特别考虑弱电流测量的要求。

常用的电离室结构有两种:平行板形和圆柱形,其示意图如图 5 - 3 所示。图中 K 称为高压电极,直接连接高压;C 称为收集电极,通过负载电阻 R_L 接地。两个电极之间加有高压,并以绝缘体隔开。绝缘体的性能对于弱电流测量的影响很大,因此必须选用绝缘性能良好的材料,如琥珀、聚苯乙烯、聚四氟乙烯等,而且要求它们的表面光滑、清洁和干燥,以免吸附水汽和杂质而漏电。为了减少高压电极至收集电极的漏电流,常在它们之间加一个金属的保护环 P,其电位与收集电极的相同。保护环的作用有两个:一是使漏电电流由高压电极经保护环至地,不再通过收集电极;另一个作用是使收集电极边缘的电场保持均匀,保证电离室有确定的灵敏体积。探测器的灵敏体积是指射线在该体积内能产生电离效应(或其他次级效应)。为了屏蔽外界电磁、温度和气流等因素的影响,电极通常封装在金属外壳内。应该指出,保护环只有对平行板电离室才能使收集电极边缘保持均匀。对于圆柱形电离室,保护环并不能起上述作用,反而可能产生边缘效应(亦即引起电场畸变)。

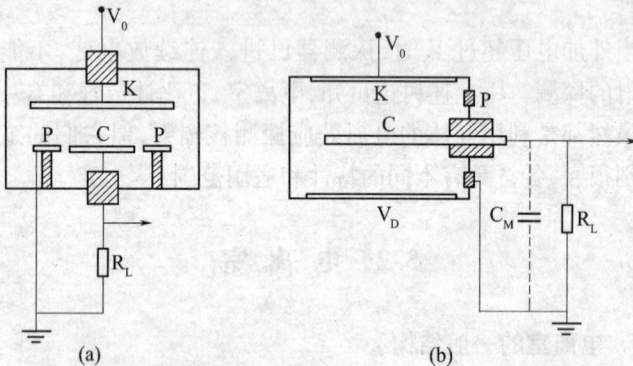

图 5 - 3 电离室结构形式示意图

(a)平行板形;(b)圆柱形。

K—高压电极;A—收集电极;P—保护环。

104

为了说明保护环分路漏电流的作用，我们举一个平行板电离室的等效电路，如图 5 - 4 所示，图中 R_1 是收集极与地之间的外加高电阻（即弱电流测量仪器中的高电阻），R_2' 和 R_2 各为高压电极与保护环、高压电极与收集极之间的绝缘体的电阻。

从图 5 - 4 中可以看到，在没有保护环的情况下，流过 R_1 的总电流 $I = I_i + I_漏$，I_i 是电离电流，$I_漏$ 为流过 R_2 和 R_1 的漏电电流。如果有保护环，则漏电电流将经过 R_2' 流到接地端。因为 $R_2 + R_1$ 比 R_2' 大得多（$R_2 \gg R_2'$），这样就可以把漏电电流分流掉大部分。同时，由于收集极和保护环之间的电位基本上相等（通常保护环接地），因此它们之间产生的漏电流可以完全忽略。

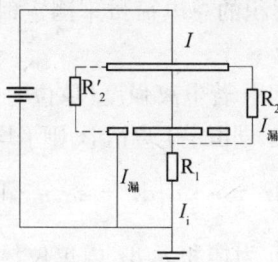

图 5 - 4　平行板形电离室保护环分流漏电流示意图

按照工作方式，电离室可以分为两类：一类是脉冲电离室，它是用来测量单个粒子的电离效应，即测量单个粒子引起的电流脉冲或电压脉冲；另一类是电流电离室（包括累计电离室），它们测量的是大量入射粒子的平均电离效应。例如，电流电离室测量的是单位时间内入射粒子所产生的平均电离电流，累计电离室是测量相当长时间内，大量入射粒子所累积的电荷。

电离室的大小和形状、室壁和电极材料以及所充的气体成分、压强，都要根据所测辐射的性质、实验的要求来确定。例如，测量 α 粒子能量的电离室，需要足够大的容积和气压，以便 α 粒子的径迹都落在灵敏体积内。对 γ 射线强度进行相对测量时，为了提高灵敏度，室壁材料亦用高原子序数的金属，其厚度略大于室壁中次级电子的射程；进行绝对 γ 剂量测量时，需用与空气或生物组织等

105

效的材料作电极和室壁。

电流电离室和累计电离室的工作气体可以是氮气、空气或惰性气体。脉冲电离室的工作气体大多数是惰性气体和少量多原子分子气体混合气体,如 90% Ar + 10% CH_4 等气体。对于测量中子能量的电离室,视中子的能量情况,分别充 BF_3、CH_4、H_2 和 ^3He 等气体,或在电极上覆盖一层浓缩 ^{10}B、^{235}U、^{238}U 等。

2. 电流电离室和累计电离室

1) 平均电离电流和累计电荷

如前所述,脉冲电离室所记录的带电粒子数目不能过大,否则脉冲将重叠,甚至无法分辨。因此在大量入射粒子的情况下,只能由平均电离电流或累积的总电荷量来测定射线的强度,这就是电流电离室和累计电离室。

在大量入射粒子时,若电离强度(单位时间单位体积中的电荷量)不变或变化很缓慢,即恒定电离情形,则平均电离电流 I_c 为

$$I_c = e \int_V n \mathrm{d}\tau = e \cdot n \int_V \mathrm{d}\tau = e \cdot n \cdot V = e \cdot N_0 \quad (5-10)$$

式中:e 为电子电荷;n 为体积元 $\mathrm{d}\tau$ 内单位体积中离子对产生率,如果电离室灵敏体积为 V,电离强度处处均匀,则 n 为常数,则上式对体积 V 积分;N_0 为在灵敏体积内离子对产生率。上式结果说明,若不计扩散和复合,在恒定电离条件下,平均电离电流(即饱和电流)应等于灵敏体积内电荷的产生率。假设在收集电极 C 上感生的电荷不漏掉,那么经过 t 时后,累积的电荷应为

$$Q = eN_0 t \quad (5-11)$$

而收集电极上电位 V_c 的变化为

$$\Delta V = \frac{eN_0 t}{C_0} \quad (5-12)$$

式中:C_0 为 K、C 两电极构成的电容。

以上讨论均忽略了电子和离子由于扩散和复合的损失。由于这些损失,电离电流将低于式(5-10)的结果。损失的大小随 K、C 两电极间的电压 V_0 的增大而减小,因此,当电压 V_0 由零逐渐增

大时,电离电流 I_c 随之增大,而后趋向饱和,如图 5 - 5 所示。这时,扩散和复合的损失相对电离电流来说则可以忽略。

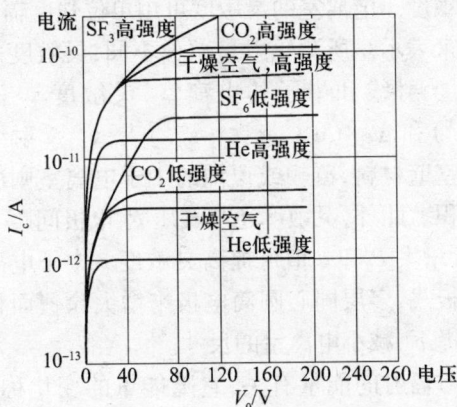

图 5 - 5　几种工作气体的饱和曲线

由图中可以看出,电离室的饱和曲线与所充的气体、电极的几何条件和电离强度有关。在电极间距大、有负电性气体杂质或电离强度大的情况下,扩散和复合的损失要更大些,而饱和曲线上升得会更缓慢些。

2) 电流电离室的工作特性

使用电流电离室时,常要考虑的指标主要有:饱和特性、灵敏度和线性范围。用于剂量测量的电离室还必须考虑它的能量响应特性。

(1) 饱和特性。实际的电流电离室,其饱和区内的电离电流仍随电压升高而略微增大,表现在饱和区内有一定的斜率。一般以电压每百伏变化时,输出电流变化的百分率来量度。造成斜率的主要原因:一是电压升高时,电极边缘的电场增强,使实际的灵敏体积扩大;二是由于负电性气体杂质的存在。消除负离子和正离子的复合需要更强的电场,而饱和区的场强仍不足以消除这类复合,但随电压增高时,复合率可逐渐减小。由此可见,要获得良好的饱和特性就必须纯化气体,或在惰性气体中添加少量多原子气体分子,如 CO_2、N_2、CH_4 等。此外,在结构设计上还应使电极间距尽可能地短,并使场强均匀分布。

(2)灵敏度。电离室的灵敏度可用单位强度辐射辐照下输出的电离电流来表示。所测辐射量单位不同,灵敏度表示量也不相同。如测量 γ 射线和中子的电离室,灵敏度单位分别用 $\mu A/(cGy^{-1} \cdot h^{-1})$ 和 $\mu A/(n \cdot cm^{-2} \cdot s^{-1})$ 表示。γ 射线电离室的灵敏度决定于室壁材料,覆硼或覆铀的中子电离室则决定于涂覆材料和涂覆面积。此外,灵敏度还与气压 P、电极间距 d 等有关。在一定范围内,增大 P 和 d 值可提高灵敏度。中子电离室有时还采用多层平行板式、多层同心圆筒电极来增大涂覆面积。使在保证灵敏度的前提下,减小电离室的尺寸。

灵敏度与辐射的能量有关,它随能量的变化称为能量响应。图 5-6 和图 5-7 分别为 1G1 型 γ 射线电离室和 1G5/H18 型中子电离室的能量响应曲线。因此,电离室的灵敏度指标均指特定能量下的数值。

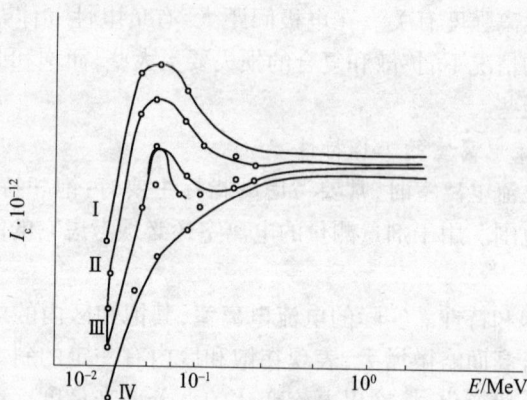

图 5-6 电离室的能量响应

(Ⅰ—气体 Ar,Ⅱ、Ⅲ—气体 Ar + N_2,Ⅳ—气体 N_2)

(3)线性范围。线性范围指电离室输出电流和辐射强度保持线性关系的范围。在确定工作电压下,若辐射强度过大,复合损失将使工作点脱离饱和区,即超出线性范围,如图 5-8(a)就是不同

108

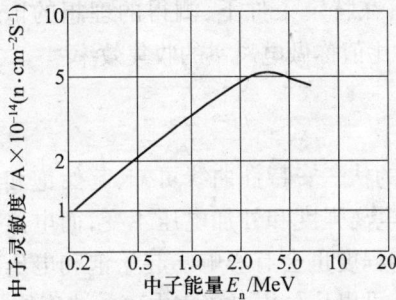

图 5 – 7　中子电离室的能量响应

辐射强度的饱和 I_c – V 曲线,标号 1 ~ 6,相应于顺次增强的辐射。可见当工作电压为 V_a 时,若辐射强度超过曲线 5 所对应的强度,电离室工作点就要偏离饱和区,如图 5 – 8(b)输出电流超过 I_c 偏离了线性关系。若电离室工作电压提高到 V_b,线性范围可扩大到 i_b,但过高的电压会引起极间气体放电等问题。实用上常以额定工作电压下,保持线性关系的最大输出电流来标定电离室的线性范围。

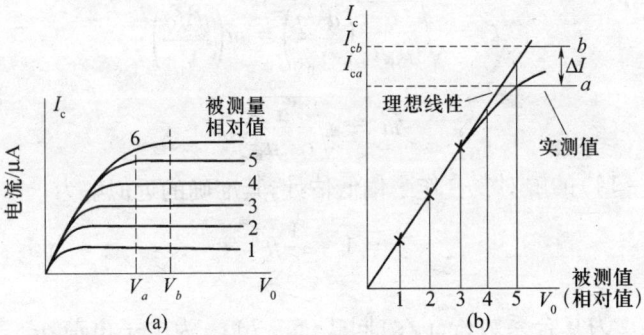

图 5 – 8　电离室的线性范围

（a）饱和特性曲线；（b）非线性偏差：$\dfrac{\Delta I}{I_c} \times 100\%$。

3）饱和条件的选择

为了能将产生的所有离子对都收集起来,电离室必须工作在

109

饱和状态。定义:在特定条件下,测得的理想的饱和电离电流 I_s 与电离电流 I_c 的比值称做电离室的收集效率:

$$f = \frac{I_c}{I_s} \qquad\qquad (5-13)$$

由试验得到的伏—安特性曲线可知,起始饱和电压与电离强度有关;此外,当电离强度和外加电压不变,而电离室两极间的距离改变时,对饱和程度也会有影响。起始饱和电压与电离强度和极间距离的关系,可以从分析电离室内离子浓度的分布入手,从理论上计算由于离子的复合率对于饱和电流的损失,得到它们之间的关系。

(1) 平行板电离室。设在均匀电离情况下,平行板电离室中,任一点的体积电荷强度为 $q(C/(cm^3 \cdot s))$,极间距离为 $d(cm)$,外加电压为 $V_0(V)$;若空间电荷造成的电场和外加电场比较可以忽略,则可以推得

$$f = 1 - \frac{1}{6}f^2\xi^2 \qquad\qquad (5-14)$$

$$\xi = \sqrt{\frac{\alpha}{e\mu_p\mu_n}}\left(\frac{d^2\sqrt{q}}{V_0}\right) = m\left(\frac{d^2\sqrt{q}}{V_0}\right)$$

$$m = \sqrt{\frac{\alpha}{e\mu_p\mu_n}}$$

式(5-14)的解对复合作了偏低估计,其准确的近似解为

$$f = 1 - \frac{1}{6}f\xi^2 \qquad\qquad (5-15)$$

式中:α 为复合系数(cm^3/s)同式(5-7);e 为电子电荷;$\mu_p = \dfrac{u_p}{p}$、

$\mu_n = \dfrac{u_n}{p}$ 同前式(5-8)。对于一个大气压的空气,$f > 0.7$,板极间距的范围在 $0.06cm \sim 8cm$,经验值 $m = 36.7 \pm 22$。式(5-15)以变量 d、q、V_0 与常数 k_p、k_n、α 的无量纲乘积的形式给出收集效率。在 $f > 0.7$ 的范围内,可以用它来确定工作在任何特定体积电荷强度

110

和收集效率时的空气电离室的大小。其工作电压与电离强度成正比,即

$$V_0 \propto d^2 \sqrt{q} \qquad (5-16)$$

(2)圆柱形电离室。设圆柱形电离室横截面内电极半径为 a、外电极半径为 b,外电极相对于内电极的电压为 V_0,各点的电离强度 q 是均匀的,空间电荷造成的电场和外加电场比较可以忽略,用类似平行板电离室的方法同样可以推得类似式(5-14)的解,且式中 ξ 写为

$$\xi = m\left(\frac{\left[(b-a)k_c\right]^2 \sqrt{q}}{V_0}\right)$$

$$k_c = \sqrt{\frac{\dfrac{b}{a}+1}{\dfrac{b}{a}-10} \cdot \dfrac{\ln\left(\dfrac{b}{a}\right)}{2}}$$

式中: $(b-a)k_c$ 与平行板电离室的 d 相当,称为圆柱形电离室的等效间隙长度,它表示当 q 与 V_0 相同,且 $(b-a)k_c = d$ 时,圆柱形电离室饱和程度与平行板电离室相同。同样,其工作电压与电离强度成正比,即

$$V_0 \propto (b-a)k_c \sqrt{q} \qquad (5-17)$$

(3)累积电离室的平均收集效率。对于充电式累积电离室的工作电压,其随着所受辐射照射量的增加是不断下降的。在电离室工作电压不断下降,收集效率不断减小的情况下,为了能对复合的影响做出改正,需要引进一个平均吸收效率,即

$$f_a = \frac{V_0 - V_1}{qVt/C} = \frac{V_0 - V_1}{\displaystyle\int_{V_1}^{V_0} \frac{\mathrm{d}u}{f(u)}} \qquad (5-18)$$

式中: V_0 为累计电离室所充初始电压; V_1 为被连续照射 t 时间后的终止电压; C 为电容; V 为电离室体积; q 为体积电荷强度; $f(u)$ 是电压为 u 的收集效率。

令 $V_1 = \lambda V_0$(λ 是照射后电离室电压与初始电压的比值),将 $f(u)$ 写为式(5-17)形式后,计算式中的积分得到

$$f_a = 1 - \frac{1}{6}\lambda f_a \xi^2 \qquad\qquad (5-19)$$

其中

$$\xi = m\left(\frac{d^2\sqrt{q}}{V_0}\right)$$

由上面讨论可以看出,如果设计一个电离室,当要知道 q 值给定范围对应的 V_0 和 d 值时,必须借助上面所导出的 f 理论表达式进行估算。理论上的论证也是有价值的,因为对于在某一电离强度下所测量的结果,可以作为建立任何一种电离强度的一般饱和曲线的依据。

3. 高气压电离室

用空气电离室测量 γ 射线的照射量率,具有线性范围大、能量响应好、稳定可靠等优点。但是由于其灵敏度低,因此在测量低水平的照射量率时,体积必须做成很大的尺寸,才能满足使用要求,这就限制了空气电离室的应用范围。随着低水平 γ 辐射和宇宙射线的测量要求,已发展了一种高气压电离室,如图 5-9 所示。下面主要讨论高气压电离室的工作原理和主要特性。

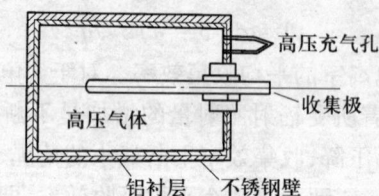

图 5-9 高气压电离室结构示意图

1) 高气压电离室的工作原理

γ 射线在电离室中产生的电离电流,有一部分是 γ 射线在室壁上打出的次级电子引起的,另一部分是 γ 射线在电离室气体中打出的次级电子产生的。在低压情况下,电离室电流多半是由室壁次级电子产生的,称做电流的"壁成分",起初随着压力直线上升。但是,当次级电子在气体里的射程太短时,以致不能穿过电离室的气体,最后电离电流趋向一常量。

当电离室气体的压力增加时,气体中次级电子给总电离电流的贡献成为重要部分,称做电流的"气体成分"。电离电流的气体成分首先随压力的平方成比例增加,因为气体中释放的电子数与气体的压力成正比,并且穿过电离室的每个次级电子产生的电离总量同样也是如此。然而,在更高的压力时,起源于气体里的大多数次级电子就完全被阻止在电离室里。因此"气体电子"引起的电离随压力的增加而线性地增加,实质上,只是与射出的电子数成正比。

图 5-10 绘出了这些单独的成分和电离室中所产生的总电离与压力的关系。可以看出,电流对压力的曲线是由"弯曲部"连接的两个近于线性的部分。因此,我们可以根据上面的线性部分的斜率来估计辐射在气体中产生离子的生成率。当然,当压力增加时,复合变的越来越重要,所能收集的电流要比所产生的总电离电流减小得多,电流对压力的曲线形状将有所改变。"壁电离区"和"气体电离区"的界限,由于复合的存在变得不是很明显。高压电离室的收集效率,可按照前面讨论的原理加以估算,但离子的迁移率和复合系数大致与气体的压力成反比。

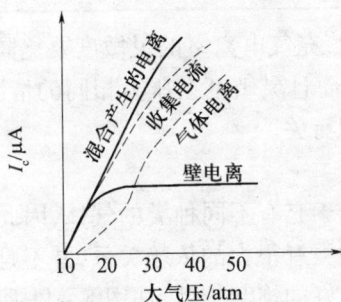

图 5-10　高压电离室两种成分和总电离
随气体压力的变化

2) 灵敏度

在理想情况下,γ 电离室的总灵敏度与其灵敏体积内气体分子总数成正比。但是对于充气的高气压电离室,由于所充气体多半是非空气等效,同时其灵敏体积的线度可与 γ 射线产生的次级电子相比拟,因而充高压气体后的电离室的 γ 灵敏度与气体压力的关系就变得复杂了。如果用 S 表示高压充气电离室的灵敏度,S_0 表示与其同体积空气电离室灵敏度计算值,表 5 - 2 给出了不同体积和气体,在压力为 10 个大气压下的电离室灵敏度的比较值。

表 5 - 2　充气 γ 电离室的灵敏度

电离室灵敏体积/cm³	充气种类	电离室形状	室壁材料/mm	对⁶⁰Co γ 灵敏度 S/(A/cGy/h)	同体积空气电离室估算 S_0/(A/cGy/h)	S/S_0
350	N₂ + 10% He	圆柱形	不锈钢 1内衬铝 1	2.83×10^{-10}	3.24×10^{-11}	8.7
500	Ar	圆柱形	不锈钢 1内衬铝 1	5.8×10^{-10}	4.63×10^{-11}	12.5
500	N₂ + 10% He	圆柱形	不锈钢 1内衬铝 1	3.2×10^{-10}	4.63×10^{-11}	6.9
860	Ar	圆柱形	不锈钢 1铝电极 3	1×10^{-9}	7.79×10^{-11}	12.8

由表中可以看出,充气电离室的灵敏度要比同体积空气电离室提高 7 倍 ~ 12 倍,而且灵敏度在压力相同的情况下,与电离室所充气体和灵敏体积有关。

3) 饱和特性

高气压电离室由于充有不同种类的气体,因此它的饱和特性曲线与所充气体的种类有很大的依赖关系,并不是对所有电离室在高压情况下都有较好的饱和特性,如图 5 - 11 所示。对于充氮电离室,在 10 个大气压下,具有良好的饱和特性,当压力增加到十几个大气压时,饱和特性就变坏了。然而对于充氩电离室,即使在 30 个大气压下,仍然有良好的饱和特性。对高气压电离室来说,复合过程比较复杂,影响复合的因素不但与气体、压力有关,而且还与电离室结构有关。

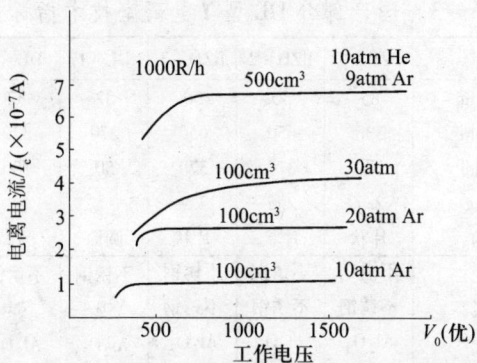

图 5 – 11　高气压电离室饱和特性与气体压力关系

4）能量响应

高气压电离室通常用不锈钢,铝材作室壁和内电极,工作气体是氩气和氮气,因而其能量响应特性与标准的空气等效电离室有相当大的差异。图 5 – 12 绘出了不同体积充氩电离室能量响应特性。可见在低能区有一高峰,反映了不锈钢、铝及氩的光电效应截面急剧增长的情况。实验表明,只要在电离室外层包上一定厚度的铝就可以基本上把这一"高峰"压平,从而使能量响应特性得到改善。表 5 – 3 列出了国产部分充电气体电离室的主要性能。

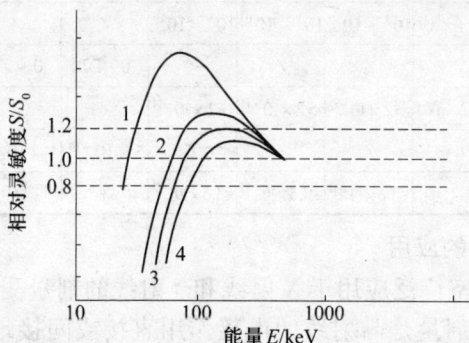

图 5 – 12　500cm³ 电离室充 1atm He + 14atMAr 时的能量响应特性
1—无吸收片；2—0.54mmSn 吸收片；3—0.2mmPb + 0.54mmSn 吸收片；
4—0.4mmPb + 0.54mmSn 吸收片。

表 5 - 3 国产部分 DL 型 γ 电离室技术指标

性能指标		BZD - 1	BZD - 2	BZD - 3	DL - 1	DL - 2	DL - 3
机械性能	外 径/mm	85	50	50	32	32	32
	长 度/mm	330	650	650	270	320	420
	灵敏长/mm	200	370	370	50	100	200
	质 量/kg	2.7	2.5	2.7			
	电极结构	片状	片状	片状	圆筒	圆筒	圆筒
材料	外 壳	不锈钢	不锈钢	不锈钢	不锈钢	不锈钢	不锈钢
	电 极	不锈钢	不锈钢	不锈钢	镍	镍	镍
	绝缘子	Al_2O_3	Al_2O_3	Al_2O_3	Al_2O_3	Al_2O_3	Al_2O_3
	中子灵敏材料	^{10}B	^{10}B	^{10}B	/	/	/
	涂层厚度/(g/cm^2)	1	1	1	/	/	/
	涂层面积/cm^2	1600	1600	1600	/	/	/
	充 气	$He+2\%N_2$	$He+2\%N_2$	$He+2\%N_2$	Ar	Ar	Ar
	充气压(101325Pa)	6	6	6	3.2~3.5	3.2~3.5	3.2~3.5
电气性能	集电极对地电阻/Ω	>1012	>1012	>1012	>1012	>1012	>1012
	集电极对地电容/pF	<1250	<1250	<1250	<1250	<1250	<1250
	最高工作温度/℃	120	120	120	105	105	105
	工作电压/V	±500	±500	±500	250	250	
典型工作	坪 区/V	300~800	300~800	300~800	200~800	200~800	200~800
	通量范围:热中子/nV	$10^3 \sim 10^{10}$	$10^3 \sim 10^{10}$	$10^3 \sim 10^{10}$	/	/	/
	γ/(cGy/s)	/	/	/	0~27	0~27	0~27
	灵敏度:热中子/(A/nV)	$>2\times10^{-14}$	$>2\times10^{-14}$	$>2\times10^{-14}$	/	/	/
	γ/(A/cGy/h)	/	/	/	5×10^{-14}	1×10^{-13}	2×10^{-13}
	γ补偿灵敏度/(A/cGy/h)	$\leq1.5\times10^{-11}$	$\leq1.5\times10^{-12}$	$\leq1.5\times10^{-12}$	/	/	/

4. 电离室的应用

电流电离室广泛应用于 X 射线和 γ 射线的剂量测量。因为照射量及吸收剂量是与射线的电离作用直接或间接地联系的,而电离室具有测量范围宽,能量响应好和工作稳定可靠等优点。例如,测量 X 和 γ 射线照射量的基准仪器就是一种空气电离室,可以作成各种携带式电离室型的照射量率或吸收剂量率仪。特别是对于能量低于 100keV 的 X 射线,电离室剂量仪是最常用的。

电流电离室也是测量放射性气体的重要探测器。它的特点是可以将放射性气体直接引入室内或以流气方式通过电离室进行测量。因此可以测量含有 α 核素(如 Rn),低能 β 核素(如 ^{3}H、^{14}C)的放射性气体。

4πγ 高压充气电离室,充有 10 个 ~40 个大气压的惰性气体,测量 γ 射线的灵敏度比一般电离室要提高几十倍。它不仅具有测量范围宽、精度高的优点,而且长期稳定性特别好。如几年内饱和电流的变化可小于 ±0.1%,不必进行经常的校准。因此,目前世界上许多计量中心都以它作为标定 γ 核素的次级标准仪器。Spiers 曾设计了一种测量天然本底辐射坚固的携带式高气压电离室。

5.3 正比计数管

1. 概述

如前所述,在正比区工作的气体电离探测器所产生离子总数量与核辐射损失能量成正比,称做正比计数管。气体探测器工作于正比区时,在离子收集的过程中将出现气体放大现象,即被加速的原电离电子在电离碰撞中逐次倍增而形成电子的雪崩。于是,在收集电极上产生的脉冲幅度 V_∞,将是原电离产生的脉冲幅度的 M 倍,即

$$V_\infty = - \frac{MNe}{C_0} \qquad (5-20)$$

式中:M 称为气体放大系数;N 为原电离离子对数;C_0 为两电极间的总电容;e 为单位电荷;"$-$"表示负极性脉冲。

2. 气体放大机制

1) 正比区的气体放大

(1) 圆柱形计数管的径向电场分布。设圆柱形计数管的阳极半径为 a,阴极半径 b,外加工作电压 V_0,则沿着径向位置为 r 的电

场强度为

$$E(r) = \frac{V_0}{r\ln (b/a)} \qquad (5-21)$$

式中：r 为该点与轴心的距离。

由式(5-21)可以看出，随着 r 的减小，开始 $E(r)$ 是逐渐地增大的；当 r 接近于阳极半径时，则 $E(r)$ 急剧地增强。例如，$a = 6 \times 10^{-3}$cm，$b = 1.5$cm，$V_0 = 1000$V 时，径向各点的场强变化如图 5-13 所示。

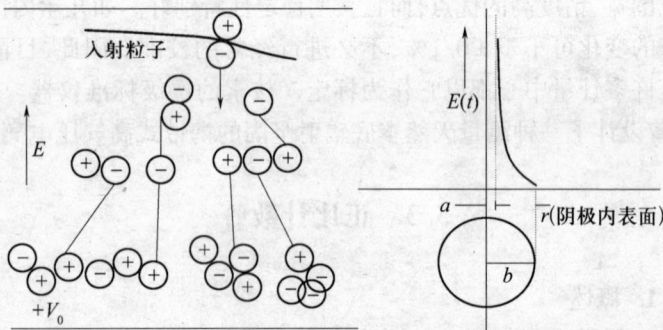

图 5-13　碰撞电离示意图

（2）正比区的气体放大倍数。当射线通过电极间气体时，电离产生的电子和正离子在电场作用下，分别向阳极和阴极飘移。由于正离子的质量大，且漂移方向的电场又是由强到弱，因此电场的加速不足以使它发生电离碰撞。而电子漂移越接近阳极，电场强度越强。当到达阳极附近某一距离 r_0 时，电子在平均自由程上获得的能量足以与气体分子发生电离碰撞，且漂移电子越接近阳极，电离碰撞的几率也越大。于是，不断增殖的结果将倍增出大量的电子和正离子，直至漂移电子到达阳极为止，这就是电子雪崩的过程，电子完成一次雪崩的时间约为 10^{-6}s。根据 Rose 气体放大理论，电离碰撞的气体放大系数 M 可以推得如下表达式

$$M = \exp \left\{ 2 \left(\frac{kn_0 a}{\ln (b/a)} \right)^{\frac{1}{2}} \left[\left(\frac{V_0}{V_d} \right)^{\frac{1}{2}} - 1 \right] \right\} \qquad (5-22)$$

118

式中:k 为与气体性质有关的常数;V_d 为电子在 r_0 处开始雪崩的阈电压,可见气体放大系数决定于气体的性质,气体的压强 P,工作电压 V_0 和电极半径 a 和 b。

但是在雪崩过程中,除了电离碰撞之外,还可能由下列原因产生电子:

(1)光电效应:受激原子在退激时发射的光子,以及复合等过程发射的光子,只要能量足够大,大约在 10^{-7}s 内,就可能在气体分子或阴极表面上打出光电子。光电子参加雪崩过程在实验室是无法分辨开的。

(2)阴极表面的二次电子发射:正离子或受激原子撞击阴极表面时,可能发射二次电子,从而继续参与电子雪崩过程。

不过在正比区,由以上两种过程产生的电子比由电离碰撞产生的要少的多。对雪崩的贡献是可以忽略的。只有过渡到有限正比区后,才有显著的贡献。

2)有限正比区的气体放大

当气体放大系数比较大时,例如,单原子或双原子分子气体 $M > 10^2$,多原子分子气体 $M > 10^4$,M 随电压而增大更为迅速,实验与理论计算的结果不再符合。这是因为:Rose 在气体放大理论的计算中,假设电子雪崩过程中可以忽略光电效应和阴极表面二次电子发射等;空间电荷效应,由于正离子的漂移速度很慢,在雪崩过程中,大量的正离子几乎不动地聚集在阳极附近,形成正离子云,使阳极周围的电场减弱,造成 M 减小。上述三种效应均随电压的增大而越加显著。在前面图 5-2 电流电压曲线上的区域Ⅲ中,这段区域相当于正比区与 G-M 区间的过渡区,叫做有限正比区。在此区气体的放大系数不再是常数,而与工作电压、气体性质、原电离密度、径迹取向等因素有关。以下分别讨论这三种效应。

(1)光子的作用。电子完成一次雪崩的时间约 10^{-6}s,而光子在气体中或阴极上打出光电子的时间小于 10^{-7}s。因此,光电子参加雪崩过程在实验上是无法分辨开的。令纯粹电离碰撞的气体放大系数为 M_0,每一次电离碰撞后打出光电子的几率为 γ,那么,

一个原电离电子经雪崩后形成的总电子数 M 可用下列级数表示:
$$M = M_0 + rM_0^2 + \gamma(\gamma M_0^2)M_0 \qquad (5-23)$$
式中:γM_0 的大小决定于工作电压,如果满足条件 $\gamma M_0 < 1$ 则级数收敛为
$$M = \frac{M_0}{1 - rM_0} \qquad (5-24)$$
即由于光子的作用,雪崩后的电子总数应为原电离电子的 M 倍,M 即气体放大系数。当 $\gamma M_0 \ll 1$ 时,$M \approx M_0$,这时,工作电压相当于在电压电流曲线的正比区。随着电压增高,γM_0 逐渐增大,光子的作用愈加明显,M 也更加迅速地上升。同时,空间电荷效应也跟着显著起来,M 值不再为常数,而与原电离有关。这时的工作电压相当于在有限正比区。当 $\gamma M_0 \to 1$ 时,$M \to \infty$,自激放电发生,这时相当于过渡到盖革区。为了保证 M 的稳定,γ 应尽可能小,通常 $\gamma \approx (10^{-4} \sim 10^{-5})$ 在雪崩过程中光子的作用已为 Rose 的实验所证实。

(2)正离子的作用。在雪崩区产生的正离子约经 10^{-2} s 后到达阴极,并可能引起阴极上的二次电子发射。新电子又有可能引起第二次雪崩,不过第二次雪崩要小于第一次。若电压足够大,过程还可继续重复。阴极的二次电子发射也只有在单原子和双原子离子的作用下才比较显著。多原子离子往往是在阴极表面拉出电子中和后就分解,而不发射二次电子。因此,多原子分子也具有抑制二次电子发射的作用。

(3)空间电荷效应。在雪崩完成时,大量正离子仍几乎不动地散布在阳极周围,构成正离子云,使阳极附近的电场减弱。这种影响在正比区是可以忽略的,但是,在有限正比区特别是沿轴向的离子密度很大的情况下,就有明显的影响了。同理,粒子径迹垂直于轴线时,M 要比平时小。因此,在有限正比区,气体放大系数不再是常数,而与原电离密度、径迹取向等有关。

3. 正比计数管的输出电流波形

正比计数管的横截面如图 5-14 所示,中央丝极相对于圆筒

为正电位,离子对中的电子向丝极漂移到丝极附近时,由于丝极很细,电场强度很高与气体碰撞引起电离而产生出 M 倍的离子对,且离子对中的电子瞬即漂移到丝极,对输出电荷贡献不大(一般<10%)。正离子则从丝极漂向阴极圆筒,产生输出的离子电流 i_p。在正比计数管中,不管粒子入射位置如何,都要等初始电子漂移到丝极附近发生碰撞电离,产生 M 倍正离子漂向阴极,才有输出电流 i_p。因此 i_p 的波形与初始电离位置无关,而初始电离产生的电子和离子引起的输出电荷只占总信号电荷的 $1/(1+M)$,可以忽略不计。这样,在计算正比计数管输出电流波形时,只需计算正离子从阳极漂移到阴极所产生的输出电流。下面分析同轴结构正比计数管的输出电流波形,如图 5 – 14 所示。

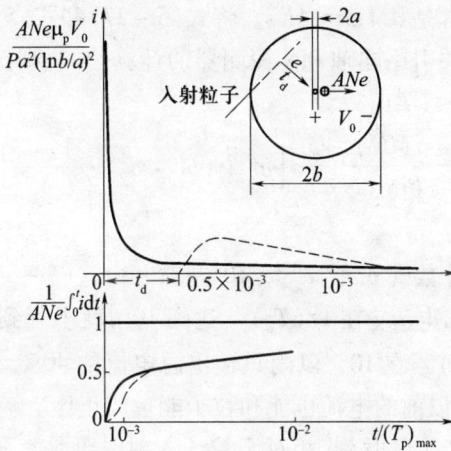

图 5 – 14   正比计数管的电流波形示意图

设正比计数管阳极半径为 a,圆筒阴极半径为 b,工作电压为 V_0,如果在离阳极轴心为 r 处,有正离子电荷 MNe 时,则在阴极上感应负电荷为

$$q_p = MNe \frac{\ln (r/a)}{\ln (b/a)} \qquad (5 - 25)$$

在阳极上感应的负电荷为 $MNe - q_p$。当正离子在径向电场 E

(r) 作用下,以速度 $v_p = dx/dt$ 向阳极漂移时,流出阳极的电流为

$$i_p = \frac{dq_p}{dt} = \frac{MNe}{r\ln(b/a)} \cdot \frac{dr}{dt} \qquad (5-26)$$

由式$(5-10)$和式$(5-22)$,则正离子的漂移速度为

$$v_p = \frac{dr}{dt} = \frac{\mu_p}{P}E(r) = \frac{\mu_p}{P} \cdot \frac{V_0}{r\ln(b/a)} \qquad (5-27)$$

设正离子由 $r=a$ 出发,则积分上式得

$$r^2 = a^2 + \frac{2\mu_p \cdot V_0 \cdot t}{P\ln(b/a)} \qquad (5-28)$$

由上式可以求出,正离子完全被收集到阴极的时间

$$(T_p)_{max} = \frac{P\ln(b/a)}{2\mu_p V_0}(b^2 - a^2) \qquad (5-29)$$

$(T_p)_{max}$ 通常是 $0.1ms \sim 1ms$。将式$(5-27)$和式$(5-28)$代入式$(5-26)$中,并引用同轴 PIN 探测器的计算公式,则正比计数管输出电流$(0 < t \leqslant (T)_{max})$为

$$i = i_p = \frac{MNe\mu_p V_0}{P\ln(b/a)^2}\left[a^2 + (b^2 - a^2)\frac{t}{(T_p)_{max}}\right]^{-1}$$

$$(5-30)$$

实际正比计数管 b^2 比 a^2 大 10^5 左右。由式$(5-30)$可知,正比计数管的输出电流 i 在 $1/(T_p)_{max}$ 达到 10^{-3} 就下降到 $t=0$ 时的 1%,但是 $t/(T_p)_{max}$ 在 10^{-3} 以内只输出总电流的 40%。实际上收集 i 下降到 1% 以前的电荷也能和粒子能量成正比。

输出信号产生的时刻,相对于粒子入射时刻是有延迟的。最大延迟是电子从 b 漂移到 a 的时间,约为 $(T_p)_{max}$ 的 $1/1000$,即 $0.1\mu s \sim 1\mu s$ 左右。另外,由于粒子径迹上的电子是陆续到达阳极的,输出电流波形具有一定上升时间(见图 $5-14$ 中虚线)。此上升时间约为 $0.1\mu s \sim 1\mu s$。在含氢正比计数管中,利用中子与氢核弹性散射产生反冲质子,通过测量质子能量来确定中子能量。由于质子的比电离大,它在计数管中的径迹比较短,因此其输出电流波形与图 $5-14$ 的实线相接近。此电流给负载电容充电可得到较

122

陡的上升前沿。而用这种计数管测量 γ 射线时，由于 γ 射线所产生的次级电子的径迹长，输出电流波形接近于图 5 - 14 虚线情况，因此给电容充电时，上升时间较长。利用这种差异，通过电子学线路对信号进行处理，可以甄别出入射粒子是中子还是 γ 射线。

4. 影响气体放大系数和能量分辨率的因素

测量射线能量用的正比计数管。理想的气体放大系数 M 应是：不随原电离、不随时间、不随入射粒子径迹的位置和取向而变。满足上述条件才能保证脉冲幅度与原电离的正比性，足够的稳定性和能量分辨力。为此，必须考虑影响气体放大系数的因素，它包括两类：一类是属于气体、几何条件和工作电压的影响，原则上说，这类因素是可以控制并达到理想的要求；另一类是由于原电离及气体放大过程的统计性造成的，这是不可避免而无法消除的，它将最终决定正比计数管的极限能量分辨力。

1) 影响气体放大因素

（1）计数管内的气体

多原子分子的 M 随电压的增加要比单原子分子慢得多，分子越复杂这种差别也越大。因此，充单原子分子气体时，对高压稳定度的要求要比多原子分子气体高。但是单原子分子气体中加入少量的多原子分子气体，如酒精、甲烷、石油醚、戊醇、四氯化碳等，就可以使 M 的上升减慢。试验上常使用单原子分子气体特别是 Ar 做主要成分，原因是它的阈电压较低，平均电离能又近似地与带电粒子的能量无关，而且，只要气体和室壁足够纯净，计数管的性能就比较稳定。

用于正比计数管的气体还必须避免负电性气体杂质。因为电子被负电性气体分子或原子捕获形成负离子后就不能引起雪崩，M 将因此减小。负离子在强电场区又可分解成自由电子和中性原子，这种得而复失或失而复得的过程又是不规则的。此外，负离子形成的几率还与带电粒子的径迹位置和取向有关。这些都会使 M 减小和涨落增大。

（2）计数管的几何条件

① 阳极末端支撑结构。正比计数管的中央阳极大多是连接

在两端较粗的金属棒上,或穿插并固定在圆柱形的绝缘芯柱上,芯柱外面再套上一段金属管作为保护电极,以避免收集电极与高压电极间漏电的影响,这两种支撑方法都会使阳极两端的电场发生畸变,不再是径向的。其结果使末端附近的气体放大系数较中间部分小的即是末端效应。

② 电极的几何形状。为保证计数管轴向各点的 M 相等,阳极必须具有准确、均匀的圆截面,阴极因为气体放大只发生在阳极周围,所以阴极截面的形状则无大影响。根据工作的需要,它可以是椭圆、正方形或其他形状,还可以由多根金属丝组成。

③ 工作电压。由式(5-22)气体放大系数 M 随时间的稳定性还决定于工作电压,而对工作电压的稳定性的要求决定于 M 与 V_0。关系曲线的斜率。一般要求 M 的稳定性好于 5% 时,电源的稳定度就要求好于 0.3%。

2) 影响固有能量分辨率的因素

(1) 探测器能量分辨率的描述

脉冲型核辐射探测器都是利用射线与物质相互作用,且产生的电离、激发效应都是随机的。即使入射粒子能量可以全部转换成离子对,探测器所产生的离子对数 N 也是围绕着其平均值 $\bar{N}$ 涨落的。如图 5-15 所示,离子对数 N 的密度函数 $f(N)$ 呈高斯分布,即

$$f(N) = f(N)_{max} e^{-\left(\frac{N-\bar{N}}{2\sigma_N^2}\right)^2} \qquad (5-31)$$

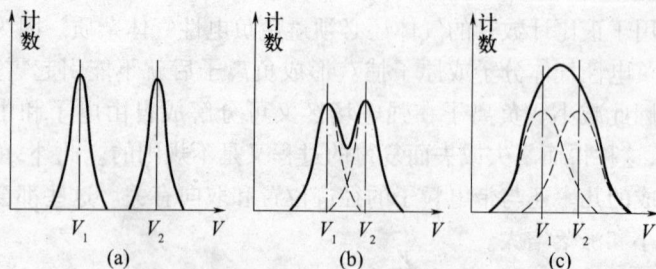

图 5-15　相邻两峰示意图

式中：$f(N)_{\max}$ 为 $N = \overline{N}$ 时的 $f(N)$ 值；σ_N 是 N 的标准偏差。当 $N - \overline{N} = \pm \sigma_N$ 时，$f(N)/f(N)_{\max} = 0.61$。

由图 5 - 16 可知，如果 $f(N)$ 的峰状曲线比较宽，那么能量相近的两种粒子产生的峰将重叠起来，此时我们就很难分辨出所测到的峰是否包含了两种粒子，从而无法确定它们的能量。因此希望 $f(N)$ 峰状曲线越窄越好。通常把峰高 $1/2$ 处的全宽度和峰位的比值称为探测器的固有能量分辨率 R_D，即

$$R_D = \frac{\text{FWHM}}{\overline{N}} 100\% \qquad (5-32)$$

式中：FWHM 是峰的半高宽；$\overline{N}$ 是峰位。有时还要求峰的底部也比较窄，所以还要衡量峰在 $1/10$ 高度处的宽度 FWTM。

如果峰的形状呈高斯曲线，则可由式（5 - 32）算出 FWTM 和标准偏差 σ_N 的关系

$$\text{FWHM} = 2.35\sigma_N \qquad (5-33)$$
$$\text{FWTM} = 4.292\sigma_N \qquad (5-34)$$

用 σ_N 表示能量分辨率，得到

$$R_D = 2.355 \frac{\sigma_N}{\overline{N}} \qquad (5-35)$$

如果探测器中所产生的离子对数 N 全部被收集，变换成信号电压，那么其幅度平均值 $\overline{A}$，幅度的标准偏差 σ_A，则可由幅度谱决定的能量分辨率 R 为

$$R = \frac{\text{FWHM}_A}{\overline{A}} \qquad (5-36)$$

或

$$R = 2.355 \frac{\sigma_A}{\overline{A}} \qquad (5-37)$$

式中：FWHM_A 为幅度谱上的半高宽。因为信号幅度 A 反映的是入射粒子能量 E，那么将 $\overline{A}$ 换成 $\overline{E}$，R 也可表示为

$$R = \frac{\text{FWHM}_E}{\overline{E}} \qquad (5-38)$$

或

$$R = 2.355 \frac{\sigma_E}{E} \qquad (5-39)$$

应当注意,有许多因素会影响能量分辨率。由探测器的能量—电荷转换过程所产生的的离子对数的涨落所决定的能量分辨率称为探测器的固有能量分辨率,用 R_D 表示。实际测得的幅度谱,其能量分辨率用 R 表示。另外,由于受到各种因素的影响,实际测出的幅度谱峰的形状不一定完全符合高斯曲线。但能量分辨率定义仍如式(5-34)或式(5-36)、式(5-39),而只有峰形符合高斯曲线才可以用式(5-35)或式(5-37)计算。严格说,尽量使 R 接近 R_D 是核电子学研究的课题。

(2)正比计数管的固有能量分辨率

在正比计数管中,带电粒子电离所产生的离子对数的统计涨落由于气体放大作用,收集的离子对数 N' 为初电离离子对数的 N 的 M 倍,即 $N' = MN$。设 $\overline{N'}$、$\overline{N}$ 和 $\overline{M}$ 分别为 N'、N 和 M 的平均值,则按照统计理论中的两级串联随机变数计算原则,可用下式计算 $\overline{N'}$ 的相对标准偏差

$$\left(\frac{\sigma_{N'}}{\overline{N'}}\right)^2 = \left(\frac{\sigma_N}{\overline{N'}}\right)^2 + \frac{1}{\overline{N'}}\left(\frac{\sigma_M}{\overline{M}}\right)^2 \qquad (5-40)$$

因为 $\sigma_N = \sqrt{F \cdot N}$,$\left(\frac{\sigma_M}{\overline{M}}\right)^2 \approx 0.68$,$F = \frac{1}{3}$,所以

$$\frac{\sigma_{N'}}{\overline{N'}} = \sqrt{\frac{F + 0.68}{\overline{N}}} \approx \sqrt{\frac{1}{\overline{N}}} \qquad (5-41)$$

可见对于无气体放大作用的脉冲电离室,当其固有能量分辨率为

$$R_D = 2.355 \frac{\sigma_N}{N} = 2.355 \sqrt{\frac{F}{N}} \qquad (5-42)$$

此时,正比计数管的固有能量分辨率数值约为脉冲电离室的2倍。可见由于气体放大倍数的涨落,使能量分辨率变差。

5. 分辨时间和坪曲线

1)分辨时间

探测器分辨时间是指能分别记录两个脉冲的最短时间间隔。

它包括探测器和电子测量仪器的分辨时间,且分辨时间越短,表明探测装置能测量的计数率越高,它是探测装置的一个重要指标。气体电离探测器的分辨时间由其输出脉冲的宽度所决定,一般要比测量仪器长得多。因此,这种测量装置的分辨时间主要取决于探测器的分辨时间。正比计数管的分辨时间很短,约微秒量级。所以正比计数管能测的最高计数率可达 $10^5 s^{-1}$,与其他气体电离探测器相比,其是一个比较突出的优点。

2)坪曲线和坪曲线

(1)正比计数管的坪曲线。当单位时间内入射的粒子数目不变时,正比计数管测得的计数率与工作电压的关系曲线称做坪曲线。图 5-16 是用正比计数管测量一个活度基本不变的 α-β 混合源时得到的坪曲线。由图可以看出,正比计数管的坪曲线有两个计数率,且基本上不随工作电压改变的区域,称做坪区。在工作电压较低时出现的坪区为 α 坪。因为此时的气体放大倍数较低,只有原电离本领强的 α 粒子所形成的脉冲才有可能被记录。当工作电压升高时,气体放大倍数增大,β 粒子形成的脉冲也被开始记录。由于 β 射线的能谱是连续的,所以能量较大的 β 粒子首先被记录,当继续升高工作电压时,越来越多的低能 β 粒子被记录,至一定的工作电压 β 粒子几乎全部被记录,形成第二个坪,此时的计数率是 α 粒子和 β 粒子的计数和。

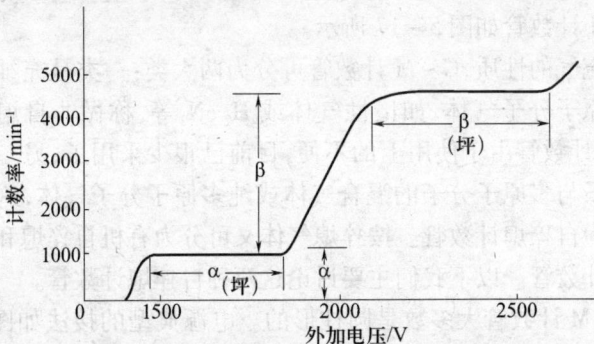

图 5-16 用正比计数管测 α-β 混合源得到的坪曲线

（2）正比计数管的坪特性。坪特性是正比计数管的重要指标,它能反映正比管的工作是否处于正常状态。通常以坪长和坪斜两个参数来描述坪特性。坪长是指坪区所对应的电压范围,坪斜是指坪区电压改变100V计数率增加的百分数。性能良好的正比管坪长超过300V,坪斜可达0.2%/100V。由正比计数管的坪曲线可以看出,测量不同类型的射线,应选择不同的工作电压。如测α源时的工作电压应较低,而且此时对β、γ射线的灵敏度较低,所以对本底的计数率较低,小于$1\min^{-1}$。

5.4 G-M 计数管

1. 概要

在有限正比区,由于光子、正离子和空间电荷效应,使气体放大系数随电压急剧上升,并失去与原电离的正比关系。当$M \geqslant 10^5$时,电子雪崩持续发展成自激放电,此时增殖的离子对总数就与原电离无关了。这段电压区以发明计数管的盖革(Geiger)和弥勒(Muller)的姓命名,称为盖革—弥勒区。工作于该段电压区的计数管叫做盖革—弥勒计数管,简称 G-M 计数管。在核物理发展的早期 G-M 计数管曾是使用最广的辐射探测器,至今,在放射性同位素应用和剂量监测工作中,仍是常用的探测元件。不同类型的 G-M 计数管如图 5-17 所示。

按充气的性质,G-M 计数管可分为两大类:一类是充纯单原子或双原子分子气体,如惰性气体或 H_2、N_2 等,称做非自熄计数管,这类计数管由于使用上的不便,目前已很少采用了;另一类是充单原子与多原子分子的混合气体或纯多原子分子气体,这类计数管称为自猝熄计数管。按猝熄气体又可分为有机自猝熄和卤素自猝熄计数管。以下我们主要讨论这两种自猝熄计数管。

G-M 计数管大多数是圆柱形的。电源典型的接法如图 5-18 所示,为钟罩型 G-M 计数管输出电路连接示意图。中央阳极接地时,阴极接负高压;而阴极接地时,阳极接正高压。

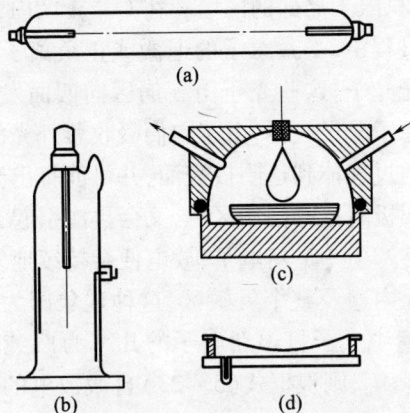

图 5 – 17 不同类型的 G – M 计数管

（a）圆柱形；（b）钟罩形；（c）流气式；（d）平行板型。

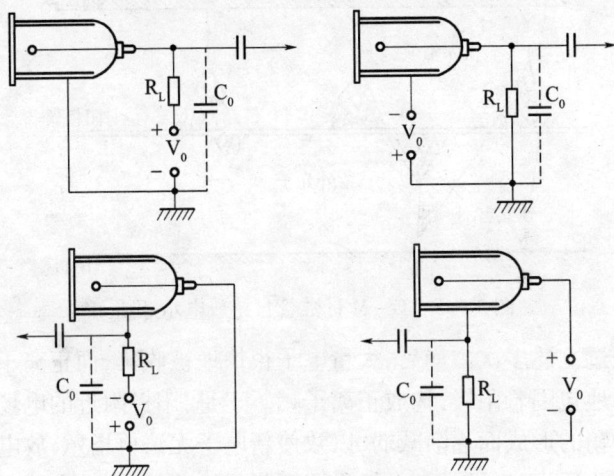

图 5 – 18 G – M 计数管的输出电路

2. 放电与猝熄的机制

1）有机计数管

在正比区内,电子的增殖几乎全部是由于纯粹的电离碰撞,光子和正离子的作用极微弱。因此,经一次雪崩之后增殖过程即行

129

终止,而且雪崩只限于局部的区域。在 G－M 区内,情况就大不相同了。在雪崩过程中,受激原子的退激或正负离子的复合都会发射大量的紫外光光子,这些光子由雪崩区向四面发射。如果充的是单原子或双原子分子气体,由于它们吸收紫外光的概率很小,大部分光子都能透过气体到达阴极表面,并可能打出光电子,而新的光电子漂移到阳极附近的强场区时,又会再次引起雪崩。这样,只要每次雪崩能够产生一个新电子,放电便会持续地发展下去,从而很快地在 10^{-7}s 内遍及整个灵敏区,这种现象即为自持放电。设在每次电离碰撞中光子打出新电子的几率为 γ,纯粹电离碰撞的气体放大系数为 M_0,则根据式(5－23)自激放电的条件是 $\gamma M_0 = 1$。在通常情况下,$\gamma \sim 10^{-5}$,因此当 $M_0 \approx 10^5$ 时就能发生自持放电,如图 5－19 所示。

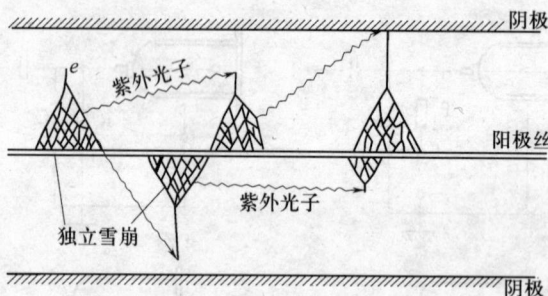

图 5－19　G－M 计数管自持放电示意图

经过上述多次雪崩后,大量电子很快地被收集,而正离子却几乎不动地包围着阳极,构成正离子鞘。于是,阳极附近的电场随着正离子鞘的形成而逐渐减弱,以致使新电子无法再增殖,放电便终止了。此后,正离子鞘在电场作用下朝阴极移动,当它离开雪崩区后,被削弱的电场才重新恢复。但是,当漂移的正离子撞击阴极表面时,又可能引起二次电子发射,发射的新电子能再次引起自持放电。如不设法制止,放电就会一次一次地持续下去。然而作为射线探测器,要求对于一个入射粒子的电离只产生一次放电,输出一个电脉冲。为此,一次放电后就必须设法使它终止,这就叫放电的猝熄。猝熄的方法有外猝熄和内猝熄两种。充纯单原子或双原子分子气体的计数管或双原子分子气体的计数管,因为它自身不能猝熄放电,所以只能用外猝熄方法。例如,利用负载电阻的压降,使放电后计数管的工作电压在正离子鞘从阳极移动到阴极的一段时间内,降到放电的阈电压以下,这样,当正离子撞击阴极表面时,发射的二次电子就不能再引起放电。这种需要外猝熄的计数管称为非自猝熄计数管。另一种猝熄的方法是在单原子或双原子分子气体中加入少量的猝熄气体,使计数管在放电后自行猝熄。猝熄气体有两类:一类是有机气体,如酒精、石油醚、甲烷乙酯等,而使用这类猝熄气体的 G－M 管称为有机管;另一类是卤素气体,如 Br_2、Cl_2 等,使用这类猝熄气体的 G－M 管称为卤素管。两类计数管的猝熄机制大致相同,略有差别,我们先介绍有机管的猝熄机制。

在单原子或双原子分子气体中加入少量的有机气体,一般占总含量的 10% ~ 20%,放电后会自行猝熄。根据理论和试验证明,猝熄气体起的作用主要是:

(1) 吸收紫外光的作用。纯单原子或双原子分子气体对自身发射光子的吸收概率很小,因此在雪崩过程中产生的紫外光光子可以透过气体达到阴极表面引起光电发射。但是,在加入猝熄气体后,多原子分子能强烈地吸收多种能量的光子,不论是猝熄气体或单原子分子气体发射的光子都能被吸收。若光子的能量高于猝熄分子的电离电位,可引起分子的光致电离,低于电离电位的可使分子受激。激发态的猝熄分子其解离寿命约为 10^{-13} s,要比退激发光的寿命(10^{-3} s)短很多。因此,绝大多数的猝熄分子在吸收光子后即解离成较小的简单分子或原子,称为超前解离。试验测量时,在 $Ar + C_2H_5OH$ 的计数管中,若气压为 10mmHg,只要通过 1.2mm 的厚度,光子的数目便降低到原来的 $1/e$。因此,从雪崩区发射的光子,绝大部分被猝熄气体吸收而不能达到阴极,从而抑制了光子在放电中起的作用。

基于上述光子被吸收的特点,在自猝熄计数管中,引起多次雪崩的新电子来自雪崩区附近的猝熄分子的光致电离。因此,放电过程中,多次雪崩是局限在雪崩区范围内,沿着阳极丝轴两端扩展,而扩展的速度决定于气体的性质、压力和工作电压。电压越高或气压越低,扩展速度也就越快,在一般情况下,扩展速度约为 $2cm/s \sim 20cm/s$,从第一次雪崩开始至整个计数管的时间约为 $10^{-6}s \sim 10^{-7}s$。

（2）抑制正离子发射的作用。若猝熄气体的电离电位低于单原子分子气体,如 C_2H_5OH 的电离电位(约为 11.3eV),低于 Ar 的电离电位(约 15.7eV),这种单原子的正离子与中性的猝熄分子碰撞时可能发生电荷交换。这一过程可表示为

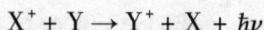

$$X^+ + Y \rightarrow Y^+ + X + h\nu$$

式中:X 表示单原子分子;Y 表示多原子分子; + 号表示正离子;$h\nu$ 为中和后的 X 分子处于激发态,退激时放出的能量。

通常,电离碰撞的自由程约为 $10^{-3}cm \sim 10^{-4}cm$,因此 X^+ 离子从雪崩区到阴极的路程中将遭到 10^3 次以上的碰撞,以致最后到达阴极的几乎全是猝熄分子的正离子 Y^+。同时,中和后的 X 分子处于激发态,退激发射的光子又被周围的猝熄分子所吸收,使猝熄分子解离。至于到达阴极的正离子 Y^+ 在阴极表面中和后亦处于激发态。激发态猝熄分子的解离寿命比退激发光的寿命短很多,故大部分也超前解离而不发射光子,从而抑制了正离子在阴极上的二次电子发射。

2) 卤素计数管

卤素管大多是充 Ne 加少量 Br_2,含量大约为 0.1% ~ 1%,总气压约 20mmHg ~ 300mmHg,它的放电、猝熄的机制与有机管相仿,但也略有差别。其不同点分述如下。

（1）消除了 Ne 原子亚稳态妨碍电子增殖的作用。在有机计数管中,电子的增殖是由于加速电子与惰性气体分子发生电离碰撞,从而产生电子雪崩。惰性气体,例如, Ne 的电离电位是 21.6eV,它在 16.5eV 处于亚稳态。加速电子在发生碰撞电离以前,总是先发生非弹性碰撞,使 Ne 原子仍可能在小于 $10^{-6}s$ 的短

132

时间内,与 Br 原子发生碰撞使 Br 原子电离。这样,就大大提高了离子增殖的效率,从而可以显著地降低起始计数的工作电压(~300V),还可以采用较粗的阳极 0mm ~ 0.5mm 和较小的 b/a 值。显然,在卤素管中产生碰撞电离的临界半径 r_c 要比有机管大,因此电子的增殖就不像有机管只局限于阳极附近狭窄的区域。

(2) 放电的终止与输出回路的参量有关。在有机管中,放电的终止是由于正离子鞘对强电场区的削弱作用。而在卤素管中,特别是在 b/a 较小的情况下,电子增殖可发生在离阳极较远的区域,因而正离子鞘也将分布在较宽的范围内,以致不能有效地削弱电场终止放电。不过在这种情况下,电子脉冲相对地比有机管大,它在输出负载电阻上的压降也能使电场减弱,两者联合的效果便能使放电终止。可见,卤素计数管放电的终止与输出回路的时间常数 RC 有关。

(3) 卤素猝熄分子解离后会重新复合。卤素管的阴极表面一般经过专门处理后,脱出功可增大到 8eV ~ 9eV。因此,放电终止后,由 Br^+ 组成的正离子移动到阴极表面时,与有机分子一样,将超前解离而不会引起二次电子发射,从而使放电猝熄。所不同的是,解离后的 Br 原子会重新复合成为 Br_2 分子,而有机分子解离后不会复合成分子。因此,卤素分子含量虽少,但计数寿命却比有机管长得多,约 10^9 次 ~ 10^{10} 次。

3) 强流管

为了测量强辐射场和剂量率,1950 年在把卤素计数管的部分特点加以发展后,设计了一种强流管。从这种意义上说,强流管是一种有特殊性能的卤素管。这种计数管工作在电流状态下,当用强 γ 射线照射时,可以产生很大的电流以致直接用微安表就可以记录下来,因而提供了设计一种非常简单轻便的剂量率仪器的重要途径。

虽然强流管是在普通卤素计数管的基础上提出的,但是它的放电特性与一般低阈卤素管有很多不同之处。为了获得强流管的性能,强流管与普通卤素管在几何结构上有如下区别:它的阴极半

径与阳极半径之比 b/a 较小(约 $3\sim30$),阴极半径 b 也较小(可以小至 $0.5\mathrm{cm}$),在这种条件下,管内电场分布较为均匀,这样的计数管充以适当的氖溴混合气体后就有强流的性能。

强流管工作时,只要有足够的工作电压,且当工作电压超过某一定值时,则脉冲幅度就有一突出的增加,如图 $5-20$ 所示,这是它的主要特征。这种突变点可理解为由于下面原因产生的:由威尔金逊理论在放电时,雪崩的临界半径超越了一定值 $r_c > b/e$,则正离子电荷增加反而会增大气体放大倍数。空间电荷可能失去作用,管内放电因空间电荷增加,趋向收敛而转变为趋向发散,于是得到特别大的脉冲。脉冲的大小主要决定于外电路条件所起的抑制作用。突变点以前的脉冲电荷的性质,及其与电路电容的关系,都与卤素计数管相近。在突变点以后,放电的收敛在很大程度上决定于外电路参数,因此死时间与坪曲线都显著地依赖于外电路参数。

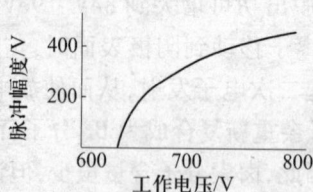

图 $5-20$ 强流管脉冲高度与工作电压的关系

由于管内电场分布比较均匀,只要有足够的工作电压,整个管内可发生电子雪崩,正离子鞘也就不存在了,因此空间电荷失去了终止放电作用。此时电子脉冲相对大于离子脉冲(因电子充满整个气体空间,在阴极感应出较多的电荷)。放电的终止只能靠电子电流脉冲在负载电阻上的压降,使计数管两端的电压降至阈电压以下。因此可以说,强流管是一种电阻猝熄卤素管。由此可见,只要选择适当工作电压,强流管便可以获得较大的输出电流。由于强流管的充气情况与卤素管相近,所以同样具有阈电压低的特点。

3. G - M 计数管输出的脉冲波形

1）脉冲波形

（1）电流脉冲波形。G - M 计数管的输出脉冲同样是由放电后增殖的电子和正离子运动形成的。有机管的正离子鞘密集于阳极表面的强场区,与正比计数管类似,脉冲形成主要是正离子脉冲的贡献。

由于 G - M 计数管的放电机制与正比计数管有许多不同的特点,所以它们输出的脉冲形状不同。G - M 计数管中即使只形成一个初始电子,也将发展成为雪崩,并且雪崩形成后的正离子空间电荷大大地减弱了计数管内的电场。因此,正离子的漂移必须计及空间电荷的影响。另一方面,阳极丝附近的雪崩区产生的光子,被猝熄气体强烈地吸收掉,放电发展被限制在很窄小的区域,沿着整根阳极丝的长度扩展,所以 G - M 计数管的脉冲形状增长情况不仅与正离子向阴极的漂移运动有关,还与正离子鞘自雪崩开始产生地点向阳极丝两端的扩展速度有关。但这时主要是电子的贡献,它只占整个脉冲幅度很小的一部分。从以上两点出发,我们以 G - M 有机计数管为例讨论其输出电流波形。

设计数管的阳极半径为 a,阴极半径为 b,电流仅是由于正离子鞘的运动引起的,其单位长度上的电荷为 σ_0,在任何时刻,正离子鞘总是从集中在很细的圆柱开始向阴极运动。取计数管的轴向为 x 的方向,产生的初始电离的地点为 $x = 0$ 处。计数管阳极丝的两端分别为 $x = l_1$ 和 $x = l_2$,并设 $l_1 < l_2$,则电荷元 $dq = \sigma dx$,σdx 对于电流 i 的贡献应为

$$di_p = \frac{\sigma dx}{V_0} E_0 \cdot v_p = \frac{\sigma dx}{r \ln(b/a)} \cdot v_p \qquad (5-43)$$

式中:E_0 是没有空间电荷的电场强度;v_p 是正离子漂移速度。在这种情况下,空间电荷电场是不能忽略的,因此

$$v_p = \frac{\mu_p}{p}(\boldsymbol{E}_0 + \boldsymbol{E}_i) \qquad (5-44)$$

式中:$\boldsymbol{E}_i$ 是正离子鞘在离轴为 r_0 处形成的。正离子鞘在阳极丝的

单位长度上感应的电荷为 λ，故空间电荷所产生的电场强度为

当 $r < r_0$ 时，有

$$E_i = \frac{2\lambda}{r} \tag{5-45}$$

当 $r > r_0$ 时，有

$$E_i = \frac{2(\sigma - \lambda)}{r} \tag{5-46}$$

感应负电荷为

$$\lambda = -\sigma \frac{\ln(b/r_0)}{\ln(b/a)} \tag{5-47}$$

所以

$$E_i = \frac{-2\sigma \ln(b/r_0)}{r\ln(b/a)} (r < r_0) \tag{5-48}$$

$$E_i = \frac{2\sigma}{r}\left(1 - \frac{\ln(b/r_0)}{\ln(b/a)}\right)(r > r_0) \tag{5-49}$$

当 $r = r_0$ 时，取其平均值得

$$E_i(r_0) = \frac{2\sigma}{r_0}\left[\frac{1}{2} - \ln\frac{\ln(b/r_0)}{\ln(b/a)}\right]$$

由于正离子鞘紧靠近阳极丝，故可以认为 $r_0 \approx a$，因而

$$E_i(r_0) \approx -\frac{\sigma}{r} \tag{5-50}$$

将式(5-50)代入式(5-44)得

$$v_p = \frac{dr}{dt} = \frac{\mu_p}{p} \cdot \frac{1}{r}\left[\frac{V_0}{\ln(b/a)} - \sigma\right] \tag{5-51}$$

设 x 处的空间电荷元 σdx 从 $r = a$ 运动到 r，则积分上式得

$$r^2 = a^2 + \frac{2\mu_p}{p}\left[\frac{V_0}{\ln(b/a)} - \sigma\right]t \tag{5-52}$$

令 $r = r_0$，代入式(5-51)和式(5-43)，简化为

$$di_p(t) = \frac{\sigma dx}{2\ln(b/a)} \cdot \cfrac{1}{t + \cfrac{a^2}{\left(\dfrac{2\mu_p}{P}\right)\left[\dfrac{a^2 v_0}{\ln(b/a) - \sigma}\right]}} = \frac{A dx}{t + \tau}$$

$$(5-53)$$

136

式中: $A = \dfrac{\sigma}{2\ln(b/a)}$; $\tau = \dfrac{a^2}{\left(\dfrac{2\mu_p}{P}\right)\left[\dfrac{V_0}{\ln(b/a) - \sigma}\right]}$。

以上讨论的是电荷 $\sigma\mathrm{d}x$ 的贡献,但当空间电荷在 $x = 0$ 处形成以后,t 时刻正离子鞘沿着阳极丝已扩展到 $x = \pm vt$ 处了,v 为正离子鞘扩展速度,在 x 轴不同位置的空间电荷元对总电流建立的贡献相差一时间 $\dfrac{x}{v}$。在 t 时刻总电流 $i(t)$ 应是 $x = 0$ 到 $x = \pm vt$ 的空间电荷贡献,所以

$$i(t) = i_p(t) = \int_0^x \mathrm{d}i_p\Big(t - \frac{x}{v}\Big) = \int_0^x \frac{A}{t + \tau} \cdot \Big(t - \frac{x}{v}\Big)\mathrm{d}x$$

$$(5 - 54)$$

积分结果

$$i(t) = 2Av\ln\frac{t + \tau}{\tau} \qquad \Big(0 \leqslant t \leqslant \frac{l_1}{v}\Big)$$

$$i(t) = Av\ln\frac{(t + \tau)^2}{(t + \tau - l_1/v)\tau} \qquad \Big(\frac{l_1}{v} \leqslant t \leqslant \frac{l_2}{v}\Big)$$

$$i(t) = Av\ln\frac{(t + \tau)^2}{(t + \tau - l_1/v)(t + \tau - l_2/v)} \qquad \Big(t \geqslant \frac{l_2}{v}\Big)$$

图 5 - 21 给出计算出来的脉冲形状和试验值的比较,实线表示试验值,虚线表示计算值。曲线 5 - 21(a)是初始电离在计数管中央($l_1 = l_2$)产生的情形,曲线 5 - 21(b)是初始电离在计数管的一端($l_1 = 0$)产生的情形,曲线 5 - 21(c)是初始电离在 $l_1 = \dfrac{1}{3}l$,$l_2 = \dfrac{2}{3}l$ 处产生的情形,我们清楚地看出盖革—弥勒计数管中,正离子鞘确实以一定速度向两端扩展着。由于这种效应,使得计数管的脉冲形状和初始电离产生的地点有关。在不同地点产生的初始电离,脉冲建立的时间有些不同,所以,我们在示波器可以观察到电流脉冲形状不一致的图像,如曲线 5 - 21(d)所示。

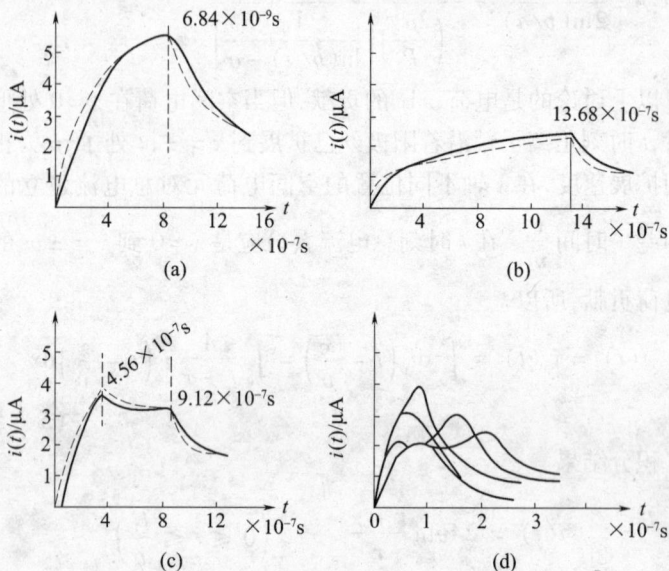

图 5 - 21　G - M 计数管的脉冲形状

（a）初始电离在阳极 $l_1 = l_2$ 处；（b）初始电离在阳极 $l_1 = 0$ 处；

（c）初始电离在 $l_1 = \dfrac{1}{3}l$ 处；（d）示波器观察的电流脉冲形状。

（2）输出电压脉冲波形。G - M 计数管的输出电路如图 5 - 22（a）所示。R_L 为计数管的负载电阻，C 为耦合电容，为了讨论其输出脉冲波形形成的过程，将计数管看做一个电流源 $i(t)$，其等效电路如图 5 - 22（b）所示，C_0 和 R_0 为等效输入电容和电阻。当单个带电粒子作用于计数管灵敏体积，计数管就产生放电现象。大量离子在电场中漂移产生电流 $i(t)$，在放电瞬间电容 C_0 上的电位不能突变。然后电流 $i(t)$ 对 C_0 进行充电。如果 $R_0 = \infty$，则电容 C_0 只充不放，输出电脉冲波形如图 5 - 22（c）$oabc'$；实际上 $R_0 \neq \infty$，则电容边充边通过 R_0 放电，输出电脉冲形如图 5 - 22（d）$oabc$ 所示。有机管的正离子鞘密集于阳极表面的强电场区，脉冲形成主要是正离子脉冲的贡献（因电子很快漂移到阳极上），卤素管的正离子鞘散布于阳极周围较宽的区域，因而电子脉冲的贡献相对地要大于有机管;微型卤素管(强流管)由于整个管内均可发生电子雪崩,正离子鞘已不存在,所以空间电荷对放电终止不起抑制作用,此时图5-22的电压脉冲波形中,电子脉冲是输出电压脉冲的主要贡献。

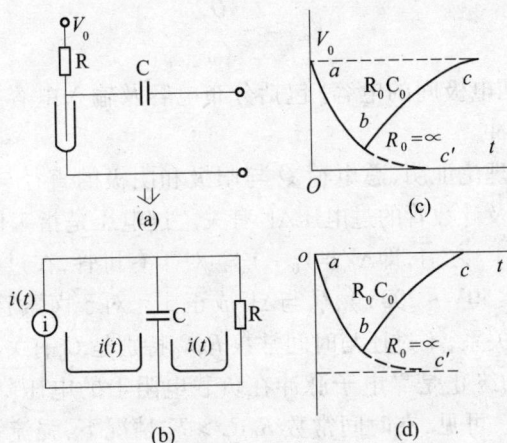

图5-22　计数管输出回路及电压脉冲波形

有机管在正离子鞘由雪崩区向阴极漂移期间,脉冲先是较快地增长,然后逐渐减缓,直到正离子全部被收集后才达到最大值V_∞,电压脉冲波形与图5-22相仿;卤素管的正离子鞘散布于周围较宽的区域,因而电子脉冲的贡献相对地要大于有机管;强流管由于整个管内均可发生电子雪崩,正离子鞘已不存在,空间电荷对放电终止不起抑制作用,此时图5-22的电压脉冲波形中,电子脉冲相对地大于离子脉冲,这是输出电压脉冲的主要贡献。

2) 脉冲电荷量

计数管输出的脉冲是用定标器或计数率来记录的,或者让计数管工作在电流状态测量其平均电流,无论是哪一种情形,为了估计线路所需要的灵敏度,首先需要知道计数管产生一个脉冲所包含的电荷量。通常脉冲电荷量是用单位长度上的电荷 σ 来计算,假如放电的分布沿着阳极丝是均匀分布的,则阳极丝有效长度越大者,总电荷量 Q 也就越大,所以钟罩形计数管对电路灵敏度的

139

要求比普通长圆柱形 G - M 计数管要高一些。

电压脉冲的最大幅度 V_∞ 决定于正离子鞘上的总电荷 Q。设输出回路的时间常数 RC 充分大,则

$$V_\infty = -\frac{Q}{C_0} \qquad (5-55)$$

式中:C_0 为两电极间的电容[包括分布电容及输入电容];负号表示负极性脉冲。

试验和理论证明,总电荷 Q 与阳极和阴极的直径、气体的性质和压强以及计数管的过电压 ΔV 有关。过电压是指工作电压 V_0 超过阈电压 V_d 之值,即 $\Delta V = V_0 - V_d$。对于有机管,在过电压不大的范围内($\leqslant 50V \sim 200V$),Q 与 ΔV 成正比。对于卤素管,亦有近似于正比的关系,不过还与时间常数 R_0C_0 特别是 C_0 有关。至于强流管,放电的终止是靠电子脉冲在负载电阻上的电压降。因而,$Q \approx \Delta V \cdot C_0$。可见,在时间常数 $R_0C_0 > T_p$ 情况下,强流管的输出脉冲电压约等于过电压 ΔV,而总电荷 Q 却与 C_0 有关。较大的 C_0 可使电流增大到足以用普通微安表来测量的程度。

G - M 计数管只用于辐射粒子的计数,因而脉冲幅度的大小只要足以触发记录电路即可。过电压不必太大,否则会增加乱真计数甚至引起连续放电。G - M 计数管用于符合测量时,还要注意时滞的大小,时滞与电离产生的径向和轴向位置有关。有机管的时滞约 $10^{-7}s \sim 10^{-8}s$,卤素管要大得多,故不适于符合测量。

4. G - M 计数管的坪特性曲线和分辨时间

1) 坪曲线

在恒定的辐射照射下,计数率与外加电压之间的关系曲线称为坪曲线,如图 5-23 所示。曲线的特点是,当工作电压超过起始电压 V_a 时,计数率由零迅速增大;工作电压继续升高到 V_p 时,计数率仅略随电压增大,并有一个明显的坪存在;工作电压再继续升高,计数率又急剧增大,这是因为计数管失去猝熄作用,形成连续放电。坪特性曲线是衡量 G - M 计数管性能的重要标志。在使用计数管之前必须测量它,以鉴定计数管的质量,并确定工作电压。

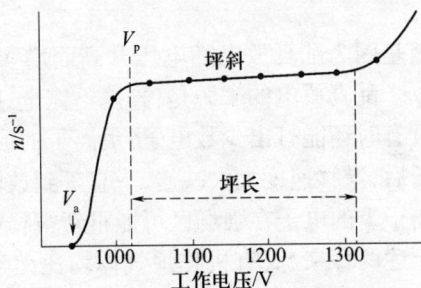

图 5-23　G-M 计数管的坪曲线

坪曲线的主要参数是：

（1）起始电压。就计算管本身而言,用给定的计数或电流测量系统开始测量到计数管输出信号时,加到计数管上的最小电压,起始电压相当于计数管放电的阈电压。起始电压与气体的成分和气压、电极的直径以及温度有关,也与测量系统有关。一般地说,管内气压越高,管径越大或温度越低者起始电压越高。有机管的起始电压约为 1000V,卤素管充 Br_2 时约为 300V,充 Cl_2 时约为 600V。

（2）坪斜。计数管坪特性曲线上计数率基本上不随外加电压变化的工作电压区间,称坪斜。通常以工作电压在 V_p 开始,每增加 100V(1V)时,计数率增长的百分数表示。坪斜长度与猝熄气体的性质、含量有关。有机管的坪长约 150V～300V,而卤素管较短,约为 80V。如上所述,卤素管的放电终止既然与输出回路参数有关,自然也会反映到坪曲线上,特别是强流管尤为明显。当 RC 值增加时,坪可以变宽;而当 C 增加时,坪变短。图 5-24 是不同

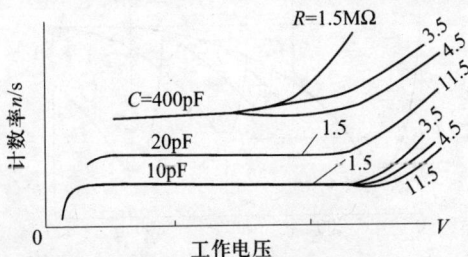

图 5-24　卤素计数管的坪曲线

141

RC 值的坪曲线。

坪斜的原因是因为乱真放电随电压升高而增多,从而造成假计数增多的缘故。乱真放电的来源是:猝熄不完全,即猝熄分子的正离子到达阴极有时还能打出少数电子;负离子的形成,即电子被捕获形成负离子后,漂移速度大大减慢,一直等到放电终止后才到达强场区。负离子上的电子在强场区可能重新被释放出来引起新的放电。对于上述两种来源,有机猝熄气体均比卤素猝熄气体要少。因此,有机管的坪斜比卤素管小,前者坪斜约小于 5%/100V,后者坪斜约小于 10%/100V;此外,结构的缺陷、尖端放电以及灵敏区随电压升高而扩大等也会造成坪斜。

2)死时间

自形成正常脉冲起,计数管对随后的电离事件不能响应的一段时间之隔。产生死时间的原因是入射粒子进入计数管引起放电后,形成了正离子鞘,使阳极周围的电场削弱,终止了放电。这时,若再有粒子进入就不能引起放电,直到正离子鞘移出强场区,场强恢复到足以维持放电的强度为止,经过死时间后,雪崩区的场强逐渐恢复,但是在正离子完全被收集之前是不能达到正常值的。在这期间,粒子进入计数管所产生的脉冲幅度低于正常幅度,直到正离子全部被收集后才完全恢复,而这段时间称为恢复时间。若把计数管的输出脉冲输入到外触发扫描的示波器中,就可看到跟着大脉冲后有一些小脉冲,所得的示波图如图 5-25 所示。从图上可以很容易地定出死时间 t_d 和恢复时间 t_r。

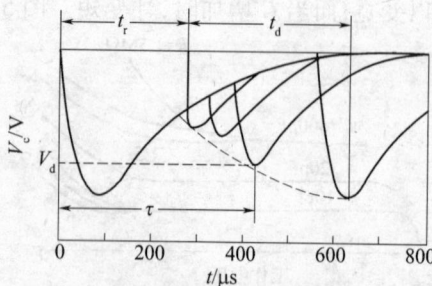

图 5-25 计数管的死时间 t_d,恢复时间 t_r,分辨时间 τ

在实际上更有意义的是计数系统的分辨时间 τ。因为电子线路有一定的触发阈 V_d，换言之，脉冲必须超过幅度 V_d 才能触动记录电路。因此，从第一个脉冲开始到第二个脉冲的幅度恢复到 V_d 的 τ 时间内，进入计数管的粒子均无法记录下来。τ 便称为计数管系统的分辨时间，显然，$t_d < \tau < t_r$。

为了估计死时间，有机计数管内各点的电场强度为 $E(r) = E_0(r) + E_1(r)$，设当 $t = t_d$ 时，正离子鞘由 a 移动至 r_c，这时，雪崩区的场强恢复到放电的阈值，由式（5–10）和式（5–48），得

$$E(a) = \frac{V_0}{a\ln(b/a)} - \frac{2\sigma \ln(b/r_c)}{a\ln(b/a)} = \frac{V_d}{a\ln(b/a)} \quad (5-56)$$

式中：V_d 为阈电压，化简得

$$r_c = be^{-(V_0 - V_d)/2\sigma} \quad (5-57)$$

代入式（5–52）得

$$t_d = \frac{r_c^2 - a^2}{\dfrac{2\mu}{p}\left[\dfrac{V}{r_0\ln(b/a)}\right]} \quad (5-58)$$

当 t 从 t_d 到 t_r 时，正离子完全被收集，则由式（5–53）得

$$t_r = \frac{b^2 - r_c^2}{\dfrac{2\mu}{p}\left[\dfrac{V}{r_0\ln(b/a)}\right]} \quad (5-59)$$

可见，有机计数管的死时间 t_d 与恢复时间 t_r 的大小决定于工作电压、电极直径、气压和离子的迁移率等。在 $Ar + C_2H_5OH$ 的计数管中，死时间与工作电压的关系如图 5–26 所示。一般情况下，t_d 和 t_r 分别在 $50\mu s \sim 250\mu s$ 和 $100\mu s \sim 500\mu s$ 范围。

在实际测量时，由于计数管有确定的分辨时间 τ，若相继进入计数管的两粒子的时间间隔小于分辨时间时，第二个粒子就会被漏记，实测计数率将低于实际计数率。为此，需要作分辨时间校正。

设入射粒子是统计的，单位时间内进入探测器的平均粒子数

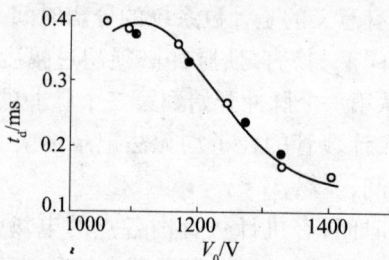

图 5-26 死时间与工作电压的关系

即平均计数率为 n_0，探测器的实测计数率为 n。在分辨时间 τ 不变时，单位时间内的总分辨时间为 $n\tau$，且在 $n\tau$ 时间内进入计数器的粒子数为 $nn_0\tau$。因此计数率的损失为

$$\Delta n = n - n_0 = nn_0\tau \tag{5-60}$$

计数的损失率为

$$\frac{n - n_0}{n_0} = n\tau \tag{5-61}$$

于是，平均计数率为

$$n_0 = \frac{n}{1 - n\tau} \approx n(1 + n\tau) \quad \text{当 } n\tau \ll 1 \text{ 时} \tag{5-62}$$

例如，$\tau = 200\mu\mathrm{s}$，$n = 1000/\mathrm{s}$ 则 $n_0 = 1250/\mathrm{s}$。

必须指出，平均的死时间还随计数率的增大而减小。因为计数率增大时，大部分粒子在前一个粒子的恢复时间内进入计数管，脉冲幅度低于正常值，相应的正离子鞘上的电荷密度 σ 减小，由式(5-58)和式(5-59)可知，死时间 t_d 也减小了。这种影响在对测量结果作精确校正时必须考虑到。

应该指出，上面关于死时间概念的描述是以正离子鞘的形成极其缓慢漂移为基础。但是，对于强流管在放电过程中已不存在正离子鞘，放电的猝熄主要依赖于外电路 RC 时间常数。也就是说，强流管是一种电阻猝熄卤素管，输出电压脉冲完全是由电子电流的贡献。在假设没有空间电荷的条件下，可以导出：

$$V_0 - V(t) = (V_0 - V_r)\mathrm{e}^{-t/RC} \tag{5-63}$$

144

式中：V_0 为计数管工作电压；V_r 为计数管最大输出脉冲幅度时的工作电压；$V(t)$ 为计数管输出电压脉冲。由图 5 – 27 强流管输出脉冲波形示意图可以看出，当 $V(t) = V_d$ 时，由式（5 – 63）可以导出强流管的死时间：

$$\tau_d = RC\ln\left(\frac{V_0 - V_r}{V_0 - V_d}\right) \qquad (5 – 64)$$

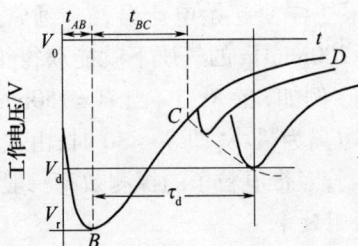

图 5 – 27　强流管输出脉冲波形及死时间示意图

可见，强流管死时间（或分辨时间）τ_0 是指输出脉冲最大幅度（$V_0 \sim V_r$），由 B 点按照式（5 – 63）指数规律变化到 C 点的一段时间间隔 t_{BC}。在这段时间间隔内，脉冲变化完全由外电路 RC 决定，与强流管内部过程无关。因为输出脉冲完全由电子电流贡献，所以 t_{AB} 很小，可以忽略不计。由以上分析可以看出，前面关于有机计数管死时间概念的描述和推导，对强流管（电阻猝熄卤素管）是不适用的。

5. 计数管的探测效率

进入 G – M 计数管的入射粒子，只要能在灵敏区中由电离产生一个电子便可引起盖革放电。我们用粒子在灵敏区中产生一个以上电子的概率来表示计数器的探测效率，也称本征探测效率。以下分别讨论带电粒子和 γ 的探测效率。

1）带电粒子的探测效率

带电粒子通过计数管内的气体时，引起放电的几率决定于初比电离和它在灵敏区中所通过的路程。设粒子在单位压强下初比电离为 S_p，通过的路程为 l，气体的压强为 P，则初比电离为

$$\overline{N} = S_p \cdot P \cdot l \tag{5 - 65}$$

若粒子在路程 l 上产生电子的概率遵守泊松分布,则不产生电子的概率为 $P(0) = e^{-\overline{N}}$,而产生一个以上电子的概率,即探测效率为

$$\varepsilon = 1 - e^{-\overline{N}} = 1 - e^{-S_p \cdot P \cdot l} \tag{5 - 66}$$

可见,为了获得高的探测效率,必须选择高比电离的气体或增大气压,但增大气压往往使起始电压升高。通常,惰性气体(He除外)在 70mmHg ~ 200mmHg 的气压下就能获得很高的探测效率和较低的起始电压。例如,在 Ar 中,当 $P = 150$mmHg,$l = 2$cm,并设带电粒子的初比电离为最小,即 $S_p \approx 30$ 时,由式(5 - 66)得 $\varepsilon = 99.6\%$。总之,计数管对带电粒子的探测效率一般可接近 100%。

2) γ光子的探测效率

用盖革—弥勒计数管探测 γ 射线,实际上是通过探测 γ 光子产生的次级电子来实现的。γ 光子主要是在管壁或阴极上产生次级电子,且只在 γ 能量非常低时(<20keV),一般来说,在气体中产生的次级电子的机会比较小。在计数管气体中产生的次级电子才是客观的,而能量比较高时,在气体中产生的次级电子可以忽略不计。因此,盖革—弥勒计数管探测 γ 光子的效率取决于 γ 光子从管壁和阴极上打出的次级电子,并且至少有一个次级电子能够进入计数管灵敏体积内这样一个过程的几率。

我们知道,γ 光子与物质相互作用产生次级电子的过程主要有三种:光电效应、康普顿效应和电子对效应。对不同能量的 γ 光子和不同物质,这三种过程的截面是不同的。设 $\sigma_f(E_\gamma, E)\mathrm{d}E$,$\sigma_c(E_\gamma, E)\mathrm{d}E$,$\sigma_p(E_\gamma, E)\mathrm{d}E$ 分别表示,在以上三种效应作用下,一个原子吸收能量为 E_γ 的 γ 光子后,产生能量在 E 到 $E + \mathrm{d}E$ 之间的次级电子的相应微分截面。$D(E, X)$ 表示在 X 处产生的一个能量为 E 的次级电子能够进入计数管灵敏体积的概率,n_0 是计数管阴极单位体积中的原子数。对于圆柱形在入射 γ 光子为平行束的条件下(见图5 - 28),计数管对于三种过程中的任何一种效应引起的 γ 光子的探测效率为

$$\varepsilon_i\left(E_\gamma\right) \propto n_0 \int_0^{E_{\max}} \int_0^{R(E)} \sigma_i\left(E_\gamma, E\right) D(E, X)\,\mathrm{d}E\mathrm{d}X$$

$$(5-67)$$

式中:脚标 i 表示三种过程 f、c、p 中的任何一种;$E_{\max}$ 是这一过程中次级电子最大能量;$R(E)$ 是能量为 E 的次级电子在阴极中的射程。

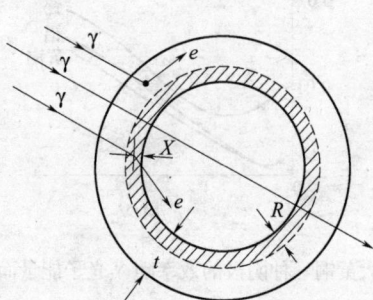

图 5-28 计数管的探测效率示意图

经验表明,在一定能量范围内 $D\left(E, \dfrac{X}{R(E)}\right)$ 可看做与电子能量无关,因为 $D(E, X) \propto \mathrm{e}^{-\mu X}$,而 $\mu \propto \dfrac{1}{E^{1.33}}$,$R \tilde{\propto} E^{1.4}$,故 $\mu \tilde{\propto} \dfrac{1}{R}$,表示 $D(E, X) \propto \mathrm{e}^{-\frac{X}{R}}$ 与能量无关;若假定次级电子是从产生地点各向同性地射出,则可以求出上面的积分

$$\varepsilon_i\left(E_\gamma\right) = 常数 \times n_0 \int_0^{E_{\max}} \sigma_i\left(E_\gamma, E\right) R(E)\,\mathrm{d}E = 常数 \times n_0 \bar{R}_i \sigma_i$$

$$(5-68)$$

所以我们得出一个结论,计数管的阴极材料最好是用原子序数大的金属,阴极厚度必须大于次级电子的最大射程。图 5-29 绘出铋、铝、黄铜三种阴极的效率随 γ 光子能量而改变的试验曲线。由曲线知道 γ 光子能量不太大和不太小时,探测效率大约在 1% 左右,铋阴极的效率始终比铝阴极要高。此外还需要着重指出,在一定能量范围内,盖格—弥勒计数管对光子的探测效率是近

似地正比于光子能量的,对中等原子序数的阴极,如铜和铝这个能量范围落在 0.4MeV ~ 3MeV 之间;对于高原子序数的阴极如铋,这个能量范围落在 1MeV ~ 3MeV 之间。

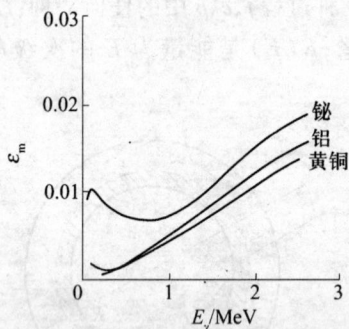

图 5 - 29　铋、铝、黄铜三种阴极的效率随 γ 光子能量而改变的实验曲线

对于小型或微型卤素管的探测效率不仅与阴极壁厚和材料有关,而且还依赖于阳极材料和 r_a/r_b 的值有关,特别是钨丝材料阳极的微型卤素计数管。

6. 计数管的寿命和温度效应

1) 计数管的寿命

计数管的寿命决定于猝熄气体的损耗,有机管经过一次放电后就有一部分猝熄气体解离而丧失能力,放电次数越多,猝熄气体含量就越少,结果使坪长缩短、坪斜增大,最后完全失去猝熄作用而产生连续放电,计数管失去作用之前所计数的次数定义为它的寿命。例如, 充有 Ar + 10% C_2H_5OH 的有机管中,当 $P = 150mmHg$,计数管的体积为 $20cm^3$,约有 10^{20} 个 C_2H_5OH 分子时,若极间电容 $C = 20pF$,脉冲幅度 $V_m = 10V$,则每次放电 $Q = 2 \times 10^{-10}C$,相当于 1.4×10^9 个电子的电荷,全部猝熄分子解离相当于 8×10^{10} 次计数,实际上管的寿命只有 10^8 次的量级。

卤素管的寿命理论上是无限长的,这是因为卤素分子解离后可能重新结合。但实际上,卤素分子的化学性质比较活跃,容易与器壁发生作用而失效,所以卤素管实际使用的有效寿命约为 10^9 ~

148

10^{10} 的数量级。

2) 计数管的温度效应

计数管必须在一定温度范围内,才能保持正常工作。温度太低时,部分猝熄气体会凝聚,使猝熄作用减弱,坪长缩短,从而直接导致完全丧失猝熄能力而连续放电,且有机气体凝聚问题较严重,卤素气体蒸汽压较高,但低湿性能较好。如果温度太高,由于阴极表面热电子发射等原因会使坪长缩短,坪斜加大,常见猝熄气体的计数管性能见表 5 - 4。

表 5 - 4   几种常见猝熄气体计数管的性能

猝熄气体	有 机 气 体		卤 素 气 体	
	乙醇	甲酸乙醇	氯	溴
温度范围/(℃)	+ 10 ~ + 60	- 20 ~ + 50	- 60 ~ + 70	- 55 ~ + 60
平均寿命/次	2×10^8	5×10^8	10^{10}	10^{10}
工作电压/V	1100	1100	700	400

5.5   气体探测器的应用

1. 电离室的应用

电流电离室广泛应用于 X 射线和 γ 射线的剂量测量。因为照射量及吸收剂量是与射线的电离作用直接或间接地相联系的,而电离室具有测量范围宽,能量响应好和工作稳定可靠等优点。例如,测量 X 射线和 γ 射线照射量的基准仪器就是一种空气电离室,且可以作成各种携带式电离室型的照射量率或吸收剂量率仪,特别是对于能量低于 100keV 的 X 射线,电离室剂量仪是最常用的。

电流电离室也是测量放射性气体的重要探测器。它的特点是可以将放射性气体直接引入室内或以流气方式通过电离室进行测量,因此可以测量含有α核素(如 Rn),低能β核素(如 ^{3}H、^{14}C)的放射性气体。

4 π γ 高压充气电离室,充有 10 个 ~40 个大气压的惰性气体,测量 γ 射线的灵敏度比一般电离室可提高几十倍。它不仅具有测量范围宽、精度高的优点,而且长期稳定性特别好。如几年内饱和电流的变化可小于 ±0.1%,不必进行经常的校准。因此,目前世界上许多计量中心都以它作为标定 γ 核素的次级标准仪器。Spiers 曾设计了一种测量天然本底辐射坚固的携带式高气压电离室。

1）正比计数管的应用

正比计数管的输出脉冲幅度与射线的能量成正比,而且其幅度比电离室输出脉冲要大几千倍,因此常用于低能β粒 X 射线的能谱测量;另一方面它的坪特性好,分辨时间短,能在大气压或流气情况下工作,因此,可以制成薄窗或无窗式,用于 α 放射源、β 放射源、X 射线源的活度测量。

（1）正比计数管测量活度的装置。其与一般脉冲型探测装置相同,由探测器、高压电源、前置放大器、主放大器、甄别器和定标器等组成(见图 5 – 30)。

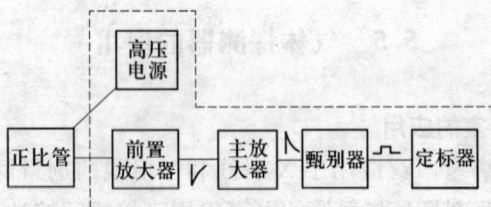

图 5 – 30　正比计数管测量装置的方框图

高压电源是供给控制器工作电压的直流电源,其电压可调范围和稳定度视探测器的类型和测量要求而定。例如,用正比计数管测量 α 源时的工作电压只要 1500V 左右,而测量 β 源时要求在 2500V ~3500V。在测量活度时,坪特性好的探测器对高压的稳定度要求不高,但在测量能量时对它的要求很高,一般要求小于或等于 0.1%。

前置放大器的功用是:把探测器输出的电流脉冲(或电荷)在 RC 电路上形成电压脉冲,进行前级放大(1 倍 ~100 倍),使探测器的输出阻抗与主放大器的输入阻抗相匹配。因此前置放大器一般与探测器紧连在一起(常称探头),可与主放大器相距几米以上。

主放大器的功用是:对某些探头输出的脉冲进行放大。例如,正比管(或电离室)的输出脉冲较小,要经过 10^3 倍(或约 10^6 倍)的放大才能被记录,在进行能量测量时,不仅要求放大倍数稳定性好,而且要具有良好的线性。

甄别器是一种可以甄别脉冲幅度大小的电路。它具有一个甄别阈,只有幅度超过甄别阈的脉冲才能通过。其输出脉冲为矩形脉冲,所以它还具有脉冲成形电路的作用。甄别器具有可调甄别阈,以便消除幅度较小的噪声脉冲,获得最佳的信噪比。甄别阈要求稳定性好,因为甄别阈漂移时,计数率也会产生变化。

定标器是记录探测器输出脉冲数目的仪器。它具有计数数字显示、自动计数、定时(定数)计数等功能,通常带有甄别器和供探头用的高压电源。一般定标器的计数容量为 10^6 或 10^7,分辨时间约为 $0.3\mu s$。

(2) 常用的几种正比计数管。

① 流气式 2π 正比计数管。图 5-31 为半球形流气式 2π 正比计数管的示意图,2π 是指测量的立体角。工作气体是预先配好的,以一定速度不断流入管内,通过出气口不断流出。这样可以保

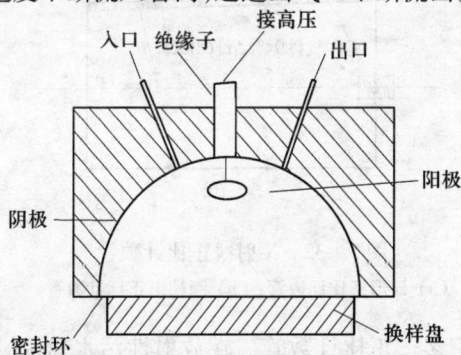

图 5-31 流气式 2π 正比计数管的示意图

151

证管内气体成分不变,避免了密闭式计数管由于多原子分子气体分解而使性能受到影响的缺点。样品可以直接放入管内测量,既避免了计数管的窗的吸收,又增大了立体角,提高了总探测效率。常用工作气体为甲烷或90%氩+10%甲烷。这类正比管常用于α放射性和β放射性样品活度的测量。一般4π计数管也是流气式正比管。

② 低 X 射线正比计数管。图 5-32 是用于测量软 X 射线强度和能量的两种正比管。其窗口材料为0.2mm 厚的铍,对软 X 射线的吸收很小,充的工作气体为 Ar、Kr、Xe 或混有5%左右 CO_2 的惰性气体,所以对于 X 射线的探测效率较高。正比管测量 X 射线能谱是,其能量分辨率对于 ^{55}Fe5.9keV 的 X 射线可达17%。

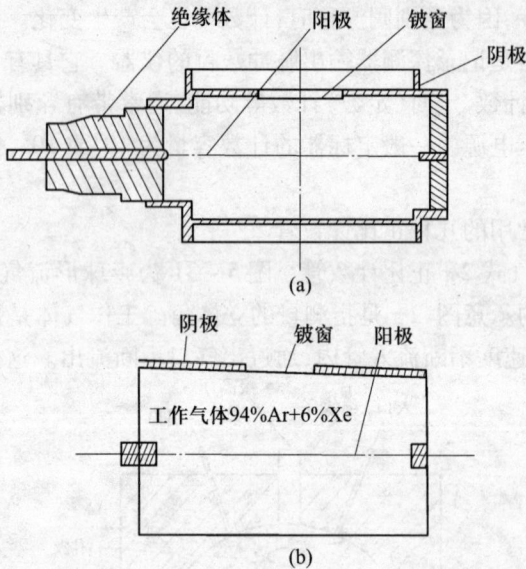

(a)

(b)

图 5-32　X 射线正比计数管

(a) 鼓形正比计数管；(b) 圆柱形正比计数管。

③ 大面积多丝正比计数管。在放射性污水监测、环境样品放射性测量方面,要求测量大面积样品,因此大面积多丝正比管得到

了较广的应用。这类管子一般为扁平状,阴极由一组平行的金属细丝构成(以获得均匀电场),丝间距离约为10mm,管壁用不锈钢或镀铝有机玻璃制成;窗用镀铝聚酯薄膜构成,其厚度约 1mg/cm^2;工作气体多用纯甲烷或90%氩 + 10%甲烷,以流气状态工作;管的直径可以根据需要做得很大,如 ϕ300mm;它的坪特性良好,如坪长可达800V,坪斜一般不超过 1%/100V。

④ 中子计数管。正比计数管除了用来探测如图5-16所示的 α、β 带电粒子外,它们还可以用来探测中子。典型的中子正比计数管通常含有三氟化硼(BF_3)或者三氟化硼与其他标准气体的混合物。如果硼原子吸收了热中子,就会释放出一个 α 粒子和一个反冲锂原子核的两个重带电粒子。这种核反应的生成物产生的脉冲幅度比 γ 射线之类本底辐射产生的脉冲幅度大得多。

如果通过幅度甄别技术,经过适当调整正比计数管的外加工作电压和系统的放大倍数,使中子反应生成物脉冲幅度超过甄别阈值,实际上只可以记录中子。这种计数管可以在注量率 10^{-3} 中子/($cm^2 \cdot s$) ~ 10^8 中子/($cm^2 \cdot s$)的范围内使用。

探测快中子的一种方法是把快中子先进行慢化,然后慢化了的中子再进入 BF_3 计数管进行核反应,被记录下来。为此,通常采用像石蜡那样的含氢物质将 BF_3 计数管包起来。快中子和石蜡中的质子之间发生弹性碰撞,使快中子很快被慢化,然后进入 BF_3 计数管。探测快中子的另一种方法是在计数管阴极内侧附近加上一层聚乙烯衬里;当快中子打在聚乙烯中的氢原子上,通过弹性碰撞释放出的质子进入计数管,被记录下来,这种正比计数管称做反冲质子计数管,反冲质子正比计数管对各种能量的中子响应与计数管结构有着极强的依赖关系。因此可以设计一种计数器,它对各种能量中子的响应极接近生物组织对中子的响应,用于中子防护监测仪器中。

2) G-M 计数管的应用

(1)连接电路。连接电路是指 G-M 计数管提供核辐射信号输出电路的连接方式,其随着测量装置或仪器作用不同,可以组成不同形式的连接电路。表5-5列出了几种 G-M 计数管常用的连接电路及其相应的参数。其中 R_1 为串联电阻，C_1 为加速电容，R_2 为信号电阻，C_2 为耦合电容。

表5-5 G-M 计数管的常用连接电路方式、参数特点

连接电路方式	电路参数	特点
(a)	卤素管 $R=5\mathrm{M\Omega}\sim15\mathrm{M\Omega}$ 有机管 $R=1\mathrm{M\Omega}\sim2\mathrm{M\Omega}$	输出脉冲 V_m 较大，死时间 t_d 大，线性范围窄
	$R_1=1\mathrm{M\Omega}\sim$ 几兆欧 $R_2=$ 几千欧 ~ 几百千欧 $C_2=$ 几十皮法 ~ 几百皮法	R_1 增加，t_d 增大，坪斜减小，非线性增加；R_2 增加，V_m 增加
(b)	R_1 R_2 C_1 同上 C_2	基本同上
	R_1 R_2 C_1 同上 C_2	基本同上
(c)	$R_1=2.2\mathrm{M\Omega}\sim4.7\mathrm{M\Omega}$ $R_2=56\mathrm{M\Omega}\sim100\mathrm{M\Omega}$ $C_1=1\mathrm{pF}$ $C_2=39\mathrm{pF}\sim47\mathrm{pF}$	输出正脉冲
(d)		输出正脉冲

154

由表中可以看出：①R_1C_1的取值直接影响着计数管的死时间t_d、坪斜和线性范围等性能，同时也影响着计数管的温度稳定性和使用寿命。电路参数主要根据使用要求，保证计数管的死时间、坪斜、线性、稳定性、寿命等最佳性能条件下，对于不同型号计数管通过试验调整确定它们之间的数值。②一般情况下$R_1 \gg R_2$，且在兆欧量级上，串联电阻R_1和加速电容C_1，可使阴极上的瞬变信号，通过长电缆传送到后接电路上，以减少电缆分布电容对计数猝熄作用的不利影响。同时不必将前置电路与G－M计数管紧密相连。只用两根长导线就可将信号传送到百米以外，为防止其他干扰长电缆应使用屏蔽电缆。

尽管表5－5中连接电路方式各有不同，但我们都可以把它们简化为图5－18所示典型电路。常用的电路是表中(a)、(b)两种接法；输出均为负电压脉冲，但耦合电容C_2要求耐压高。(a)是高压负端接地，使用安全；(c)、(d)接当输出为正电压(或电流脉冲)，则不需耐高压耦合电容。

（2）使用中注意的几个问题。

① 正确选择计数管。由表5－6和表5－7可以看出，计数管型号不同其结构也不同，测量射线类型和用途就不同。在使用时，必须根据所测射线类型，入射粒子能量范围，计数管的测量限选用计数管的类型。更详细的说明，可参阅不同类型计数管说明书。

② 正确选择输出回路及其参量，输出回路一般都是R_0C_0形式(见表5－5)。应当注意减少C_0，如果C_0过大，则电压脉冲幅度很小，从而导致计数管早已开始放电而记录仪器还没有计数。对于卤素管及强流管这一点更为重要，因为它直接影响着放电过程。由于计数管本身电容不可变，故应设法减少引线等分布电容。在条件许可时，应尽量减小从计数管至记录仪器第一级的引线长度。一般紧跟着计数管接一射极跟随器，可以减少C_0。

表 5-6　部分常用

型　号	用　途	起始电压 /V	坪区范围 /V	推荐工作电压 /V	连续放电电压 /V	最大射线工作电流 /μA
J302βγ(J₁)	测量 0.2R/h ~ 5R/h 的 γ 射线和能量在 0.6MeV 以上的 β 射线	280-320	380-400	390	480	18.5 ~ 23.5
J303βγ(J₂)	探测剂量达 100R/h 的 γ 射线和能量在 0.6MeV 以上的 β 射线	280~325	380~400	390	500	18.7 ~ 22.5
J304βγ J305βγ	探测剂量率 5mR/h ~ 120mR/h 的 γ 射线和能量在 0.5MeV 以上的 β 射线	280~330	360~440	390	500	
J402βγ-A J402βγ-B	探测剂量率 5mR/h ~ 120mR/h 的 γ 射线和能量在 0.3MeV 以上的 β 射线	280~330	360~440	390	550	
J404βγ(J₀)	测量 0.02R/h ~ 2R/h 的 γ 射线及能量不小于 0.2MeV 的 β 射线	285~335	370~470	420	550	
J405γ (DLJ-4·J₄)	探测剂量率达 1000R/h 的 γ 射线用(实际测量上限可达 10000R/h)	295~325	370~470	420	550	
J601γ (DLJ-3)	探测剂量率达 500R/h 的 γ 射线用(实际测量上限可达 1000R/h)	295~325	370~470	420	550	
GJ6401	探测剂量率达 500mR/h 的 γ 射线能量不小于 0.1MeV 的 β 射线和 α 射线	290~330	370~470	390~430	550	
小型 βγ 计数管	探测 0.1R/h ~ 100R/h 的射线和能量不小于 0.3MeV 的 β 射线	300~360	380~480	420	550	

计数管的基本参数

工作剂量率 /(R/h)	最大过载剂量率 /(R/h)	最大坪斜率 /(%/V)	最大本底计数率 /min⁻¹	寿命 /h,次	外形尺寸 长度/mm	外形尺寸 直径/mm	说　明
0.2~5	15	1.25		100h	68	6.5	（1）所有计数管在经 22Hz~25Hz，振幅 1.5mm 的正弦波（即 3.75 个重力加速度）震动2h（沿计数管轴向及轴线垂直方向各1h）后，在 -40℃~+50℃范围内其性能应满足有关指标要求；
5~100	300	1.25		100h	73	8	
5mR/h~ 120mR/h	500mR	0.125	25	1×10^9 次	92	10.5	（2）J304βγ、J305βγ、J402βγ-A 和 J402βγ-B 四各计数管性能一样，可以互换，前两者为玻璃壳，后两者为不锈钢壳，其中 J304βγ 和 J402βγ-A 为单端螺纹接头，J303βγ 和 J402βγ-B 为双端卡口接头；
					110	10.5	
5MR/h~ 120mR/h	500mR	0.188	25	1×10^9 次	92	11	
					112	11	
0.02~2	10	0.2	20	5×10^9 次	72	5	（3）J302βγ 和 J305βγ 计数管的最大坪斜率栏是指其电流安全特性斜率；
10~1000	3000	0.2	5	100h	54	7	（4）$1R \approx 1cGy$，$1mR \approx 10\mu Gy$。
5~500	2000	0.3	5	100h	54	7	
5mR/h~ 500mR/h	1500 mR/h	0.15	20	1×10^9 次	8	15	为云母端窗小型计数管,未列入部颁标准
0.1~100	300	0.15	5	2×10^9 次	22	3	

③ 计数管的极性严禁接反,不管采用正或负高压电源,中央丝极必须是正极,否则管内放电机构完全不同(将出现剧烈的火花放电),计数管将很快损坏,一般工作电压选择在"坪区"的前半部,即$\frac{1}{3}$坪长 ~ $\frac{1}{2}$坪长。

④ 测定计数管坪特性参数时,严格防止"连续放电"发生。因此在测得坪特性的尾部时,要特别注意,一旦发生"连续放电",应立即关掉计数管的高压电源。

⑤ 应避光使用。许多计数管都有"光敏"现象,即对可见光也灵敏,在可见光照射下会增加很多假计数。"光敏"的原因还不十分确定,一般认为是管内充气在放电过程中与阴极材料作用,形成一层低脱出功的物质薄层,在可见光照射时会释放出光电子。这种"光敏"现象,卤素管更为严重。

表 5 - 7　部分钟罩式计数管的基本参数

种类	型号	外形尺寸/mm		阴极材料	起始电用/V	工作电压/V	最小坪长/V	最大坪斜/(%V)	最大本腐蚀计数率/(次/min)	用途
		外径	总长度							
金属壳端窗式卤素管	J418αβγ	35	66	不锈钢	270 ~ 330	390 ~ 430	100	0.1	19	
	J419αβγ	25	22		270 ~ 330	390 ~ 430	100	0.1	19	
金属壳钟罩形有机管	J410αβ	30	50	铜	≤1150	~ 1250	200	0.05	15	探测弱β
	J141αβ	40	60		≤1250	1350	250	0.05	20	
	J142β	61	86		≤1500	1650	300	0.1	60	
	J143β	36	50		≤1200	1300	250	0.05	12	

(3) 强辐射的测量。测量强度辐射场,常采用一种结构特殊的 G - M 计数管,称为强流管。强流管是一种特殊结构的卤素管,它的特点是阴极半径 b 很小,只有几毫米,而阳极半径 a 较大,约为 0.5mm ~ 1.5mm,因此 b/a 值较小。这种结构使得管内电场强

度比较均匀,使管内放电过程发生了一定变化:

① 由于强流管内电场均匀,电子雪崩几乎是在整个管子内产生。因此所生成的正离子几乎分布管内整个空间,正离子区已经不成其"鞘"了。

② 放电过程终止主要决定于放电过程中的"电子电流"何时能使阳极电压降低到阈值以下。

③ 强流管每次放电的输出电荷量很大,且与输出回路 $R_0 C_0$ 直接相关,其输出电荷量 $Q \approx (V_0 - V_s) \times C_0$,其中 V_0 为工作电压。可见,如果输出回路中 C_0 过大,造成管内放电过分强烈,可能使强流管寿命缩短。

目前在强辐射测量中,主要用强流管测量剂量率。测量 γ 辐射剂量率的原理是:应用计数管输出的脉冲计数率测量出某处 γ 辐射场的注量率,然后应用特定 γ 光子能量下,注量率与剂量率关系的剂量学原理,换算出该点的剂量率值。

(4) α 和 β 放射性的测量。在 G - M 计数管中,入射粒子即使只产生一个初始离子对,计数管也能输出一个脉冲。因此,如果核辐射粒子只要进入计数管的灵敏区,计数管就能把它记录下来。所以在 G - M 计数管内,即使能量低于 30eV 的带电粒子,仍具有 100% 的探测效率(引起一个价电子脱离原子所需要能量约为 4eV ~ 25eV)。但是,这个高效率只有在计数管里面才能实现。如果放射源放置在计数管外边,计数管窗必须给予特殊的考虑。α 放射源和 β 放射源释放的粒子,由于射程非常短,计数管的壁必须极薄。α 粒子能量通常在 4MeV ~ 10MeV,计数管窗厚度应稍小于 4MeVα 粒子射程,即 2mg/cm² 就足够了。β 源粒子能量是连续的,因此无论计数管壁做的如何薄,都将有一部分 β 射线被窗阻止下来。被窗阻止的这部分所占比例与计数管窗的厚度和放射源的种类有关。表 5 - 8 中给出了不同厚度的计数管窗对不同放射性核释放出的 β 射线被窗吸收部分所占的比例,常用 β 计数管的窗厚度为 1mg/cm² ~ 3mg/cm²,且常用的窗材料有云母、聚树脂和不锈钢。

表 5-8 计数管窗对 $E_{\beta max}$ 不同的核素释放的 β 射线的吸收作用

放射性核素	$E_{\beta max}$/MeV	窗的吸收量/(%)		
		30mg/cm²	20mg/cm²	3mg/cm²
^{11}C	0.95	58.8	37.8	7
^{11}C	0.15	99.99	99.76	60
^{18}F	0.7	65.4	58.8	11
^{32}P	1.69	28	19.7	4
^{40}K	3.5	11.7	8	7

第6章 闪烁探测器

闪烁探测器是利用某些物质在射线作用下产生闪烁的荧光来探测射线的。这些物质称为闪烁体,其物理方法称为闪烁法。

闪烁法是很早就被用来记录带电粒子的一种物理方法,早在1911年卢瑟福就利用 ZnS(Ag)闪烁体来研究 α 粒子的散射,并首先发现原子核的人工核反应。那时是用肉眼来观察闪光的,是非常粗糙和不方便的。随着各种荧光体的制成,电子技术的发展而应用了光电倍增管将闪光转换为电脉冲,使闪烁探测器得到了蓬勃的发展。闪烁体必须与光电器件配合才能将射线能量转换成电信号。闪烁探测器是由闪烁体、光导和光电倍增管组成的;闪烁探测器和电子仪器的组合称做闪烁计数器。通常一套闪烁计数装置由闪烁体、光电倍增管、前置放大器、主放大器、幅度分析器、定标器系统组成,其中探头是入射粒子与物质直接作用,把粒子损耗的能量转变为电信号的部件,本章仅讨论探头部分,不涉及记录系统。

6.1 闪烁体探测器的结构和工作原理

1. 闪烁探测器的结构

典型的闪烁探测器与前置放大器所组成的闪烁探头是一个密闭的暗匣,通常做成金属圆筒,这样不仅可以避光,还可以起机械保护作用。为了防止电磁场的干扰,可在探头外壳内加衬坡莫合金的内套筒。例如,通常所使用的国产 FJ - 367 通用闪烁探头主要包括闪烁体、光导、光电倍增管、前置放大器及电阻分压器等部件,如图 6 - 1 所示。

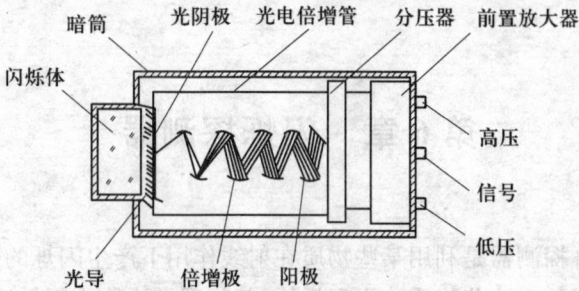

图 6-1 闪烁探头的结构示意图

2. 闪烁探测器的基本工作原理

核辐射粒子进入闪烁体,粒子与闪烁体发生相互作用而损失能量,引起闪烁体的原子、分子电离和激发,例如,入射粒子能量为 E_0,被吸收能量份额为 A,则入射粒子在闪烁体中所损失的能量为 $E = E_0 A$;闪烁体中激发态的原子、分子退激过程中发射光子,光子通过光导被收集在光电倍增管的光阴极上;当光子射到光阴极的光电膜上时,通过光电效应,光电膜释放出光电子,光阴极产生的光电子与射到它上面的光子数成正比。光电子被收集到光电倍增管的第一倍增极上后,经各级倍增极的倍增,电子数目可增加几个数量级;光电倍增管最后一个电极是阳极,则阳极收集到的总电荷在外回路上形成电压脉冲信号。

由上述原理我们可以看到,无论探测哪种入射粒子,要想得到较大的输出脉冲,必须使其每一个作用过程相应的参数尽可能大,是设计闪烁探测器主要考虑的一个问题。下面分别讨论闪烁体、光电倍增管及其组成的闪烁计数器。

6.2 闪烁体的发光理论及常用的闪烁体

某些物质能吸收能量,并把所吸收的一部分能量以光的形式再发射出来,这个过程叫发光,在大约 $1\mu s$ 或更短时间内能再发射光辐射的物质叫荧光体。吸收和发射之间时间延迟比较长的物质

162

叫磷光体。在核辐射探测器中只使用荧光材料,而闪烁探测器中使用的荧光体叫闪烁体。作为闪烁体,其所必须具备的性能是:它对自身发射的光子应是高度透明的。

到目前为止,发现和制成的闪烁体品种繁多。但常用的闪烁体可以分为两大类:无机化合物和有机化合物,按其形态又可分为固体、液体和气体三种。例如,有机闪烁体中就有:有机晶体、有机塑料、有机溶液、有机气体等。本节主要讨论无机晶体、有机晶体和有机溶液的发光物理过程,并通过它来了解闪烁体的物理特性。

1. 闪烁体的发光理论

1) 无机闪烁体的发光理论

关于闪烁体发光理论至今尚未完全清楚,下面应用晶体能带理论定性的讨论。无机闪烁体是在某些无机盐晶体中掺入少量杂质(称为激活剂)而制成的。常用的无机闪烁体有以铊(Tl)作激活剂的碘化钠 NaI(Tl),以银作激活剂的硫化锌 ZnS(Ag)等。

(1)晶体能带理论。无机闪烁体大都是离子型晶体,在自由原子中,电子占据着有确定量子数规定的能级,这些能级都有特定的能量值。在晶体中,原子排列紧密,原子中的电子,特别是外层电子,彼此之间发生相互作用,这种相互作用使晶体中电子能级展宽为连续的能带。通常,在基态充满电子的各个能级所组成的能带称为满带,价电子所处的能量较高的能带称为价带。能量更高的空能级组成了导带,导带中的电子可以在晶体内各处自由运动。能带之间的间隙称为禁带,其中不能存在电子,典型的能带图如图 6-2 所示。如果价带中的电子获得能量大于或至少等于能带间隙的禁带的宽度,电子从价带跃迁至导带,并在价带中留下一个空位,称为空穴。这时电子可以在导带中自由运动,空穴在价带中运动,这种形成自由电子—空穴对的过程称为电离。有时,价带中的电子所获得能量不足以使它跃迁至导带,只能跃迁到低于导带的一个能带。在这种情况下,能带中的电子和价带中的空穴由于静电吸引而相互束缚,这种电子空穴对称为激子,而激子所处的能带称为激子带。激子虽然能在晶体中运动,但电子—空穴必须成对的运动。导带中的自由电子和价带中的空穴可以复合成激子;激子也可以吸收能量变成自由电子—空穴对。闪烁晶体中还有另外一些杂质或缺陷产生的能级,他们起着电子、空穴或激子俘获中心的作用。

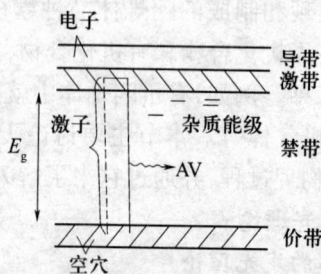

图 6-2　无机闪烁体的能带图

(2) 发光过程。闪烁体的发光过程是:入射核辐射把能量转移给闪烁体原子的电子,结果就产生一个电子或激子。当电子或激子通过晶体移动时,可能到达激活剂原子的附近,并以非弹性碰撞方式把激活剂原子中的一个电子激发到某个受激态。受激发的电子通常在 10^{-7}s 以内返回基态,并发射光子。

如果晶体以声子(晶体点阵震动能的量子)能量形式把能量转移给激活中心,就会发生无辐射跃迁。这类跃迁的几率随温度升高而增大,且与 $e^{-\Delta E/KT}$ 成正比,其中 ΔE 是声子的能量。因此发射的光子数量随着无辐射跃迁几率的增大而减少。

射线使原子或分子受激后,电子退激时,每个电子都有它特征衰变时间 T_d 和衰变常数 $\lambda = 1/T_d$。如果所有光子均由同一能级发射,那么光输出量将按指数规律衰减,用下式表示为

$$n = n_{ph}e^{-\lambda t} \qquad (6-1)$$

式中:n_{ph} 为闪烁体发射的总光子数。应用式(6-1)将可确定闪烁探测器输出的脉冲形状和发光衰减时间。

由发光过程可以看到,对于无机晶体闪烁体,荧光的发射是在发光中心上进行的,所以荧光波长取决于发光中心能级的分布。但是,由于晶体中,晶格点阵是在不停地做热运动,因而各个能级受到这种运动的影响会上下移动,使吸收谱和发射谱成带状,同时

164

吸收带与发射带被分开。在有些晶体中,发光过程能否完成还要看电子能否扩散到基态空着的发光中心附近。因此,无机晶体的发射光谱除了和晶体的化学组成,激活剂的性质有关外,还会受到激活剂浓度和晶体内温度的影响。

  2）有机闪烁体的发光理论

  （1）有机晶体中的闪烁过程。有机晶体中,分子之间的相互作用很弱,它的发光主要是由单分子的能级跃迁所引起的。因为有机闪烁体一般都是具有 π 电子结构的有机分子,其分子能级图如图 6－3 所示,图中 $S_0, S_1, S_2, \cdots$ 表示一些单重态（自旋为零）的能级。$T_1, T_2, T_3, \cdots$ 表示一些三重态（自旋为1）的能级。一般有机闪烁体的 S_0 和 S_1 能量间隔为 $3eV \sim 4eV$,更高能级之间的能量间隔更小。在每一个电子能级上还有相当于各种分子振动态的振动能级,其能级间的能量间隔约为 $0.15eV$。在常温时,所有有机分子都处于基态 S_0 的零振动能级。

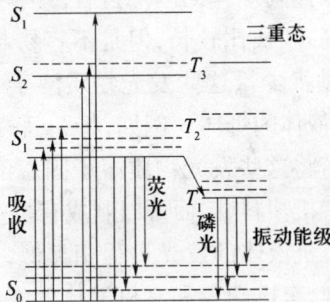

图 6－3　有机闪烁体的分子能级和发光过程的示意图

  当带电粒子进入晶体时,基态的电子获得能量可激发至单重态的高能级 $S_1, S_2, \cdots$,处于比 S_1 更高的能级中的电子在约 $10^{-12}s$ 内通过无辐射跃迁退激至 S_1 能级。在 S_1 态中,高振动能级的电子也很快通过振动驰豫到 S_1 的零振动能级,然后通过发射光子回至基态 S_0。这种过程约为 $10^{-9}s$ 级,发射的光子属于荧光。处于 S_1 态的电子也有可能通过体系间交换能量而转到 T_1 能级。因为

$T_1 \sim S_0$ 是禁戒跃迁的,所以此态的寿命很长,约 10^{-3} s。由 T_1 退激至 S_0 发的光为磷光。当 T_1 态的电子再受激回至 S_1 态时,又发出正常的荧光,这就是有些有机闪烁体发出延迟荧光的原因。从图 6-3和图 6-4 也可以看出,这种荧光光子的能量小于吸收的激发能,不会被自身吸收。

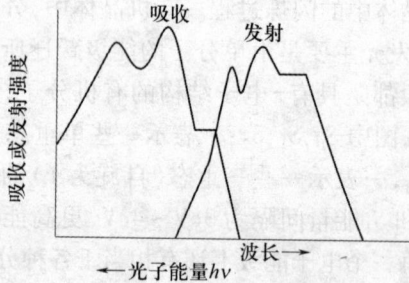

图 6-4　具有图 6-3 所示能级结构有机闪体的吸收光谱和发射光谱

（2）塑料和液体闪烁体的闪烁过程。有一些有机物质,它们的发光效率比较高,波长比较长,但是不容易制成单晶,或者透明度很差。这时可以将少量这些发光物质溶于一透明的有机溶剂中,从而得到有机液体闪烁体。例如,将 5g 联三苯(发光物质)溶于 1L 二甲苯中,若将这些发光物质溶于固态溶剂中,由于固态溶剂通常是透明的有机塑料,因而可以制成有机塑料闪烁体。

有机塑料和有机液体的发光过程相类似,但是与有机晶体略有不同。试验发现,有机塑料和有机液体的发射光谱与溶质的发射光谱相似。关于这一点,有许多发光理论模型解释,比较普通的看法是:当带电粒子通过闪烁体时,溶剂首先被激发,而受激溶剂分子的激发能量,在未猝灭之前会很快传递给溶质分子,使其激发,这种能量传递的效率约为3%。溶质分子受激后,其发光与它单独存在时的发光理论完全相同,可以用图 6-3 来解释。因此,发射光谱与溶质的发射光谱相似。有机塑料和有机溶液的发光过程虽然相似,但其中间能量转换的机理可能不同,目前还不十分清楚。试验发现,有些溶质的发射光谱与光电倍增管的灵敏光谱配合得不十分好。假若以极少量的第二种溶质溶于溶液中,则可以改善闪烁体的光谱特性,使之能很好地与光电倍增管配合。当加入少量的第二种溶质后,第一种溶质分子的激发能量又传递给第二种溶质分子,使它受激而发光,这一过程的效率几乎是100%。由于第二种溶质的作用是将闪烁体的发射光谱向长波方面移动,与光电倍增管能较好的匹配,所以又叫做波长变换剂(或称移动剂)。不过,由于能量从激活剂传输到波长变换剂分子有一个过程,因而使得闪烁体的发光时间略微加长。

2. 闪烁体的主要特性

许多物质在射线作用下虽然都能发光,但能作为闪烁体的并不多。这是因为闪烁体必须具备以下主要特性。

1) 发光效率

发光效率是指闪烁体把吸收的能量转换为光能的能力。通常以能量转换效率表示这种能力的高低。绝对闪烁效率又称能量转换效率,表示在一次闪烁中,产生的闪烁光子总能量 E_{ph} 与它所吸收的射线能量之比:

$$C_{np} = E_{ph}/E \qquad\qquad (6-2)$$

式中: E_{ph} 表示产生光子的总能量; E 表示闪烁体吸收的射线能量。由于历史原因,有时也用平均光输出额来表示发光效率,它定义为闪烁体发出的平均光子数 $\bar{n}_{ph}$ 与它所吸收的射线能量 E 之比:

$$\bar{Y}_{ph} = \bar{n}_{ph}/E \qquad\qquad (6-3)$$

例如,NaI(Tl) 晶体对 β 射线的平均光输出额是每兆电子伏约 3000 个光子。有机闪烁体平均光输出额只有 NaI(Tl) 晶体的几分之一。由于上述两种量的绝对测量是比较困难的,实际上,往往以蒽晶体作标准,使同一种射线在不同闪烁体中损失相同的能量,测量其他晶体的相对脉冲幅度或电流,这种相对值称为相对发光效率。例如表 6-1 中,对 β 射线把蒽的发光效率取为 100,则 NaI(Tl) 晶体的相对发光效率为 230。显然,希望探测核辐射的闪烁体,发光效率越高越好,不仅输出脉冲幅度大,而且光子数较多,统计涨落小,能量分辨率也有改善。但在能谱测量时,为了使线性好,不仅要求较高的发光效率,而且在射线能量变化相当大的情况下其发光效率应保持为一常数。

2）发光光谱

闪烁体受核辐射激发后,所发出的光并不是单色的,其波长有一连续分布,因此闪烁体有发射光谱。一般它的发射光谱相当宽,有一个或数个峰。通常闪烁体给出的发光光谱是与主峰相对应的波长,称为最强发射波长。例如表6－1中,NaI(Tl)的最强发射波长为4150Å,蒽为4470Å。

由于光电倍增管的光阴极对于不同波长的光子的光电转换效率不同,光电倍增管有光谱响应。因此,闪烁体的发光光谱应与光电倍增管的光谱响应相匹配。

3）发光衰减时间

闪烁探测器的主要优点之一是分辨时间小,比G－M计数管小几个量级。闪烁探测器的分辨时间主要取决于闪烁体的发光衰减时间,闪烁体发光时间包括闪烁脉冲上升时间和衰减时间两部分。上升时间主要由闪烁体电子激发时间以及带电粒子在闪烁体中耗尽能量所需时间决定,前者时间很短,可以忽略不计,后者一般小于10^{-9}s。闪烁体的发光衰变规律是很复杂的,因为如上所述闪烁过程,从激发到发射期间还可能有一系列中间过程。闪烁体受激后,对于只有一种发光中心的发光机制,激发和发射都在同一个发光中心进行,电子退激发光一般服从指数规律

$$I(t) = -\frac{\mathrm{d}n(t)}{\mathrm{d}t} = \frac{n_{\mathrm{ph}}}{\tau_0}\mathrm{e}^{-t/\tau_0} \qquad (6-4)$$

式中:$I(t)$表示发光强度;负号表示光子数是减小的;τ_0叫做闪烁体的发光衰减时间。显然,经过时间τ_0,光脉冲下降到最大值的$1/e$。因此,τ_0表示单位时间内发出的光子数减少到最大值的$1/e$所需时间,或者表示发射60%的光子所需要的时间。因为闪烁探测器输出脉冲宽度在很大程度上取决于闪烁体的发光衰减时间,所以τ_0愈短,其分辨时间愈短。无机闪烁体发光衰减时间较长,一般在10^{-6}s～10^{-7}s,有机闪烁体发光衰减时间有快、慢两种成

168

分,其衰减规律可近似表示为

$$I(t) = I_f e^{-t/t_f} + I_s e^{-t/\tau_s} \qquad (6-5)$$

式中:t_f、τ_s分别为快、慢成分发光衰减时间;I_f、I_s为快、慢成分的发光强度,如图6-5所示。有机闪烁晶体发光衰减时间较短,10^{-8}s~10^{-9}s。对于高强度的辐射测量或用于时间测量的闪烁体,应该要求有尽可能短的发光衰减时间。

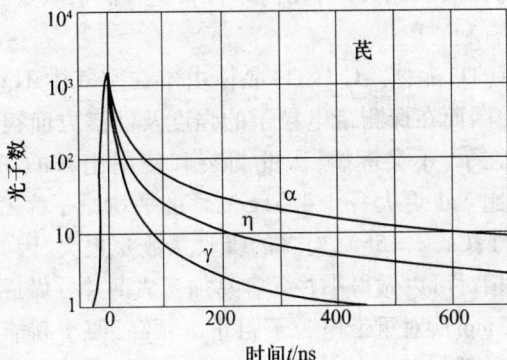

图6-5   有机闪烁体的发光衰减曲线

3. 常用的闪烁体

1)无机闪烁体

(1) NaI(Tl)晶体。NaI(Tl)晶体密度较大,$\rho = 3.67 \text{g/cm}^3$,高原子序数的碘($Z = 53$)占质量的85%,所以对γ射线探测效率特别高,相对发光效率大,约为蒽晶体的两倍多。发射光谱最强波长为4150Å左右,能与光电倍增管的光谱响应较好匹配,晶体透明性好。测量γ射线时,能量分辨率也是闪烁体中最好的一种,对^{137}Cs的0.662MeV γ射线分辨率最佳时可达7%左右。

NaI(Tl)晶体的缺点是容易潮解,吸收空气中水分而变质失效,所以一般使用时都是装在密封的金属盒中。

圆柱形NaI(Tl)晶体和光电倍增管硬质玻璃之间,使用硅油作为光学耦合剂。晶体的四周和底面用干燥的白色氧化镁(MgO)粉末均匀填满,作为光反射层,使晶体中四面八方发射的光经氧化镁反射后,大部分都能透过玻璃进入光电倍增管。外壳为金属铝,外壳底与晶体之间用薄海绵垫衬,外壳接合处涂环氧树脂,起密封作用。

国产 NaI(Tl) 晶体种类很多,有大尺寸的测 γ 射线的晶体,也有几毫米厚的薄晶体,主要用于测量低能 γ 射线和 X 射线。NaI(Tl) 晶体还可以做成井型晶体,在晶体中央部位有一圆柱型空心凹形井,放射源放入此井内,几何条件接近 4π 立体角,对测量弱放射源十分有利。

(2) CsI(Tl) 晶体。CsI(Tl) 晶体由于在空气中不潮解,容易加工成薄片,因而在探测带电粒子的强度及能谱方面很有使用价值。其优点在于:不会潮解,因此封装和使用比 NaI(Tl) 方便得多。其密度比 NaI 更大($\rho = 4.51 g/cm^3$),平均原子序数也比 NaI 大($Na, Z = 11; Cs, Z = 55$),对 γ 的吸收系数 μ 也大,因此效率高,探测器体积相对可以做得小些。容易加工成薄片并做成极薄的蒸发薄膜(0.03mm),对重带电粒子阻止本领高,便于高能 γ 辐射本底下测量 α 及低能 X 射线等。机械强度大,能耐受较大的冲击和振动,且能耐受较大的温度变化而不易碎裂。可用于脉冲形状甄别技术,在混合场中甄别不同粒子。

CsI(Tl) 晶体的不足之处有:Cs(Tl) 的光输出仅为 NaI(Tl) 的 1/2 左右,对 γ 射线能量分辨率较差。目前原材料价格较昂贵,远不及 NaI(Tl) 晶体使用广泛。

(3) ZnS(Ag) 闪烁体。一般将硫化锌(银激活)白色多晶粉末与 1% 有机玻璃粉末混合溶解于有机溶剂中,然后喷涂有机玻璃薄板或膜上,再切割成各种形状。硫化锌涂层一般厚度为 $8 mg/cm^2 \sim 10 mg/cm^2$。

ZnS(Ag) 闪烁体的优点是:发光效率极高,约为蒽晶体的 3 倍,对重带电粒子阻止本领很大;质量厚度为 $15 mg/cm^2$ 的 ZnS(Ag) 涂层对 ^{210}Po 的 α 粒子的探测效率几乎达 100%,而对 γ 射线极不灵敏,所以很适于在 β、γ 本底场中用幅度甄别方法测量重带电粒子 α、β 等。其缺点是 ZnS 涂层是半透明的,不能用来测量 α

170

能量,只能作 α 强度测量,同时发光衰减时间长约为 $100\mu s$。由于 ZnS(Ag)闪烁体价格低廉,效率为 70% ~ 100%,面积又可以做得很大,因此是测量微弱放射性最好的闪烁体。在 α 表面污染监测仪器的探头中大都采用 ZnS(Ag)闪烁体。

(4)有机晶体蒽和芪。有机晶体蒽和芪都是具有良好发光特性的芳香族有机化合物。蒽的分子式为 $C_{14}H_{10}$,是所有有机闪烁体中发光效率最高的,所以广泛采用蒽晶体作为标准,来比较其他闪烁体的发光效率,其原子序数低,含氢量大,是探测 β 与快中子的好材料。蒽价格昂贵,制作困难,且极易炸裂,即使在常温下也经常存在交错的棉花纹,使其透明度变差,目前其主要作为发光效率的比较标准。芪晶体的分子式为 $C_{14}H_{12}$,它的光输出较小,是蒽的 60%,但发光衰减时间小,仅 6ns。它比蒽晶体更为脆弱易碎,所以用的不多。

(5)塑料闪烁体。塑料闪烁体是用固体溶剂制作的一种用途极为广泛的有机闪烁体。它可以测量 α、β、γ、快中子、质子、宇宙射线及裂变碎片等。塑料闪烁体的特点是:制作简便,如国产普通塑料闪烁体是在苯乙烯溶液中加入第一溶质对联三苯和第二溶质 POPOP 后聚合而成,易于加工成各种形状,如柱、片、矩形、井形、管形、薄膜、细丝、微粒等;还可以做成大体积闪烁体,直径上百厘米,用于测量高能粒子或作反符合罩;发光衰减时间短,适用于毫微秒量级的时间测量及高强度测量;透明度高,光传输性能好;性能稳定,机械强度高,耐振动、耐冲击、耐潮湿,不需要封装,耐辐射性能好,居于各种闪烁体的首位。例如,对 ^{60}Co 的 γ 射线总照射剂量达 $10^3 Gy$ 时,发光效率基本不变,总照射剂量达 $10^5 Gy$ 时,发光效率下降到约 90%,所以塑料闪烁体可用于高剂量的辐射场。

塑料闪烁体也有不足之处:软化温度较低,不能用在高温条件下;易溶于芳香族及酮类溶剂;能量分辨本领差,一般只作强度测量。

普通塑料闪烁体都可用来测量 β 射线,但塑料闪烁体对 γ 射线也灵敏,如果在材料中加入不同的溶质,可做成对 β 灵敏,而对 γ 不太灵敏的薄层塑料闪烁体,用于强 γ 本底下测量 β。几种 ST 型闪烁体的主要性能及用途列于表 6－1。

表 6-1 ST 型闪烁体物理

类 型	型 号	密度 /(g/cm^3)	折射率	熔点或软点/℃	相对蒽晶体发光效率	主要成分的误差常数/ns
NaI(Tl)	ST-101	3.67	1.77	650	230	230
	ST-102					
	ST-103					
	ST-104					
	ST-105					
CsI(Tl)	ST-121	4.51	1.70	620	95	1100
	ST-122				75	
ZnS(Ag)	ST-201		—	>1000	300	11000
	ST-202	4.1	—			
	ST-203		—			
	ST-206	1.35	—			
	ST-207	1.45	—			
	ST-211	2.48	—			
	ST-212		—			
塑料	ST-401	1.06	1.6	75~80	40	2~3*
	ST-402	1.05				
	ST-406	1.05				
	ST-407					
	ST-411	1.01				
液体	ST-451	0.898	1.52	—	45	3.7*
蒽晶体	ST-501	1.25	1.62	217	100	30
对联三苯	ST-551	1.23	—	213	30	5.5*
锂玻璃	ST-601	2.31	1.53	>1000	10	100
	ST-602					

性能一览表

最强发射波长/Å	主 要 用 途	开关及特征
4150	测量 γ 射线强度、能谱 测量低能 γ 或射线 加大立体角测量 γ 射线 测较高能量的 γ 射线 反符合屏蔽、低本底测量	圆柱:铝盒、铝入射窗 薄片:铝盒、铍窗(C)、薄铝窗(D) 井状:铝盒、铝入射窗直径大于 200mm 圆柱、铝窗环状与柱型。 不锈钢盒、低钾材料。
5400	测量 α、p、γ 脉冲开关甄别 γ 场中测量 α、X 射线	圆柱、薄片(有机玻璃承放板) 薄膜,有机玻璃承放板上蒸 CsI(Tl)
4500	γ 场中测量 α 强度 测量氡及子体 测量氡及子体 测量快中子强度 测量快中子强度 测量热中子和慢中子强度 测量热中子和慢中子强度	薄片,粉末喷涂有机玻璃承放板上 环状,将 ZnS(Ag) 粉喷涂内壁上 球状,将 ZnS(Ag) 粉喷涂内壁上 厚片,与有机玻璃粉混合热压而成 圆柱,嵌入环状光导 片状,带铝盒、含浓缩^{10}B 片状,带铝盒、含天然硼
4230 3900 4230 4230	γ、β、快中子 强 γ 场下测量 β 测 γ 射线的剂量,X 射线 监测 α、β 强度 γ、β、快中子	柱、薄片、薄膜 薄板(有机玻璃承放板),高 β/γ 比 柱、板、空气等效 ST-401 型薄板喷涂 ZnS(Ag) φ90 以下的圆柱,光输出较高
4200	用于 n-γ 分辨探测快中子	玻璃容器装在铝盒内
4470	α、β、γ、快中子,比较标准	圆柱、片、无封装
3350	低能 β 射线,强 γ 场中测量 β	薄片、有机玻璃承放板
3950	测量 γ 能谱 测量热中子到中能中子的 每平方米的强度	薄片,含天然锂 厚片,含浓缩^{6}Li

（6）液体闪烁体。液体闪烁体是一种有机闪烁体，主要是测量中子及 β 射线，在某些弱放射性或液态样品的测量中也广泛采用。液体闪烁体是用发光物质溶于有机溶液内制成的。它具有发光衰减时间短（纳秒数量级）、透明度好、容易制备、成本较低等优点。液体闪烁体常用二甲苯等作溶剂，并以某些有机闪烁物质和 POPOP 分别作第一溶质和第二溶质。第一溶质为荧光物质，第二溶质称为波长转换剂。当入射粒子进入闪烁液体时，溶剂分子先被激发，然后它很快地把能量传给第一溶质分子，放出波长在 3500Å ~ 4000Å 范围左右的荧光。尽管第一溶质只占百分之几的质量，但由于溶质的能量传递范围可达数毫米远，因此初始核辐射的能量仍有相当多的比例给与荧光物质，从而使液体闪烁体仍有较高的发光效率。此外，由于第二溶质的存在，第一溶质的荧光几乎 100% 被第二溶质吸收。受激后的第二溶质分子退激时放出 4200Å ~ 4800Å 范围的光。这样，它起着使发射光谱的波长向长波方向移动，以与光电倍增管能较好匹配，故称第二溶质波长转换剂。

一种典型的液体闪烁体是将 5g/L 的联三苯和 0.5g/L 的 POPOP 溶于甲苯溶液中，其发光衰减时间为 3.7ns，相对发光效率为蒽的 45%。待测的放射性物质被溶解于液体闪烁体中，造成 4π 几何条件，效率很高，这是液体闪烁体很突出的优点。

液体闪烁体探测器主要用于检测低能 β 射线的微弱放射性活度，如 ^{3}H 和 ^{14}C 等。其另一重要用途是作中子飞行谱仪的探头，利用发光衰减时间短的优点作中子飞行时间测量。其缺点是液体需隔绝空气、密封盛装；有一定毒性，操作时需注意安全；液体闪烁体膨胀系数大，环境温度变化太大易破裂。

（7）BGO 晶体。锗酸铋单晶体分子式为 $Bi_4Ge_2O_{12}$ 简称 BGO。它的最大特点是原子序数高（Bi 的 $Z = 83$），密度大 $\rho = 7.13g/cm^2$，因此对 X 光和 γ 射线的线性吸收系数比 NaI（Tl）还大得多，对低能 X 射线和高能 γ 有特别高的效率，是目前探测 γ 效率最高的一种闪烁体。荧光光谱范围在 3500Å ~ 6500Å，峰值在

174

4800Å 左右,能与光电倍增管很好匹配。BGO 晶体透明性极好,发光衰减时间 $\tau_0 \approx 0.3\mu s$,易于加工,不潮解。缺点是发光效率仅为 NaI(Tl) 的 8%～14%,对 CsI γ 能量分辨率为 26%,主要用于探测低能 X 射线和高能 γ 或电子。

(8) 锂玻璃闪烁体。锂玻璃闪烁体是铈激活后做成的,分子式为 $LiO_2 \cdot 2SiO_2$(Ce),密度 $\rho = 2.31 g/cm^2$,最强发射波长 3950Å,发光衰减时间 $\tau_0 = 50ns \sim 70ns$,机械性能同普通玻璃一样,比无机单晶更易加工成所需形状,对粒子探测有方向性。天然锂制成的玻璃闪烁体可作 β 和 γ 射线强度测量,用丰度 90% 以上 ^6Li 制成的锂玻璃用于中子测量。由于锂玻璃中往往含有较高浓度的天然放射性杂质 ^{232}Th 和 ^{40}K,故不宜用作低水平测量。

(9) $LaCl_3$(Ce) 与 $LaBr_3$(Ce)。氯化镧(铈)——$LaCl_3$(Ce) 和溴化镧(铈)——$LaBr_3$(Ce) 是近几年研制成功的,具有市场成品的新型 γ 射线探测器。主要特点是:光输出大,快闪烁时间,能量分辨率高,对 ^{137}Cs 分别为 3.9% 和 2.8%,温度稳定性好;特别是 $LaBr_3$(Ce) 小于 400K 温度特性保持不变,应用前景诱人。

4. 闪烁体的选择

在实际使用中,选择闪烁体时主要考虑以下几个方面的问题:

(1) 选用闪烁体的种类和尺寸必须适应于所探测射线的种类、强度和能量,对粒子有较大的阻止本领,在测量一种射线时能排除其他种射线的干扰。一般测量 α 强度时,用 ZnS(Ag) 闪烁体或 CsI(Tl) 晶体;测量 β 射线时,大都用塑料闪烁体,或液体有机闪烁体;测量 γ 射线用 NaI(Tl) 或 CsI(Tl) 晶体。

(2) 闪烁体的发光效率足够高,有较好的透明度和较小折射率以使闪烁体发射的光子尽量被收集到光电倍增管的光阴极上。

(3) 在作时间分辨计数或短寿命放射性活度测量中,应选取发光衰减时间短及能量转换效率高的闪烁体。

(4) 闪烁体的发射光谱应尽可能好地和所用光电倍增管的光谱响应配合,以获得高的光电子产额。

(5) 作为能谱测量时,要考虑发光效率对能量响应的线性范围。所谓闪烁体的能量响应是指闪烁体的能量转换效率和探测效率(或灵敏度),与入射粒子能量的关系。

5. 光学收集与光导

光学收集系统包括反射层、耦合剂、光导等。它可使闪烁体发射的光能够均匀、有效地收集在光电倍增管的光阴极上,如图6-6所示。

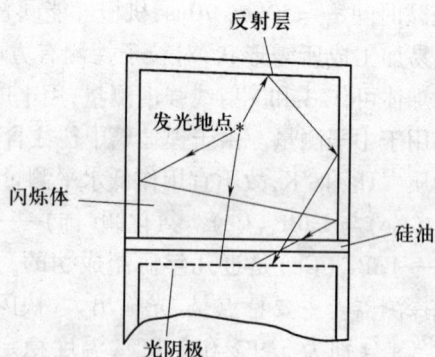

图6-6 闪烁探测器光学收集系统示意图

1) 反射层

反射层的作用是把闪烁体中向四周发射的光有效地收集到光阴极上,一般用做反射层的材料有氧化镁、二氧化钛、铝箔、镀铝塑料薄膜等。例如,NaI(Tl)晶体封装时,四周填充一层漫散射物质氧化镁粉末,使光子经过多次反射,仍能到达光阴极上面被收集。塑料闪烁体等周围和顶面可用铝薄膜包起来,组成反射镜,使射向四周边界的光子反射回来,最后落在光阴极上。

2) 光学耦合剂

由于闪烁体与光阴极接触的界面中存在着空气,为了尽量减少光线在闪烁体与光阴极窗界面的全反射,需要在闪烁体与光电倍增管之间涂上一层光学耦合剂,其作用是增大临界角有效地把光传输到光电倍增管的光阴极上,从而减少了光在界面上的全反射,如图6-7所示。光学耦合剂有硅油、硅脂、甘油、真空泵油等。

176

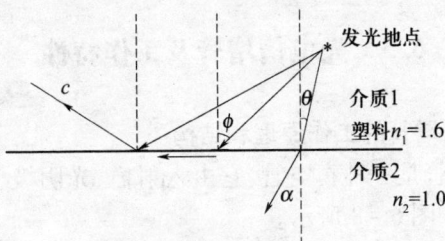

图 6 – 7   光线在闪烁体空气界面之间的折射与反射

例如:塑料闪烁体不加硅油时 $n_1 \approx 1.6$,空气 $n_2 \approx 1$,临界角 $\varphi = \arcsin(1.0/1.6) \approx 39°$;涂上硅油,使闪烁体和光阴极之间只有硅油,没有空气,此时临界角 $\varphi = \arcsin(1.41/1.6) \approx 62°$,显然透射率好得多。使用耦合剂时,必须注意普通硅油对塑料闪烁体有腐蚀性,最好使用甲基硅油。对经常要拆换的闪烁体,宜用一些硅油,如果长期固定使用,可用较稠的硅油,加上光学耦合剂,可使输出脉冲幅度比不加时增加 1/3 倍 ~ 1 倍。

3) 光导

光导的作用是有效地把光传输到光电倍增管的光阴极上。通常在下述情况使用光导:

当闪烁体和光阴极的几何表面不一致时,可以用光导作为中间过渡,使闪烁体射出的光子较多地进入光阴极;在强电磁场中探测射线时,光电倍增管不能放置在此强电磁场中,可用较长的光导将光引到光电倍增管的光阴极上;由于受空间限制,有时只能把体积很小的闪烁体放在体内,这时可用长的纤维光导将光引到光阴极上。

光导材料有聚乙烯基甲苯、聚苯乙烯塑料、有机玻璃、石英玻璃等。有时,也可采用"空气光导"。由于各种光导材料对光的透射率和光的波长、光导长度有关,因此可以根据闪烁体的发射光谱和实际应用选择光导材料和长度。光导的形状和尺寸应根据用途而定,一般有圆柱体、截顶圆柱体、长条、长丝等形状。

6.3 光电倍增管及工作特性

1. 光电倍增管的工作原理和结构

光电倍增管是一种真空管,它由入射窗、光阴极、倍增系统和阳极等构成,如图6-8所示。

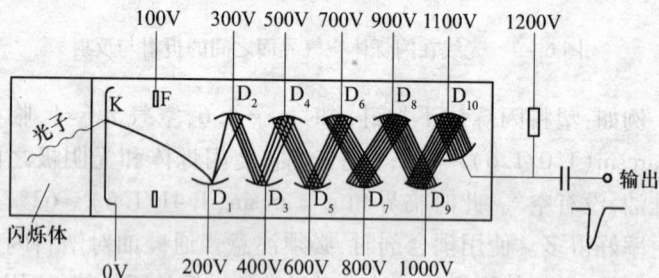

图6-8 光电倍增管的结构和工作原理

1) 光电倍增管的工作原理

从闪烁体出来的光子通过光导,射向光电倍增管的光阴极,由于光电效应作用,光子在光阴极上打出光电子,光电子经电子光学输入系统被加速,聚焦后射向第一倍增极。每个光电子在倍增极上可击出几个电子,这些电子射向第二倍增极,再经倍增射向第三倍增极,直到最后一个倍增极。最后,阳极把所有的电子收集起来,转变成电流或电压脉冲信号输出。每个倍增极的电压由分压器提供,且后极高于前极递次增加。

2) 光电倍增管的结构

光阴极是接收光子并放出光子的电极。一般是在真空中,把阴极材料蒸发在光学窗的内表面上,形成半透明的端窗阴极。最常用的如锑铯化合物(Cs-Sb)和K-Cs-Sb双碱阴极等。

电子光学输入系统是光电倍增管的一个重要组成部分,紧接在光阴极的后面。它的作用是把光阴极产生的光电子经过电子光学输入系统加速、聚焦后,被收集到倍增极D_1上,再进行倍增放

178

大。简单的电子光学输入系统是由光阴极和倍增极 D_1 组成,中间无聚焦极,但是收集到 D_1 上的光电子较少;复杂的电子光学输入系统则中间有聚焦极和加速极,从而使光阴极射出的光电子尽可能同时均匀射到 D_1 上。

倍增极是将到达倍增极 D_1 的光电子经过 $D_1 \sim D_{10}$ 一系列倍增极进行倍增。当一个电子打在倍增极上后,一般可以从这些材料上打出 3 个 ~6 个电子,倍增极一般是 9 个 ~14 个,各极之间加上约 100V 的电位差。通常对倍增极的性能和形状要求是:二次发射系数大,热电子及光电子发射小,大电流工作时稳定性好,能有效地收集由前一级来的二次电子,并将其倍增产生的二次电子送到下一级。倍增极是用脱出功较大的材料,在镍片上经真空蒸发形成 Sb – Cs 或 K – Cs – Sb 化合物,或采用 AgMg,CuBe 合金电极经激活处理的。

阳极是收集电子,并给出输出信号的电极。阳极要求采用电子脱出功较大的材料,如镍、钼、铌等。

3) 光电倍增管的类型

光电倍增管可分为"聚焦型"和"非聚焦型"两类。在每一类中,按照倍增极的几何形状和排列方式不同,又可分为几种。

(1) 百叶窗式非聚焦型。如国产 GDB – 44 型光电倍增管结构如图 6 –9(a)所示。每一个倍增极都是由窄的薄片排列成"百叶窗"的式样,倍增极的前面装有屏蔽网以阻止电子返回到发射电子的倍增极上。通常在最后两个倍增极之间放置很细的网栅,从倒数第二个倍增极发出的电子穿过很细的阳极网栅射到最后一个倍增极,然后才被阳极收集。在这种光电倍增管中,极间没有聚焦作用,这种管子的电子渡越时间及其分散都较大。它的优点是:暗电流特性好,平均输出电流较大,脉冲幅度分辨率较好,其放大倍数随倍增极数目不同而异,可达到 $10^8 \sim 10^9$ 左右。

(2) 直线聚焦型。如图 6 –9(b)所示,在这种管子中,倍增极呈瓦片形,并沿直线排列,各级之间有聚焦电场。与环形聚焦型相比,电子渡越时间稍大,且渡越时间分散相接近。与非聚焦型相比

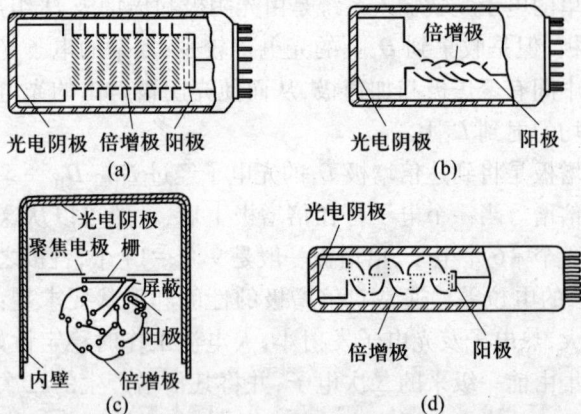

图 6-9　光电倍增管倍增极结构及类型

(a) 百叶窗型；(b) 直线聚焦型；(c) 环状聚焦型；(d) 盒栅型。

聚焦型结构的电子渡越时间分散小,脉冲线性电流大,极间电压的改变对增益的影响大。

(3) 环状聚焦型。如图 6-9(c)所示,在这种光电倍增管中,倍增极呈瓦片形,并排列成环状,各级之间有很强的聚焦电场。由于它的排列紧凑,所以电子在其中行经的路程短,渡越时间亦短,故适用于要求时间响应较快的闪烁计数器。

(4) 盒栅式非聚焦型。它的结构如图 6-9(d)所示,管子中的各倍增极(除末级外)的排列形状呈盒子形,光阴级一般蒸发在管壳顶端玻璃内壁。个别管子在前方侧壁内也蒸上阴极材料,增加了光阴极的有效面积,称为"四面窗"光阴极光电倍增管,适用于弱放射性的测量,如 GDB-28。盒式结构光电倍增管时间特性较差,线性电流小,一定电压下放大倍数较大,一般放大 10^7 倍左右。另外盒式结构的倍增极便于做成小体积,如 GDB-14,GDB-23,GDB-28 小型管都采用盒式倍增极结构。

2. 高压电源和分压器

光电倍增管从阳极、各个倍增极、最后到阴极的电压是逐渐递减的。通常使用直流高压电源串接一串电阻分压器供给,如图6-10所示。

180

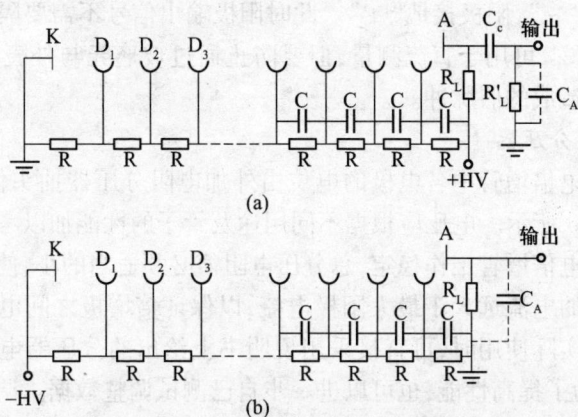

图 6 - 10　分压器电路和正、负高压接法

（a）高压接法；（b）负高压接法。等效阳极负载电阻在

（b）中为 R_L，在（a）中为 R_L 与 R'_L 并联的电阻，C_A 阳极电容。

1）高压电源

光电倍增管的工作高压在产品说明书上虽已给出，但由于工艺上的不一致，即使同一型号的管子，放大倍数的差异也较大。因此要求电源电压有较大的调节范围，一般在 600V ~ 1500V。高压电源的输出电流由流经分压电阻的电流来决定。由于光电倍增管内电流也要经过分压电阻，这就会改变倍增极之间的电压，为了尽量减少这种影响，要求高压电源流经分压电阻的电流 $I_R \approx 25 I_{max}$。I_{max} 为可能产生的最大阳极电流或至少等于平均输出电流 I_a 的 20 倍。

正高压和负高压都可以使用，各有利弊。选用正高压接法时（图 6 - 10（a）），阳极接正高压端"＋"，光阴极和光电倍增管外壳接地"－"，使避光外壳和电磁屏蔽外壳都在地电位，能够防止暗电流增加和工作不稳定。在要求较高的能谱测量中，特别是低能低本底测量中使用正高压。正高压也有缺点，脉冲输出要用耐高压电容，分布电容较大；另外由于开关高压时，有的电源有较大的跳变，通过耦合电容 C_c 进入测量电路，易造成晶体管击穿，所以应采取防护措施。选用负高压接法时（图 6 - 10（b）），光阴极接负高压端"−",阳极接地"＋"。此时阳极输出信号不需要隔直流耦合电容 C_c，可用于直流测量，但要防止通过玻璃壳与外壳（接地）漏电流造成的假脉冲。

2）分压器

光电倍增管中各电极的电位由外加电阻分压器抽头供给，如图 6−10 所示。电压应根据不同用途及管子的性能加以考虑。为保证光电倍增管工作稳定，总分压电阻值必须适当的小，使流经分压电阻的电流远大于最大阳极电流，以保证倍增极之间电压基本不变。实际使用时，可直接采用说明书上给出的分压器电阻推荐数值；为了提高性能，也可以进一步自己测试调整数据。调整时应考虑以下几个问题：

（1）阴极—第一倍增极之间电压。阴极的面积往往做的较大，到第一倍增极之间的距离也较远。这一段路程对整个管子的渡越时间分散影响较大。维持阴极与第一倍增极之间适当高的电场，有利于提高信噪比和能量分辨率。有的光电倍增管在光阴极 K 与第一倍增极 D_1 之间还有聚焦电极 F，这样三个电极组成一个电子光学输入系统。适当调整它们之间的电位分布，可以使大部分光电子都能顺利到达第一倍增极的有效面上，从而获得较大的收集效率 g_c。

（2）中间倍增极电压。一般采用均匀分压器，其电压绝对值大小可根据需要的放大倍数来调节。但对聚焦型管子，开始几个倍增极之间的电压对脉冲幅度分辨率及时间分辨特性仍有相当大的影响，应仔细调整选择。

（3）最末几级倍增极间电压。由于在最末几级倍增极中的电流已相当大，为避免空间电荷效应，一般使用非均匀分压器使最末二、三级倍增极之间有较高的电压，否则倍增管的线性工作范围要受到限制。这在作能谱分析和时间测量时，是应该注意的。同时，为了避免在最后几个倍增极上，由于脉冲电流过大使极间电压下降，一般在分压电阻上并联旁路电容 C。

（4）末极倍增极和阳极之间电压。阳极仅仅收集电子，而不再继续倍增,故末极倍增极和阳极之间的电压一般选取的比较低。

（5）分压器的电阻。电阻选用具有较小的温度系数和较高的稳定性,实际耗散功率应比额定功率小;总功率耗散不宜太大,以避免光电倍增管性能的慢漂移变化,这点对作长时间测量的实验特别重要。

3. 光电倍增管的特性参数

光电倍增管的特性参数是正确选用器件的依据,主要包括以下几个方面:光电转换特性;电子倍增特性;噪声和暗电流;时间特性等。

1）光谱响应和灵敏度

（1）光谱响应。

光阴极受到光照射后所发射光电子数与入射光子数的比值称为量子效率,它是波长的函数,用 $Q_k(\lambda)$ 表示,称做光阴极的光谱响应,如图 6 – 11 所示。光谱长波端和短波端的响应极限主要由光阴极材料和入射窗对光的吸收限制。选用光电倍增管时,其光谱响应与闪烁体的发射光谱相匹配。

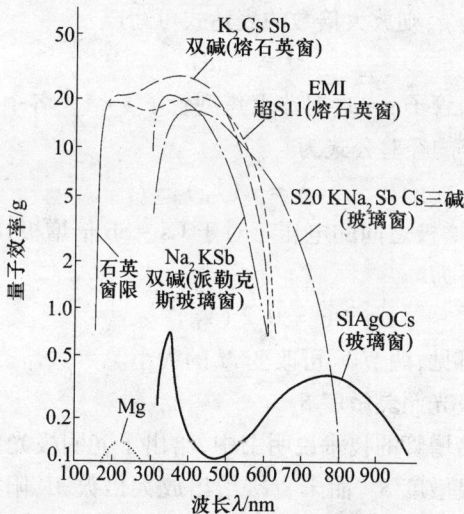

图 6 – 11 几种光阴极窗材料的光谱响应

（2）光阴极光照灵敏度。

一定光通量 F 的白光照射阴极所能获得的光电子流 i_k 称为光阴极光照灵敏度

$$S_k = \frac{i_k}{F} \qquad (6-6)$$

式中：i_k 单位为微安（μA）；F 为光通量，单位为流明（lm）。国际电工委员会规定，以色温为 2856K 的钨丝灯作为灵敏度测量光源。

2）光电倍增管的放大倍数及阳极灵敏度

（1）光电倍增管的放大倍数 M

从光阴极射出，到达第一倍增极的一个电子，经多次倍增后在阳极得到的电子数 M，叫光电倍增管电流放大倍数（增益）

$$M = \frac{\text{阳极接收到的电子数}}{\text{第一倍增极收集到的电子数}} \qquad (6-7)$$

M 在理想情况下一般可写成

$$M = \delta^n \qquad (6-8)$$

式中：δ 为平均二次发射系数；n 为倍增极的数目。如果倍增极电子传递效率为 g，则放大倍数的表达式可写成

$$M = (g\delta)^n \qquad (6-9)$$

对聚焦型管子 $g \approx 1$，对非聚焦型管子 $g < 1$。各个倍增极的二次发射系数 δ 的经验公式为

$$\delta = a(V_D)^b \qquad (6-10)$$

式中：V_D 为倍增极之间的电压。对于 Cs – Sb 倍增极，$a = 0.2$，$b = 0.7$，上式可写为

$$\delta = 0.2(V_D)^{0.7} \qquad (6-11)$$

由此式可见，调节 V_D 可改变 M 的大小。

（2）阳极光照灵敏度 S_a

在光电倍增管的技术说明书中，给出了光阴极光照灵敏度 S_k 和阳极光照灵敏度 S_a，而未直接给出放大倍数 M；阳极光照灵敏度的物理意义是 1lm 的光通量照在光阴极上时，在光电倍增管阳极上输出的电流（阳极电流）S_a 的数值。由式（6–7）可得

$$S_a = g_c M S_k = \frac{阳极电流\ i_a}{入射光通量\ F} \qquad (6-12)$$

式中:g_c是光电子从阴极到达第一倍增极的收集效率;S_a 单位 A/lm。

实验测量给出:当入射光通量 F 增大时,阳极电流 S_a 在相当宽的范围内(F 从 10^{-13}lm 增加到 10^{-11}lm)是线性增大的,图 6-12 即表示这种线性关系。但光通量 F 太大时,就出现偏离线性。其原因是:倍增极发射二次电子发生疲劳,使放大倍数减小;最后几级倍增极和阳极上有空间电荷堆积;有可能分压电阻选择不当,使最后几级倍增极以及阳极之间的电压降低,放大系数减小。

由式(6-8)和式(6-10)知,$S_a \propto V_D^{bn}$(V 为总电压),$\log i_a \propto \log V$ 故两个对数有线性关系。通常在光电倍增管手册上都可查到如图 6-13 所示的对数直线,如国产 GDB 管手册上,给出了每种型号管的 $S_a - V$ 对数图。随着阳极电流增加到某个值,会出现非线性,$\log S_a$ 增加变得缓慢。

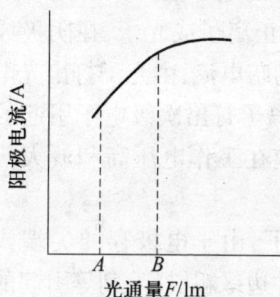

图 6-12　在一定电压下阳极
电流和光通量 F 的关系

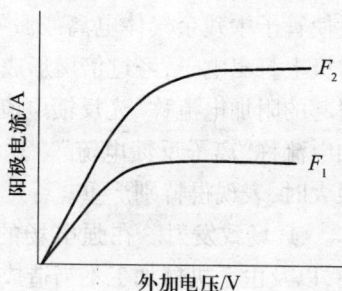

图 6-13　阳极电流和外加
电压关系

3) 光电倍增管的暗电流与本底脉冲(暗噪声)

当光电倍增管无光照射时(严格说,完全隔绝辐射时),所产生的阳极电流称之为"暗电流"。阳极暗电流是在一定的电压下或在达到一定的阳极光照灵敏度所需的总电压下测定。通常在 10^{-7}A ~ 10^{-10}A 数量级,是光电倍增管的主要参数之一。

（1）暗电流的来源。

① 热发射。光阴极的材料具有较低的"功函数"，在室温下也有一定的热电子发射，它与光电子同样会被倍增。这种热发射引起的暗电流是不可避免的，特别是在微弱光的测量中影响颇大。在通常情况下，阴极的热发射是暗电流的主要成分。

光阴极热发射电流密度由下面的理查逊公式决定：

$$I = 120T^2 e^{-\Phi/KT} \qquad (6-13)$$

式中：T 为绝对温度；K 为玻耳兹曼常数；Φ 为光阴极材料功函数，大多数材料其值在 1eV~1.5eV。可见热发射电流和温度关系极为密切，而为了减少这种发射的暗电流，有效的办法是冷却光电倍增管。

② 欧姆漏电。主要是指管内和沿壁玻璃表面上的电极漏电。所谓"管内漏电"，是指管内有一定碱金属蒸汽凝结附着在绝缘支架上，因而产生漏电；而玻璃壳表面和管座潮湿沾污又引起"管外漏电"。所以使用中应保持管子的干燥和清洁。

③ 残余气体电离。光电倍增管中的电子通常具有足够的能量使管子中残余气体电离或激发产生正离子或光子，在阴极或倍增极上打出电子，经过倍增形成附加的暗电流；由光子打出光电子引起的附加电流称"光反馈电流"，由离子打出次级电子引起的附加电流称"离子反馈电流"。这种效应在工作电压高和放大倍数很大时，表现得特别严重。

④ 场致发射。在强电场的条件下，由于电极存的尖端或棱角，以及由于机械加工不当造成的零件边缘粗糙、毛刺等引起的电子发射称为"场致发射"，也会产生附加暗电流。这种效应只在很高的电压时才有显著表现。

⑤ 切伦科夫光子。光电倍增管的窗材料可能含有少量的 ^{40}K、镭和钍等，它们衰变时产生 β 粒子，另外宇宙射线中的 μ 介子，它们在穿过窗时都会产生切伦科夫光子，从而引起暗电流。这种暗电流不受冷却温度的影响，大幅度的闪烁脉冲就是这个效应引起的。

⑥ 玻璃管壳放电和玻璃荧光。当使用负高压电源时，金属屏

蔽与玻璃管壳接触处在管壳内表面会产生放电,引起暗电流和工作不稳定。解决的办法是将外部的金属屏蔽壳与阴极结成同一电位,或使屏蔽壳与管子分开,不与玻璃壳接触。

另外,受外部强辐射场辐照时,可能引起玻璃发荧光,也会产生暗电流。

由于光电倍增管具有"光敏性",曝光时阴极将吸收能量;当管子加上高压后,它就会产生额外的暗电流。因此,在实用上,光电倍增管曝光后,应在暗室中放置数 10h,让暗电流降到它的平衡值后再使用。

(2)本底噪声脉冲。光阴极和前几个倍增极上每发射一个热电子,就会在阳极输出端产生一个脉冲,这是"本底噪声脉冲"。本底脉冲的大小用"等效噪声能量"表示。等效噪声能量定义为当噪声脉冲计数为 50/s 时,积分甄别电压的相应能量。

一般这一等效噪声能量为 $100eV \sim 10keV$,利用闪烁计数器记录能量较高的核辐射时,本底脉冲很容易被甄别掉。但在低能粒子测量中,或者在所谓"光子计数技术"中,外来粒子或外来光子引起的脉冲幅度和本底脉冲幅度为同数量级,则不可能用常规积分甄别电压的方法去除噪声脉冲,而只能作为本底计数。故通常以高于某一规定阈值的暗计数来表征管子噪声的大小。

为降低本底最好选择低噪声的光电倍增管,如国产的 GDB – 44D,噪声能当量小于 $0.5keV$;也可以用降低光电倍增管工作温度或用双管符合的方法。

4)光电倍增管时间特性

光电倍增管光阴极接收到光信号时,并不能立即就在阳极输出电流脉冲,因为光电子从光阴极,经过多次倍增极倍增到达阳极,其间飞行一段路程需要一段时间,这段时间称为光电倍增管的渡越时间。由于各电极发射的电子初始速度不同,电子所经过的路径也不完全相同,因此这一时间有长有短。即使输入光信号为 δ 函数,阳极电流脉冲仍将是展宽的。为了表征光电倍增管的时间特性,一般用脉冲上升时间、脉冲时间响应宽度、渡越时间和渡越时间分散(时间分辨本领)等参量来描述,如图 6 – 14 所示。

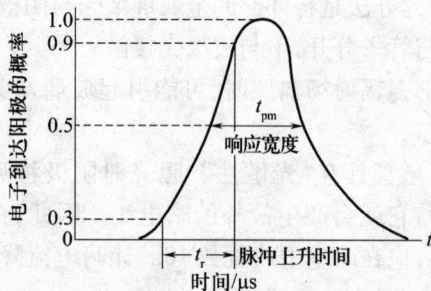

图 6 – 14 光电倍增管的脉冲上升时间与响应宽度

光电倍增管脉冲上升时间 t_r 定义为:应用 δ 函数光源照射光阴极时,从阳极脉冲前沿峰值的 10% 上升到 90% 所需要的时间,此时脉冲的半高宽为响应宽度 t_{pm}。

渡越时间 τ 的严格定义是:δ 函数光源的闪光到达阴极瞬间与阳极输出脉冲前沿达半幅度处时刻之间的时间间隔。

渡越时间分散的定义是:当多次重复用 δ 函数光源照射光阴极时,渡越时间谱最大值 1/2 处的全宽度 $\Delta\tau$,如图 6 – 15 所示。

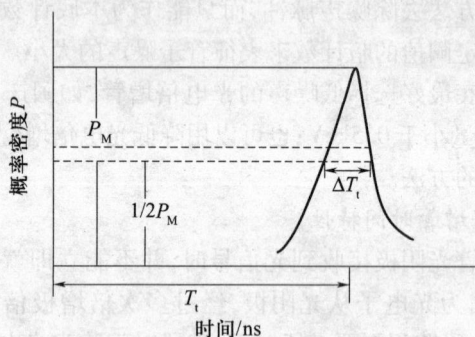

图 6 – 15 渡越时间分散的定义

渡越时间分散限制了光电倍增管对事件发生时刻的精确测量,因此它又称为光电倍增管的时间分辨率。对聚焦型光电倍增管 $\Delta\tau$ 约为数百皮秒至数纳秒。

5) 稳定性

用闪烁计数作为放射性活度测量或光度学测量中,光电倍增管具有良好的稳定性是特别重要的。测定稳定性最主要的是在恒定源照射下,测量光电倍增管阳极电流随工作时间的变化。它比通过测量脉冲幅度或脉冲积分计数率的起伏来检验稳定性更为直接,更为精确。实验表明,光电倍增管的阳极电路随工作时间的变化表现为两个过程。第一快变化过程,一般是在几十分钟到几个小时,阳极电流较快地下降;第二是慢变化过程,阳极电流在较长时间内平稳地略有下降。一般规定阳极电流的相对变化在 8h 内应小于 10%。必要时还要测定随温度变化的稳定性和随计数率变化的稳定性等。部分国产光电倍增管型号和主要参数见表6-2。

表6-2 部分光电倍增管主要参数

型 号	外径/mm	光阴极有效直径/mm	次阴极型式	阴极光照灵敏度/(μA/lm)	阳极光照灵敏度/(μA/lm)	推荐电压/V	暗电流/nA	能量分辨率/%	噪声能当量/keV	主 要 用 途
GDB-10	51.5		百叶窗式	35		<2000	1	≤12		高强度计数和能量测量用于一般计数测量
CTDB-19A	48		直线聚焦	15		<2000	1	≤12	≤5	能量测量
GDB-23T	28	23	盒式	50	200	1020	0.5	10.8	<5	能量测量(四面窗)
GDB-28	28	23	盒式	50	200	930	5	≤9	≤1.0	能量测量
GDB-44F	51	44	百叶窗式	70	50	1200	6	≤13	≤0.5	低能测量
GDB-44D	51	44	百叶窗式	50	50	1050	2		≤1.4	计数测量
GDB-44W	51	44	百叶窗式	50	50	1200	8			
GDB-50L	51	44	直线聚焦	55	2000	1950	35			高灵敏度,适于低能测量
GDB-52D	51	44	百叶窗式	30	2000	1400	10	6-11	0.1	低测噪声,适于低能测量
GDB-52P	51	4	百叶窗式	50	500	1300	10	6-11	0.8	计数测量
GDB-53LA	51	10	百叶窗式	75	2000	1350	0.1			微光测量
GDB-76F	80	75	百叶窗式	45	200	1500	10	<10	<1	能量测量
GDB-76D	80	75	百叶窗式	40	200	1500	10	<12	<1	低能测量
GDB-76P	80	75	百叶窗式	40	200	1600	50	<16	<5	计数测量
GDB-100	114	100	百叶窗式	40	50	1300	20	~12	~2.5	适于一般计数测量
GDB-200F	220	200	百叶窗式	40	200	1650	200	≤20		能量测量
GDB-200P	220	200	百叶窗式	40	200	1650	200	≤25		适于一般计数测量
GDB-300	302		百叶窗式	≥401						适于一般计数测量

6.4 闪烁计数器

闪烁体与光电倍增管两者耦合以后,再配以电子学仪器,就成为闪烁计数器。闪烁计数器在核辐射探测中是应用较为广泛的一种探测器。下面我们就应用中的几个主要问题加以讨论。

1. 闪烁探测器的输出脉冲

1) 输出脉冲电荷

从核辐射进入闪烁体开始,到光电倍增管阳极负载上建立电压脉冲,如前原理所述的五个过程,下面讨论每个作用过程对脉冲输出总电荷量的贡献。

核辐射作用于闪烁体引起闪烁体原子或分子的电离、激发。若入射粒子量为 E_0,则在闪烁体中损失的能量为

$$E = E_0 A \tag{6-14}$$

式中:A 表示入射粒子能量留在闪烁体中的份额。

闪烁体发射总光子数为

$$n_{ph} = \frac{E_0 A C_{np}}{h\nu} \tag{6-15}$$

式中:C_{np} 为发光效率;$\overline{h\nu}$ 为对发射光谱平均光子能量。光子在到达光阴极之前,由于闪烁体壁的吸收和自吸收,以及光导系统(包括耦合硅油)中的吸收及全反射损失,最后能够达到光阴极的光子数为

$$F_{ph} \cdot n_{ph}$$

式中:F_{ph} 为光子收集效率,一般 $F_{ph} \approx 0.3$ 左右。

第一倍增极收集到的光电子数为

$$n_e = \frac{E_0 A C_{np} F_{ph} g_c}{h\nu} \cdot \overline{Q}_k = n_{ph} F_{Ph} g_c \overline{Q}_k = n_{ph} \cdot \overline{T} \tag{6-16}$$

式中:$\overline{T} = F_{ph} g_c \overline{Q}_k$ 为平均光电转换效率;g_c 为光电子到达第一倍增极的收集效率(一般为 0.9);$\overline{Q}_k$ 为量子效率 $Q_k(\lambda)$ 对发射光谱

的平均值。

第一倍增极收集到的光电子经光电倍增管放大 $\overline{M}$ 倍后，在阳极上收集到电荷为

$$q = n_{\mathrm{e}}\overline{M}e = n_{\mathrm{ph}}F_{\mathrm{ph}}g_{\mathrm{c}}\,\overline{Q}_{\mathrm{k}}Me = n_{\mathrm{ph}}\overline{\overline{T}}\,\overline{M}e \qquad (6-17)$$

式中：e 为电子电荷。事实上，闪烁体发射的总光子数 n_{ph} 和光电倍增管放大倍数 $\overline{M}$ 都有涨落。因此上式可写为

$$\overline{q} = n_{\mathrm{ph}} \cdot \overline{T} \cdot \overline{M} \cdot e \qquad (6-18)$$

通过以上讨论，可以看出，为了提高脉冲输出电荷量和电流，在设计和使用闪烁探测器时，必须在每个环节中尽量增大对最后输出的贡献。这些环节是：增大闪烁体尺寸可以使 A 增加；选择发光效率大的 C_{ph} 闪烁体；选择反射系数大的反射层及性能良好的光导系统，以提高光子收集效率 F_{ph}；调整光电倍增管前几级的分压电阻，获得尽可能大的收集效率 g_{c}；最后选择能够与闪烁体相匹配的光电倍增管，使 Q_{k} 尽可能大。这样不仅使闪烁探测器具有较大的脉冲输出，而且还具有良好的能量分辨率。

2）输出脉冲波形

下面我们讨论光电倍增管输出的闪烁电压脉冲形状与外电路的关系。当渡越时间分散 $\Delta\tau \ll \tau_0$ 时，阳极电流 $i_{\mathrm{a}}(t)$ 函数形状和发光强度 $I(t)$ 几乎一样，仅在时间上有一个延迟。为了简单起见，下面仅讨论 $\Delta\tau \ll \tau_0$ 的情况，即假设 $\Delta\tau$ 比闪烁体发光衰减间 τ_0 小很多。此时伴随着一次闪烁事件，光电倍增管阳极负载上的电压脉冲波形状仅仅和闪烁体发光衰减时间以及外电路时间常数 RC 有关。

阳极负载电路如图 6-16 所示。设闪烁发光光子数变化服从指数衰减规律式（6-17），则阳极电流随时间变化为

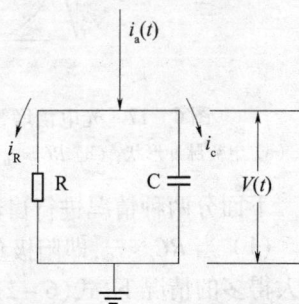

图 6-16　光电倍增管阳极负载
电路时间常数为 RC

$$i_a(t) = i(0)e^{-t/\tau_0} = \frac{q}{\tau_0}e^{-t/\tau_0} \qquad (6-19)$$

式中:q 是一个阳极电流脉冲所包含的总电荷量,它由式(6-17)或式(6-18)确定。$i_a(t)$ 的变化规律如图6-17(a)所示。由图6-16得

$$i_a(t) = i_c + i_R = C\frac{\mathrm{d}V(t)}{\mathrm{d}t} + \frac{V(t)}{R} \qquad (6-20)$$

此方程解的阳极脉冲电压形状为

$$V(t) = \frac{RC}{RC - \tau_0} \cdot \frac{q}{C}(e^{-t/RC} - e^{-t/\tau}) \qquad (6-21)$$

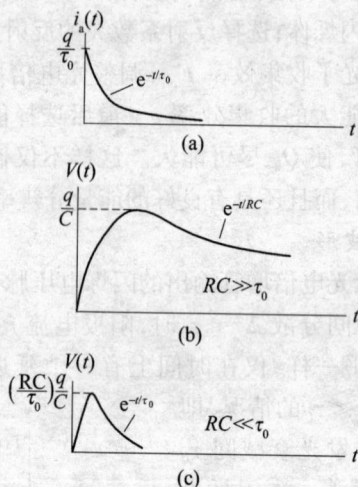

图6-17　光电倍增管阳极输出电流和电压脉冲形状

(a)电流脉冲形状;(b)$RC \gg \tau_0$电压脉冲形状;(c)$RC \ll \tau_0$电压脉冲形状。

下面分两种情况进行讨论:

(1)当 $RC \gg \tau_0$,即阳极负载电路时间常数比发光衰减时间常数大得多的情况下,式(6-21)变为

$$V(t) = \frac{q}{C}(e^{-t/RC} - e^{-t/\tau_0}) \qquad (6-22)$$

当 $t \ll RC$ 时,电压脉冲上升

$$V(t) \cong \frac{q}{C}(1 - e^{-t/\tau}) \qquad (6-23)$$

当 $t \gg RC$ 时,电压脉冲下降

$$V(t) \cong \frac{q}{C}e^{-t/RC} \qquad (6-24)$$

电压脉冲形状如图 6-17(b) 所示,幅度为 q/C。脉冲幅度虽大,但脉冲很宽。当闪烁探头用于能谱测量,以获得良好的能量分辨率为主要目的;或者作计数测量,但计数率不太高时,则应选择 $RC \gtrsim \tau_0$ 或 $RC \gg \tau_0$。

(2) 当 $RC \ll \tau_0$ 时,式(6-21)变为

$$V(t) \cong \frac{RC}{\tau_0} \times \frac{q}{C}(e^{-t/RC} - e^{-t/\tau_0}) \qquad (6-25)$$

当 $t \ll \tau_0$ 时,电压脉冲上升

$$V(t) \cong \frac{RC}{\tau_0} \times \frac{q}{C}(e^{-t/\tau_0} - e^{-t/RC}) \qquad (6-26)$$

当 $t \gg \tau_0$ 时,电压脉冲下降

$$V(t) \cong \frac{RC}{\tau_0} \times \frac{q}{C}e^{-t/\tau_0} \qquad (6-27)$$

电压脉冲波形如图 6-17(c) 所示,脉冲幅度等于 $\frac{RC}{\tau_0} \times \frac{q}{C}$。脉冲宽度虽然很窄,但幅度比第一种情况小得多。当闪烁探头用于时间测量或在高计数率情况下使用,则应选择 $RC \lesssim \tau_0$ 或 $RC \ll \tau_0$。

由上面讨论可知,为了提高时间分辨率,即要求闪烁体的发光衰减时间短,光电倍增管的时间响应快,还必须选择小的负载电路时间常数。目前较好的闪烁探测器分辨时间好于零点几纳秒,是核辐射探测器最快的一种。作为闪烁探头的组成部分:闪烁体、光电倍增管及负载电阻,电容在时间特性上,要根据应用目的而互相匹配好。

2. 能量分辨率

在核辐射测量中,闪烁计数器重要应用之一就是 γ 能谱的测

量。闪烁探头总能量分辨率可以写成以下形式

$$R^2 = R_M^2 + R_T^2 + R_I^2 \qquad (6-28)$$

式中: R_M^2 为光电倍增管统计涨落以及光子数统计涨落的贡献; R_T^2 为闪烁体产生的光子转变成打到第一倍增极上电子的整个过程统计涨落的贡献,例如,光子在闪烁体中反射的几何条、自吸收、光导效率、闪烁体和光电倍增管的波长匹配、光阴极的均匀性以及光阴极的第一倍增极的收集效率等; R_I^2 为闪烁体本征分辨率,表示是在闪烁过程本身带来的。

例如,NaI(Tl)单晶 γ 谱仪闪烁探测器中的闪烁体每产生一个光子要消耗约 300eV 或更多的射线能量(无机闪烁体的光输出额约为每兆电子伏 3000 个光子;有机闪烁体的光输出额是无机闪烁体的几分之一),而气体电离室每产生一个离子对只需消耗约 30eV 的射线能量,可见闪烁探测器的固有能量分辨率比电离室差几倍。又由于闪烁体发出的光子要经过光电倍增管光阴极的光电转换和各倍增极的倍增放大,因此伴随的统计涨落使闪烁探测器的能量分辨率变差。可以认为在测量 ^{137}Cs 的 662keV γ 射线的能量分辨率 R_D 好于 7% ~ 8%,它是由 4.9% 的光电倍增管;4.6% 的转换效率的涨落;4% 的本征分辨率,按式(6-28)平方和再开方求出的。

6.5 闪烁体探测器的应用

如上所述,闪烁体的种类繁多,性能各异,可以满足不同类型射线的各种测量要求。当它们与电子仪器组成各种专用的测量系统时,应用非常广泛。下面仅就闪烁计数器在某些方面的应用进行简单的讨论。

1. 放射性活度的测量

一个闪烁探头配以 ZnS(Ag),塑料闪烁体和 NaI(Tl) 晶体就能适用于这三种射线的测量,对 α 射线、β 射线、γ 射线都有较高的探测效率,如 FJ367 通用闪烁探头,常用于实验室中 α 放射性样

品、β放射性样品、γ放射性样品活度的测量。

ZnS(Ag)是探测 α 粒子最有效的闪烁体,探测效率可达100%,大多数用于 α 表面污染监测仪。

各种类型闪烁探测器对 β 射线都是灵敏的,但最常用的是有机闪烁体,因为它对电子多次散射影响较小。例如,入射 β 粒子在 NaI(Tl)晶体几乎散射掉其中的90%,而有机蒽晶体只散射入射 β 粒子的8%。薄塑料闪烁探头常用于 β 表面污染的监测;大体积塑料闪烁球常用于空气中 β 放射性的监测。

对于 γ 射线通常都是利用无机晶体,特别是 NaI(Tl)最为理想,因为它的密度和原子序数很大,在同类闪烁体中,对 γ 射线的探测效率最高,例如,直径为 3.3cm,厚度为 2.5cm 的 NaI(Tl)晶体对能量为 1MeV 的 γ 射线最大探测效率可达20%。井型闪烁探测器效率高,几何位置影响小,使用方便是实验常用的 γ 计数装置。

2. γ 能谱的测量

由于 NaI(Tl)闪烁探头组成的闪烁计数器可用于测量 γ 射线的能量。通过射线能量的测量,可以为剂量探测和射线防护给出更详细的数据,因为借此我们可以判断射线是由哪种同位素放射出来的;各能量组成所占百分比以及它们对剂量贡献的大小如何。由于闪烁计数器是通过记录次级电子来探测 γ 射线的,因此用闪烁 γ 谱仪测量 γ 射线能量实际上是测出次级电子的能量,再由次级电子能量与 γ 射线能量之间的关系求得 γ 射线能量。

闪烁 γ 谱仪的装置包括 NaI(Tl)闪烁计数器探头、线性脉冲放大器、脉冲幅度分析器和定标器(见图 6-18)闪烁计数器中产生的脉冲经过线性放大后送入脉冲幅度分析器中。脉冲幅度分析器可以将落在不同幅度间隔 $V_m \sim V_m + \Delta V$ 中的脉冲分别记录下来,这样可以做出脉冲数对脉冲高度的曲线。如果次级电子完全停止在闪烁体内,而闪烁计数器又工作在线性的状态,则脉冲幅度正比于次级电子的能量。若用一已知能量的粒子对输出脉冲幅度加以刻度,那么在相同的条件下,只要测出脉冲的高度即可求出次

195

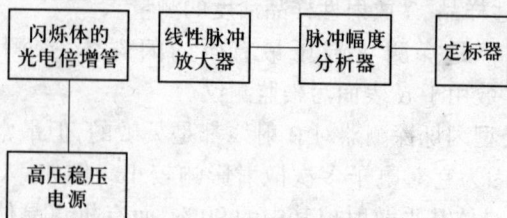

图 6 – 18 闪烁 γ 能谱的方块图

级电子的能量,而所说的脉冲幅度的分布曲线就是次级电子能谱。次级电子能谱有比较复杂的形式,对于大于 1.02MeV 的单能 γ 射线,其次级电子有三组:

（1）光电子,其能量为

$$E_{PH} = E_\gamma - E_k \tag{6 – 29}$$

与 γ 射线能量只相差电子的结合能 E_k,可近似认为等于 γ 射线的能量。

（2）康普顿电子,其能量为一连续谱,可自零到某一最大值。当散射角为 180° 时,康普顿电子能量最大为

$$E_C = \frac{E_\gamma}{1 + \dfrac{m_0 c^2}{2E_\gamma}} \tag{6 – 30}$$

（3）正负电子偶,它们的动能之和为

$$E_P = E_\gamma - 2m_0 c^2 \tag{6 – 31}$$

只当 γ 射线能量大于 1.02MeV 时,电子对产生的概率才比较显著。

所以对单能 γ 射线,相应的次级电子谱是 2 个单能电子峰（光电子和正负电子对）,和 1 个连续谱（康普顿电子）。图 6 – 19 绘出能量为 0.51MeV、2.04MeV、5.1MeV 特的单能 γ 射线产生的脉冲幅度分布曲线。

峰 1 对应光电子能量;峰 2 对应康普顿电子最大能量;峰 3 是正负电子偶的能量（图 6 – 19(a)）。由此可见,不同能量的 γ 射线给出的次级电子谱有显著的区别。能量较低时只有光电子峰和康

196

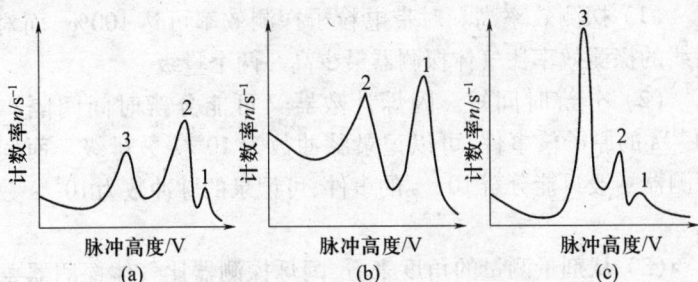

图 6-19   γ射线脉冲计数率对脉冲高度关系曲线

普顿电子谱,而且光电子峰突出,正负电子偶峰不出现(图6-19(b))。能量较高时,光电子峰很小,而正负电子偶峰很突出(图6-19(c))。这些次级电子谱的变化反映了三种效应的概率随着γ射线能量变化的情况。要清晰地出现全部次级电子谱。晶体的有效原子序数应比较高,所以用于能谱分析的闪烁体,以 NaI(Tl)和 CsI(Tl)比较好。当晶体体积比较小时,由于γ射线不能完全被吸收,大量γ光子经过康普顿散射后逸出晶体,因此康普顿散射的电子谱有较大的强度分布。假若γ射线是有多种能量组成的,则不易分离出来。为此可采用大体积的闪烁体,γ源放在闪烁体中间构成 4π立体角,使大部分的γ射线完全被吸收。这样,一种能量的γ射线在幅度分布曲线上只给出一个峰。

3. 剂量监测

应用闪烁体探测器进行辐射测量记录方式有两种。一种方式是采用脉冲放大器,单个记录带电粒子产生的闪烁计数器;另一种方式是测量相当于闪烁体光总输出的平均直流电流。如果光电倍增管工作正常,那么直流输出是闪烁体光总输出的非常精确的度量。因此,只要闪烁体的光输出正比于被吸收的能量,那么光电倍增管的输出电流就正比于闪烁体所吸收的辐射能量。有机闪烁体的组成与生物机体很接近,所以常常选用有机闪烁探测器做剂量监测。

通过本章对闪烁探测器的性能和应用的讨论,我们看到,与气体探测器比较,闪烁探测器的最主要特点是:

（1）探测效率高。对带电粒子探测效率可达 100%，而对 γ 射线的探测效率比气体探测器最少高一两个量级。

（2）分辨时间短。闪烁计数器又可能分辨时间间隔小至 10^{-11}s 的原子核事件，可以记录脉冲数为 10^6/s 数量级。而气体探测器一般只能分辨 10^{-7}s 的事件，可记录的脉冲数为 10^4/s 数量级。

（3）从剂量测量的角度来看，闪烁探测器比气体探测器要灵敏得多。例如，$1cm^3$ 的闪烁体在 10^{-3}cGy/h 的照射下，光电倍增管可以输出电流约 10^{-9}A，而在相同的剂量率照射下，$1000cm^3$ 的电离室才能产生 10^{-13}A 的电流。体积为 $1cm^3$ 蒽晶体，可测剂量率范围为 10^{-3}cGy/h ~ 10cGy/h。在需要测量低剂量率，并且还应有相当宽的量程范围的情况下，选用闪烁计数器是很合适的。假若用低效率和体积小的闪烁体，或者减小光电倍增管的倍增系数，闪烁计数器还可以测量比较高的剂量率。

第7章 半导体探测器

半导体探测器是使用固体介质——半导体材料的电离探测器。固体介质密度比气体大约 1000 倍,对高能电子或 γ 射线的测量,探测器尺寸可以比等效充气探测器小得多。PN 结是半导体探测器的基础,本章着重讨论半导体探测器的工作原理、PN 结特性及常用的几种半导体探测器和其应用。

7.1 半导体探测器的理论和类型

1. 基本工作原理

半导体探测器的工作原理和气体电离室十分相似,只是它的工作介质是固体。其结构主要由极薄的 N 型区、耗尽区及 P 型单晶硅三部分组成,称做 PN 结,如图 7 – 1 所示(PN 结形成可参阅有关半导体理论专著)。工作时,正、负电压(反向电压)分别加在 N 型端和 P 型端之间的 PN 结上。由半导体 PN 结理论可知,PN 结区载流子很少,电阻很高,几乎没有电流,所以反向电压几乎全部降落在结区上。PN 结类似于气体电离室的灵敏体积,当带电粒子穿过灵敏体积时,与半导体材料的电子相互作用,很快地损失掉能量;获得能量的电子将由满带跳到导带,于是在导带中有了电子,在满带中留下空穴,形成了可以导电的电子—空穴对。在 PN 结电场作用下,电子和空穴分别向两极漂移,于是在输出回路中形成信号。当电场足够强时,电子和空穴在结区的复合和俘获(也叫陷落)可以忽略。这时,输出信号的幅度与带电粒子在结区消耗的能量成正比。如果带电粒子的全部能量都消耗在结区,则通过测量信号脉冲的幅度就可以测定带电粒子的能量。

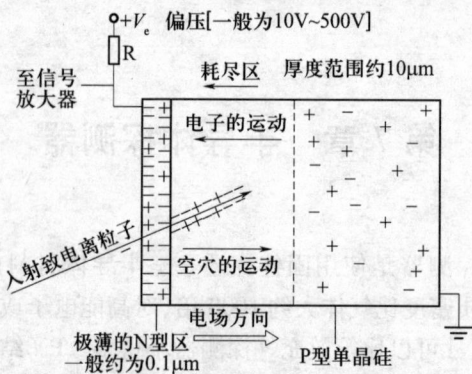

图 7 - 1 PN 结型硅半导体探测器

在半导体中,射线产生一个电子—空穴对,平均消耗的能量是一个常数,称为"平均电离能",用 W 表示。W 与射线的性质、能量无关,但是,W 与温度有关,例如,Si 在 300K 时 $W = 3.62eV$,77K 时 $W = 3.76eV$;Ge 在 77K 时 $W = 2.96eV$。而在气体中,产生一个离子对约需 30eV。可见同样能量的带电粒子在半导体中产生的电子—空穴对数,要比在气体中产生的离子对数高一个数量级。因此,半导体探测器输出的电荷量要比气体电离室大得多。

在半导体探测器中,一定能量 E_0 的入射带电粒子产生的电子—空穴对总数 N 也是有涨落的。试验表明,N 的涨落与法诺因子有关。

$$\sigma_N^2 = F\overline{N} \tag{7 - 1}$$

式中:σ^2 表示 N 的方差;$\overline{N}$ 表示 N 的平均值,$\overline{N} = E_0/W$;F 是法诺因子。对于 Si,$F = 0.12$,对于 Ge,$F = 0.13$(不同的文献给出的 F 值有些出入)。由式(7 - 1)可知,电子—空穴对数的相对方差为

$$\nu_N^2 = \frac{\sigma_N^2}{N^2} = \frac{F}{N} \tag{7 - 2}$$

由于相同能量的带电粒子,在半导体中产生的电子—空穴对数要比气体中产生的离子对数大一个数量级,其 F 值又较气体小

200

(气体的 F 约为 0.4);所以,相同能量的带电粒子,在半导体中的 ν_N 值要比气体中的值小得多。这是半导体探测器的能量分辨率比气体探测器好的根本原因。

2. 半导体探测器的类型

由半导体探测器的工作原理可以知道,PN 结是半导体探测基础。根据形成 PN 结的不同方法和用途,发展了多种类型的半导体探测器,下面首先介绍表面位垒型和离子注入型。

1) 表面位垒型和离子注入型半导体探测器

表面位垒型半导体探测器通常简称面垒型半导体探测器,首先是将 N 型硅单晶片经过适当处理,然后在空气中放置一定时间,再在其表面上蒸上一层金,这时就在 N 型硅上形成了一层 P 型硅,称做反型层,于是在表面附近形成结区。PN 结的结区有一定的电场分布和势垒叫做势垒区,是探测器的灵敏区。这样制成的探测器叫金硅面垒探测器。

2) 离子注入半导体探测器

其是用被加速器加速的离子束(如硼、磷离子束)轰击半导体表面,使其参入杂质成为重参杂的 N^+ 或 P^+ 层,形成 PN 结。离子注入 PN 结半导体探测器对环境和真空更加稳定,可在高阻硅上得到薄窗,能量分辨率不及面垒型半导体探测器。钝化离子注入平面硅(Passivate Implanted Planar Silicon,PIPS)探测器,是最近几年发展起来的新型半导体探测器,它的主要优点是:

(1) PN 结的外缘是不可见的,结边缘也不需环氧树脂密封,由于接触面用离子注入法形成,可以制成精确、薄而突变的结,且粒子分辨能力好。

(2) 入射窗稳定坚固,可以容易可靠地清洗。

(3) 漏电流低,典型值是面垒半导体探测器的 1/10 ~ 1/100。

(4) 死层厚度小于类似的面垒型半导体探测器。

因此,入射窗可以接触,也可用甲醇的棉花球擦拭。离子注入半导体探测器在我国已经开始研制,其样品元件辐射剂量特性正在开发,并且已应用于便携式剂量仪器中。如果在灵敏度、线性范围、及抗电磁干扰等性能进一步提高将会大有发展。表7-1列出的是部分 CANBERRA 的 PIPS 探测器主要特性。

表7-1　部分 CANBERRA 的 PIPS 探测器主要特性

有效面积 /mm²	分辨率 /keV		最小耗尽层厚度/μm		
	α	β	100	300	500
25	11	4	SPD-25-11-100	SPD-25-11-100	SPD-25-11-100
50	12	5	SPD-50-12-100	SPD-50-12-100	SPD-50-12-100
100	12	5	SPD-100-12-100	SPD-100-12-100	SPD-150-12-100
150	13	6	SPD-150-13-100	SPD-150-12-100	SPD-150-13-100
200	14	18	SPD-200-14-100	SPD-200-14-100	SPD-200-14-100
300	15	9	SPD-300-15-100	SPD-300-15-100	SPD-300-15-100
450	17	12	SPD-450-17-100	SPD-450-17-100	SPD-450-17-100

3）其他类型

基于 PN 结原理和用途,还有采用不同工艺制作的 PIN 型半导体探测器、COMEFTs 场效应管半导体探测器、宽基硅二极管半导体探测器和锑化锌镉半导体探测器等,将在后面章节中讨论。

3. PN 结的性质

1）耗尽层的厚度

为了简化讨论,通常把 PN 结看成是"突变结",即在 P 区含有均匀分布的受主杂质,浓度为 N_a；N 区含有均匀分布的施主杂质,浓度为 N_d。从 P 区到 N 区的分界面处杂质浓度由 N_a 突然变为 N_d。另外,在分界面附近的区域内,当载流子的扩散运动和漂移运动达到动态平衡时,形成一个由杂质离子组成的"空间电荷区",称做耗尽区,即结区,如图7-2所示。

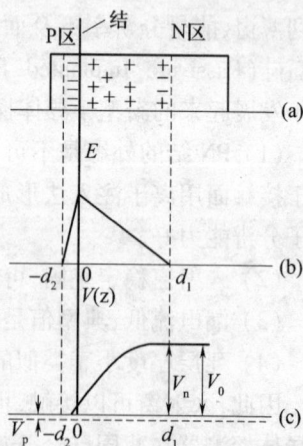

图7-2　PN 结的特性

202

可以看出,结区内部的电场强度分布是不均匀的,$x=0$ 处是 P 区和 N 区的分界面。

当 $x=0$ 时电场最强,$x=d_1$ 和 $x=-d_2$ 时 $E=0$,方向都是从 N 区指向 P 区。从图 7-2(a)可知,有一个从 N 区指向 P 区的电场(称为内建电场),因而从 P 区到 N 区有一个电位势垒。通常,在半导体探测器的结区中,一个区域的掺杂比另一个大得多,例如,$N_a \gg N_d$,这时,$d_2 \ll d_1$,可以认为结区内部都在 N 区,d_1 就是耗尽层的厚度。由空间电荷理论和泊松方程可以导出势垒高度、PN 结上的反向电压(偏压)V 和耗尽层厚度(结区宽度)它们之间的关系,即

$$V + V_0 = \frac{2\pi\sigma_d}{\varepsilon}d_n^2 \qquad (7-3)$$

式中:V_0 势垒高度,$V+V_0$ 为加上反向电压后的势垒高度;d_n 为反向电压为 V 时,耗尽层厚度(结区宽度);σ_d 为荷密度。由于 V_0 对锗为 0.2V,硅为 0.5V,外加反向电压 V 通常是几十伏或几百伏,所以 $V \gg V_0$。式(7-3)可简化为

$$V \approx \frac{2\pi\sigma_d}{\varepsilon}d_n^2 \qquad (7-4)$$

由式(7-4)可以写出以 N 型硅和 P 型硅为基体的金硅面垒半导体探测器的耗尽层厚度,即

$$d_n = \left(\frac{\varepsilon V}{2\pi\sigma_d}\right)^{1/2} = \left(\frac{\varepsilon V}{2\pi eN_d}\right)^{1/2} \qquad (7-5)$$

由半导体理论和半导体材料的电阻率和式(7-5)耗尽层厚度可以写作

$$d_n = \left(\frac{\varepsilon V\mu_n\rho_n}{2\pi}\right)^{1/2} \qquad \text{对 N 型硅} \qquad (7-6)$$

$$d_p = \left(\frac{\varepsilon V\mu_p\rho_p}{2\pi}\right)^{1/2} \qquad \text{对 P 型硅} \qquad (7-7)$$

式中:μ_n、μ_p 为电子、空穴迁移率;ρ_n、ρ_p 分别为 N 和 P 型半导体材料的电阻率。以上各式都是用静电单位,如果电阻率 ρ 以 $\Omega \cdot cm$

为单位;V以 V 为单位。对硅材料,$\varepsilon = 12$,无量纲。$\mu_\mathrm{p} = 500\,\mathrm{cm}^2/$
$\mathrm{V} \cdot \mathrm{s}, \mu_\mathrm{n} = 1200\,\mathrm{cm}^2/\mathrm{V} \cdot \mathrm{s}$ 分别代入式(7-6)和式(7-7)则

$$d_\mathrm{n} \approx 0.5\,(\rho_\mathrm{n}V)^{1/2} \quad (\mu\mathrm{m}) \qquad (7-8)$$

$$d_\mathrm{p} \approx 0.3\,(\rho_\mathrm{p}V)^{1/2} \quad (\mu\mathrm{m}) \qquad (7-9)$$

由式中可以看出,PN 结探测器的耗尽层厚度与半导体材料的
电阻率和外加偏压的平方根成正比。通过选择材料的电阻率及外
加偏压可以得到适当的耗尽层厚度。为了测量带电粒子的能量,
耗尽层的厚度必须大于带电粒子在探测器介质中的射程,且耗尽
层的最大厚度将受到材料电阻率和结区所加最高反向电压的限
制,一般不超过 1mm。所以金硅面垒探测器和离子注入半导体探
测器主要用来测量重带电粒子。

2) PN 结电容

当耗尽层厚度随着变外加反向电压变化时,结区内的空间
电荷也发生变化。这种电荷随外加电压变化的现象,反映结区
具有一定的电容。因此,结区的电容可用电荷对电压的增量来
定义,即

$$C_\mathrm{d} = \frac{\mathrm{d}Q}{\mathrm{d}V} \qquad (7-10)$$

由 N 型硅为基体的单位面积上一种符号的空间电荷为

$$Q = d_\mathrm{n}\sigma_\mathrm{d} = d_\mathrm{n}eN_\mathrm{d}$$

由式(7-5),上式可写为

$$Q = \left(\frac{\varepsilon V}{2\pi eN_\mathrm{d}}\right)^{1/2} eN_\mathrm{d} = \left(\frac{\varepsilon VeN_\mathrm{d}}{2\pi}\right)^{1/2} \qquad (7-11)$$

则单位面积的电容

$$C'_\mathrm{d} = \frac{\mathrm{d}Q}{\mathrm{d}V} = \frac{1}{2}\left(\frac{\varepsilon eN_\mathrm{d}}{2\pi}\right)^{1/2} V^{-1/2} = \frac{\varepsilon}{4\pi d_\mathrm{n}} \qquad (7-12)$$

如果结区面积为 A,则结电容

$$C_\mathrm{d} = \frac{\varepsilon A}{4\pi d_\mathrm{n}} \qquad (7-13)$$

值得注意,式(7-13)结果与平行板电容器的电容计算公式

204

的形式一样,但并不完全相同。如空间电荷量与所加偏压并不是线性关系。如果 A 的单位为 cm^2,d 的单位为 cm,$\varepsilon = 12$,则

$$C_d = \frac{\varepsilon A}{9 \times 10^{11} 4\pi d}(\text{F}) = \frac{\varepsilon A}{3.6\pi d}(\text{pF}) \qquad (7-14)$$

由式(7-8)和式(7-9)可以得到 N 型硅和 P 型硅单位面积上的电容

$$C'_d = 2.1 \times 10^4 (\rho V)^{-1/2} (\text{pF/cm}^2) \quad \text{N 型硅} \qquad (7-15)$$

$$C'_d = 3.5 \times 10^4 (\rho V)^{-1/2} (\text{pF/cm}^2) \quad \text{P 型硅} \qquad (7-16)$$

可见,半导体材料的电阻率越高,反向电压越高,结电容越小。

3) PN 结的反向电流

PN 结探测器都工作在反向偏置状态,PN 结的反向电流直接决定了探测器的噪声水平,显然反向电流越小越好。结型探测器的反向电流特性曲线如图 7-3 所示。质量好的金硅面垒探测器,当其工作电压取在击穿电压的 2/3 处时,反向电流不超过 $1\mu A/cm^2$。反向电流有三个来源:

(1) 势垒区内部产生的体电流。在一定温度下,由于热激发,在半导体探测器的势垒区可能产生一些电子—空穴对。在外加电场的作用下,电子—空穴对被扫向两极,形成体电流。势垒区不断产生电子—空穴对,它们又不断地被扫向两极,于是在一定温度下保持平衡。理论计算得出,势垒区单位面积的体电流

图 7-3 结型探测器反向电流特性曲线

$$i_b = \frac{I_b}{A} = \frac{en_i}{2\tau}d \quad (\text{A/cm}^2) \qquad (7-17)$$

式中:A,d 分别为势垒区的面积和厚度,单位为 cm;τ 为少数载流子的寿命,单位为 s;n_i 为本征载流子浓度,单位为 $1/cm^3$。

N 型硅作基体的材料式(7-17)可化为

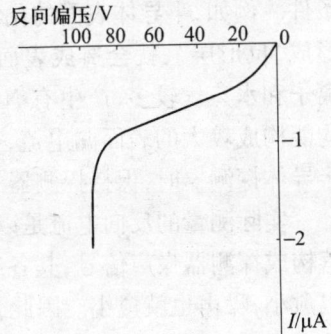

$$i_b = 4 \times 10^{-4} (\rho V)^{1/2}/\tau \qquad (7-18)$$

例如,当 $\rho = 1000\Omega \cdot cm$, $V = 2500V$, $\tau = 100\mu s$ 时, $i_b = 0.2\mu A/cm^2$。从式(7-18)可知,选择高电阻率材料、增大反向电压或半导体材料载流子的寿命太短等都会增大体电流。

另外, n_i 随温度的升高呈指数关系增加,所以降低温度对改善半导体探测器的性能是非常有利的。

(2)少数载流子的扩散电流。半导体探测器加上反向电压后,其结区内有一个从 N 区指向 P 区的电场,一旦少数载流子(P 区的电子或 N 区的空穴)扩散到结区,就会立即被结区的电场扫走,构成一部分反向电流,称为扩散电流,该电流要比其他两种电流要小得多。

(3)表面漏电流。探测器表面漏电流与制造工艺、表面处理、杂质沾污程度和环境条件等因素有关。在某些情况下,漏电流甚至比体电流还要大。因此要注意探测器的清洁处理和使用、储存条件。例如,半导体表面的化学键不饱和,会使表面带正电或负电形成"反形层",就会造成表面导电的沟道;或当表面吸附的金属离子和水蒸气较多,产生有 N 区沿表面直接到 P 区的离子导电,均能构成较大的表面漏电流,甚至可达毫安的数量级。所以使用半导体探测器时,保持探测器的干燥和表面清洁是十分重要的。

实际测量的反向电流是以上三种成分的总和。反向电流的涨落构成探测器噪声信号,其各组分都是随机的,平均值愈小,涨落也愈小,噪声也就愈小。因此,减小反向电流能有效地降低探测器的噪声水平。

4. PN 结型半导体探测器的脉冲波形

半导体探测器中产生的脉冲波形过程,类似于气体正比计数管,是由入射带电粒子产生的电子—空穴对位置决定的。由于电子的漂移速度比空穴的大,因此,由电子引起的电压比空穴引起的电压有较大的斜率。脉冲幅度等于电子电荷除以系统的电容。增大外加电压或者减小耗尽层厚度,可以得到比较小的脉冲上升时间。但系统的电阻和电容限制了脉冲的上升时间,上升时间的范围通常是在 10ns ~ 100ns 范围。

探测器的输出信号不但与探测器本身的类型和结构有关,也与它的输出回路有关,以金硅面垒探测器为例进行讨论。金硅面垒半导体探测器的输出回路如图 7 - 4(a)所示。其中,R_L 为负载电阻,R_i、C_i 分别为前置放大器的输入电阻和输入电容。输出回路的等效电路如图 7 - 4(b)所示。其中,$i(t)$ 表示由电子和空穴漂移产生的感应电流脉冲信号,R_d 是探测器加反向电压时灵敏区的电阻($\approx 10^9 \Omega$),C_d 是结电容,R_s、C_s 分别是探测器的非灵敏区电阻(包括电极引线的接触电阻)和电容(其值很小,通常都可以忽略),C' 是杂散电容。等效线路可以简化成图 7 - 4(c),其中 R_0 是 R_d、R_L、R_i 并联后的总电阻,而 $C_a = C' + C_i$。

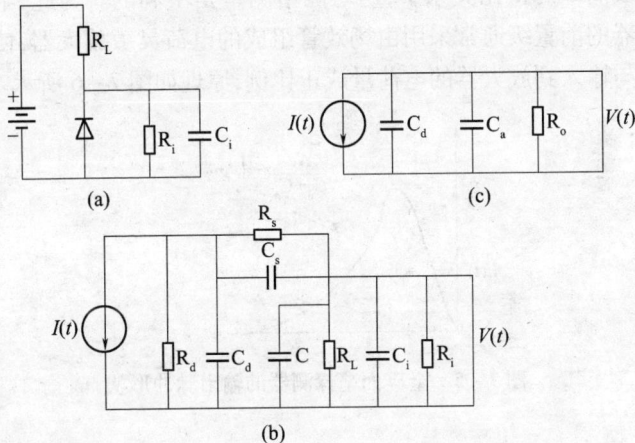

图 7 - 4　金硅面垒半导体探测器的输出回路

(a)输出回路;(b)等效电路;(c)等效电路简化图。

如果选择输出回路的时间常数 $R(C_d + C_a)$ 比探测器内载流子的收集时间大得多;则在 $I(t)$ 对 $C_d + C_a$ 充电过程中从 R 上漏掉的电荷可以忽略不计,输出电压脉冲幅度为

$$V_p = \frac{Ne}{C_d + C_a} = \frac{Q}{C_d + C_a} \qquad (7 - 19)$$

207

式中:N是入射粒子在灵敏体积内产生的电子—空穴对数;Q是半导体探测器的输出电荷。自粒子入射至全部载流子被收集,探测器的输出脉冲幅度$V(t)$将自零增到峰值V_p,然后将以时间常数$R(C_d + C_a)$按指数规律下降,即

$$V(t) = \frac{Ne}{C_d + C_a} e^{-t/R(C_d + C_a)} \qquad (7-20)$$

$V(t)$的形状如图7-5所示。从式(7-19)可见,当$C_d + C_a$为常数时,电压脉冲幅度正比于入射粒子在结区内损耗的能量,但是C_d与所加的反向电压有关。当改变反向电压时,也就改变了C_d,入射粒子在结区内损耗同样的能量,输出电压脉冲幅度$V(t)$却不相同。从而输出电压脉冲幅度$V(t)$就不是与入射粒子在结区损耗的能量成简单的正比关系了,这对能谱测量是不利的。为此,半导体探测器的前置级通常采用由场效管组成的电荷灵敏放大器,使输出信号与输入到放大器的电荷量成正比例,原理如图7-6所示。

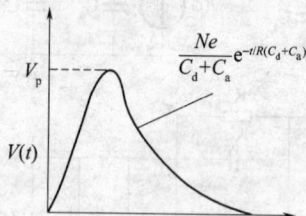

图7-5　金硅面垒探测器的输出脉冲形状

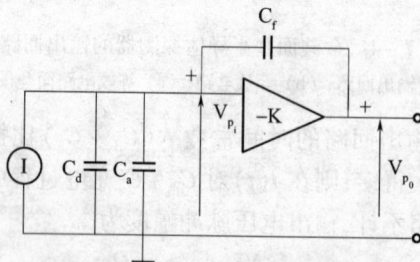

图7-6　金硅面垒探测器的电荷灵敏放大器

实际上,电荷灵敏放大器是一个开环增益很大的电容反馈放大器,它的输入电容 C_i 极大(即 $C_i \gg C_d$)又十分稳定,从而大大减小了由于电源变化而引起 C_d 变化对输出端的电压影响。图中,C_f 为放大器的反馈电容;$-K$ 为电荷灵敏放大器的开环放大倍数,负号表示放大器的输出和输入极性相反;C_a 为当 C_f 断开时放大器的输入电容 C_i' 与杂散电容 C' 之和,即 $C_a = C_i' + C'$;C_d 为结电容;I 为探测器产生的电流脉冲。

下面讨论 C_f 对探测器输出回路的影响。由电荷灵敏放大器原理,当有反馈电容 C_f 存在时,探测器输出回路的总电容为:

$$C_d + C_a + (1 + K) C_f$$

如果放大器的输入电阻 R_i 很高,则放大器输入端的电压幅度

$$V_{P_i} = \frac{Q}{C_d + C_a + (1 + K) C_f} \qquad (7 - 21)$$

当 $K \gg 1$ 时,$(1 + K) C_f \gg C_d + C_a$,则

$$V_{P_i} = \frac{Q}{K C_f} \qquad (7 - 22)$$

$$V_{P_o} = - K V_{P_i} = \frac{Q}{C_f} \qquad (7 - 23)$$

由式(7-23)可以看出,输出脉冲幅度只与 C_f 有关。所以只要选择稳定性较好的 C_f,就能保证当探测器电容随所加偏压变化时,输出脉冲幅度却基本上不变,且取决于固定的反馈电容 C_f 而与 C_d 无关。这说明满足上述条件时,电荷灵敏放大器的输出电压幅度 V_{P_o} 与 Q 成正比,从而与带电粒子在结区消耗的能量成正比,但是灵敏区厚度必须大于带电粒子在其中的射程。

5. 能量分辨率

金硅面垒半导体探测器最主要的应用是测量 α 粒子的能谱。从测量粒子能谱的角度来看,影响能量分辨率的主要因素有三个方面:①产生载流子数目和能量损失的统计涨落;②探测器和电子学系统的噪声;③其他因素,例如,探测器窗的厚度,放射源的厚度的影响等。在半导体探测器中,也用谱线宽度(FWHM)来标志它

的能量分辨率。用 ΔE_i 表示不同原因引起的谱线展宽，所以 $\Delta E = \left[\sum (\Delta E_i)^2\right]^{1/2}$，下面分别讨论各个 ΔE_i。

1）产生载流子数目和能量损失的统计涨落

能量为 E_0 的入射带电粒子在半导体探测器中产生的电子—空穴对数 N 的涨落服从高斯分布，所以对应的高斯分布 σ_N 的谱线宽度由式（7-1）为 FWHM $= 2.355\sigma_N$，又 $\overline{N} = E_0/w$，由电子—空穴对数的涨落引起的谱线的展宽

$$\Delta E_m = \Delta N w \cdot = 2.355\sqrt{wE_0F} \qquad (7-24)$$

例如，已知在 Si 中 α 粒子平均电离能值 18℃时，$w = 3.63\text{eV}$，$F = 0.084 \pm 0.005$。由计算 α 粒子能量为 5.305MeV 时，电子—空穴对数的统计涨落，$\Delta E_m = 3.00\text{keV}$。

2）探测器和电子学系统的噪声

前面讨论的由于统计涨落引起的谱线展宽，决定了谱仪所能达到的能量分辨率的极限。探测器和电子学系统的噪声，可以使谱线进一步展宽。

电子学系统的噪声，实际上是指电荷灵敏放大器的噪声，常用等效噪声电荷或半宽度 FWHM 表示。所谓等效噪声电荷是指放大器输出端的噪声电压均方根值，等效于放大器输入端叠加的噪声电荷量的大小，用 ENC 表示。由于噪声叠加在射线产生的信号上，能谱被进一步展宽。因此可以参照信号对应的射线能量，确定出噪声电压的均方根值和半宽度 FWHM 之间的关系。显然，这种表示方法最为方便，可按下式换算：

$$\text{ENC} = \frac{\text{FWHM}}{2.355w} \qquad (7-25)$$

电荷灵敏放大器的噪声，与输入端连接的电容有关，所以衡量电荷灵敏放大器的噪声性能时，要用两个参数。一个参数是电荷灵敏放大器输入端不接外接电容时的噪声及零电容噪声；另一个参数是放大器接上外接电容时噪声随电容的增长率，即噪声斜率。例如，某一电荷灵敏放大器零电容噪声为 1keV，噪声斜率为

0.03keV/pF,若接上电容为100pF的探测器时,则谱线的展宽为

$$\Delta E_e = 1 + 100 \times 0.03 = 4\text{keV}$$

当电荷灵敏放大器与半导体探测器连接后,放大器输出端的噪声电压还与探测器本身的噪声及半导体探测器的结电容有关。如前所述,探测器的噪声主要是反向漏电流的涨落造成的。图7-7给出了反向电流与噪声电压随探测器所加偏压变化关系。由式(7-18)和式(7-15)可以看到,反向电流随偏压的增加而增加;而结电容是随着偏压的增加而减小。半导体探测器的结电容,就是电荷灵敏放大器的外接电容,是随着偏压的增加而减小的。因此,以上两种因素形成噪声电压随偏压的变化曲线有一个极小值,可作为选取的最佳偏压值。

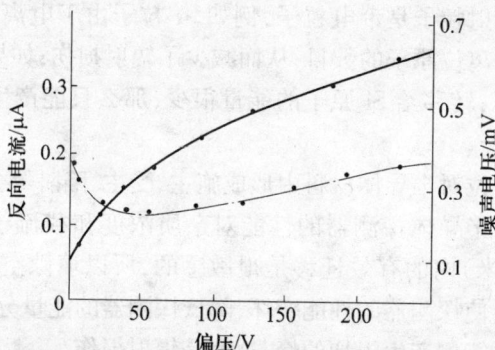

图7-7 反向电流与噪声随偏压的变化

由探测器反向电流的来源可以看出,本征载流子浓度 n_i 随温度的升高呈指数关系增加,降低探测器的温度,可以降低反向电流。所以,使探测器在较低的温度下工作,可以减小由噪声引起的谱线展宽。还有一些因素,例如,结区的局部击穿,某些部位的接触不良,外界的电磁干扰等也会形成干扰脉冲,影响探测器的分辨率。另外,金硅面垒半导体探测器一般都是光敏的,即可见光也可能在其中产生信号,所以应注意电磁屏蔽和避光使用。

3)其他因素

α粒子进入探测器的灵敏区之前,首先穿过空气和探测器的

窗;另外,从不同角度入射的 α 粒子穿过的厚度也不一样,因而造成了谱线展宽,以 ΔE_{d} 表示。若把 α 粒子放射源和探测器同放在真空室中测量,则可以消除空气的影响,提高分辨率。

6. 辐射损伤

半导体探测器受到大剂量辐射照射后性能逐渐变坏,以致根本不能使用,其抗辐照的能力远不如气体电离室。

其辐射损伤的机理主要是高能粒子通过半导体材料时,撞击原子产生填隙空位对。例如,中子与 Si 原子相互作用,使硅原子离开了它在晶格中的原位置,留下了一个空位,而在晶格附近的某处则多了一个 Si 原子,于是形成填隙空位对。一个中子可能产生几千次 Si 原子的离位碰撞。

如果入射粒子是带电粒子,例如,α 粒子由于电离损失能量,减少了产生离位原子的数目,从而减少了辐射损伤;如果入射粒子是高能电子,转移给 Si 原子的能量很少,那么只能产生几个离位原子。

填隙空位对半导体材料中形成施主、受主、陷阱等会影响载流子的收集。半导体探测器的性能对杂质浓度和载流子在大距离(直至几厘米)内的有效迁移是很敏感的,所以填隙空位,也就是离位原子会使探测器的性能变坏,降低探测器的能量分辨率,有时在主峰的低能侧产生附加的峰,这就是辐射损伤。

辐照除了引起探测器内部的损伤外,还会改变探测器表面的性能,引起漏电流增加,而探测器性能变坏的严重程度取决于辐照的总剂量和粒子的性质。

7.2 PIN 型半导体探测器

对于金硅面垒探测器,由于材料电阻率和 PN 结击穿电压的限制,要制备厚度超过 2mm ~ 3mm 的耗尽层是很困难的,而 2mm 的厚度约相当于最大能量为 1.1MeV 的 β 粒子或 18MeV 质子的射程。因此,为了探测高能 β 粒子和 γ 射线,必须增加灵敏区的厚度。采用 PIN 技术在 P 型和 N 型的半导体材料之间形成一层本征半导体区,可获得大于 10mm 的灵敏区,这类探测器称为 PIN 结型半导体探测器。例如,Ge(Li)、Si(Li)漂移探测器和高纯锗探测器等。

1. PIN 结型探测器的工作原理

PIN 结由 P 型和 N 型半导体之间夹一层具有本征电阻率的半导体(以 I 表示)构成,如图 7-8 所示。图中 P 区的电子是少数载流,空穴浓度比电子浓度要大得多;N 区中空穴是少数载流子,电子浓度比空穴浓度要大得多。而在 I 区,电子和空穴浓度相等,其中电子比 N 区小得多,但比 P 区要大;而空穴浓度比 P 区小得多,比 N 区要大。当 P 型、I 型和 N 型三种半导体连接在一起时,载流子—电子则由 N 区经 I 区扩散到 P 区;而载流子—空穴则由 P 区经 I 区扩散到 N 区。扩散的结果,在 P 区、N 区和 I 区的界面附近分别形成负、正空间电荷;空间电荷形成的内建电场强度为 E_i,其方向由 N 区指向 P 区。由于电场 E_i 阻止 P 区和 N 区多数载流子继续向 I 区扩散,同时又把 I 区中所产生的电子和空穴分别拉向 P 区和 N 区,致使 I 区处于耗尽状态。

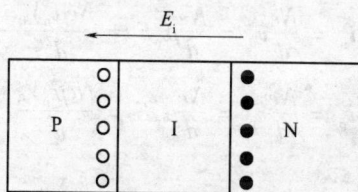

图 7-8 PN 结的形成

在 PIN 结两端加上反向电压后,与 PN 结的情况类似,即内电场将增强,只是 P 区和 N 区中的电荷层的厚度与 I 区的厚度相比要小得多。因此,PIN 结区的宽度即为 I 区的宽度,而且基本上不随外加电压而变化。由 PIN 结构成的探测器产生信号的过程与 PN 结相似,但其灵敏区为 I 区,厚度较大,可用于高能 β 粒子和 γ 射线的探测。

2. PIN 半导体探测器的输出电流波形

1)平面 PIN 探测器

如图 7-9 所示,平面 PIN 探测器都是正负电极连于 N 型区

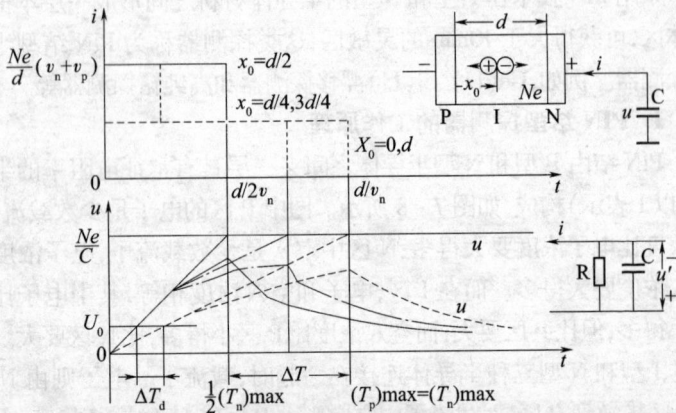

图 7-9 $v_n = v_p$ 时,PIN 探测器的输出电流和在 C 上的输出电压

和 P 型区。中间是本征层 I,厚度为 d,入射粒子在本征层产生电子空穴对。由于本征层内电场为常数,电荷的收集过程类似于平行板电离室,因此电子电流和空穴电流为

$$i_n = \frac{Ne}{d}v_n = \frac{Ne}{d}\mu_n E = \frac{Ne\mu_n V_0}{d^2} \tag{7-26}$$

$$i_p = \frac{Ne}{d}v_p = \frac{Ne}{d}\mu_p E = \frac{Ne\mu_p V_0}{d^2} \tag{7-27}$$

总输出电流为

$$i = i_n + i_p = \frac{NeE}{d}(v_n + v_p)$$

只是在半导体中电子和空穴的迁移率 μ_n 和 μ_p,不像气体中电子和离子那样有三个数量级的差别。在常温,当电场 <1000V/cm 时,对于锗,$\mu_n \approx 2\mu_p$;当电场强度达到 10^4V/cm 以上时,μ_n、μ_p 皆趋于饱和值,且漂移速度皆为 10^7cm/s。

PIN 半导体探测器的本征层厚度 d 一般在 10mm 左右,电子和空穴的收集时间一般在 10^{-7}s 量级。因而 PIN 探测器大约在 10^{-7}s 内全收集电子电流和空穴电流的电荷,既能保持其比较好的固有能量分辨率,又可以工作在

214

电子电流： $i_n = \dfrac{Ne}{d}v_n = \dfrac{Ne}{d}\mu_n E = \dfrac{Ne\mu_n V_0}{d^2}$ （7-28）

空穴电流： $i_p = \dfrac{Ne}{d}v_p = \dfrac{Ne}{d}\mu_p E = \dfrac{Ne\mu_p V_0}{d^2}$ （7-29）

总输出电流： $i = i_n + i_p = \dfrac{NeE}{d}(v_n + v_p)$

2）同轴 PIN 探测器

同轴 PIN 探测器的灵敏体积可以做得比平面 PIN 探测器的大，且探测效率高，但是由于同轴结构，外壁附加电场弱，载流子陷落影响大，能量分辨率不如平面型的；又由于靠近外壁处载流子漂移速度慢，收集速度也不如平面型的。另外，同轴探测器的极间电容也比较大，约为几十皮法或更大，下面分析同轴 PIN 探测器的输出电流波形，分析方法和以前一样，只不过几何条件不同。

如图 7-10 所示，同轴 PIN 探测器的 P 型半径为 a，N 型外壁半径为 b，如果在离轴心为 x 处有电子电荷 Ne 时，外壁（粗略看做导体）上的感应正电荷为

$$q_n = Ne\frac{\ln\left(\dfrac{x}{a}\right)}{\ln\left(\dfrac{b}{a}\right)}$$ （7-30）

P 芯上的感应正电荷为 $Ne - q_n$。

当电子在电场作用下以速度 $v_n = \mathrm{d}x/\mathrm{d}t$ 向外壁漂移时，P 芯上感应正电荷减少，流出 P 芯的电流为

$$i_n = \frac{\mathrm{d}q_n}{\mathrm{d}t} = \frac{Ne}{x\ln\left(\dfrac{b}{a}\right)}\frac{\mathrm{d}x}{\mathrm{d}t}$$ （7-31）

在同轴结构中，电场强度沿 x 的分布为

$$E(x) = \frac{V_0}{x\ln\left(\dfrac{b}{a}\right)}$$ （7-32）

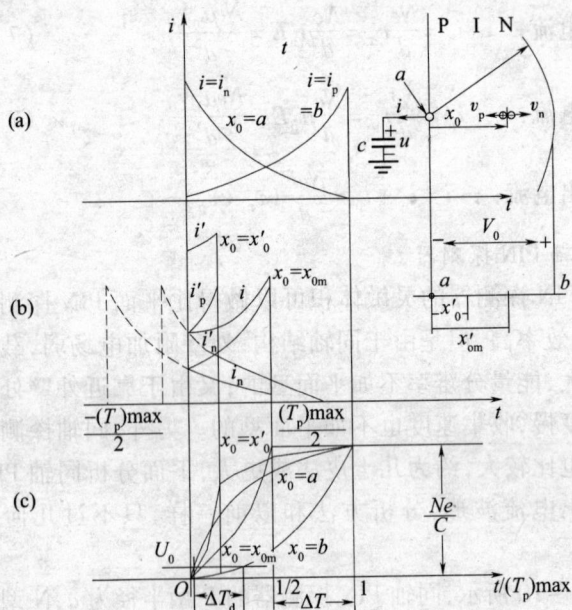

图 7 - 10   同轴 PIN 探测器的输出电流波形（a）、（b）
和在电容 c 上得到的电压波形（c）

由此可以算出,初始位置在 x_0 的电子收集时间为

$$T_n = \frac{\ln\left(\dfrac{b}{a}\right)}{2\mu_n V_0}(b^2 - x_0^2) \qquad (7-33)$$

电子电流为

$$i_n = \frac{Ne\mu_n V_0}{\ln\left(\dfrac{b}{a}\right)^2}\left[x_0^2 + (b^2 - x_0^2)\,\frac{t}{T_n}\right]^{-1} \qquad (7-34)$$

空穴收集时间为

$$T_n = \frac{\ln\left(\dfrac{b}{a}\right)}{2\mu_p V_0}(x_0^2 - a^2) \qquad (7-35)$$

216

同理空穴电流为

$$i_p = \frac{Ne\mu_p V_0}{\ln \left(\dfrac{b}{a}\right)^2} \left[x_0^2 - (x_0^2 - a^2)\, \frac{t}{T_p} \right]^{-1} \qquad (7-36)$$

i_p 和 i_n 的波形如图 7 – 10 所示(设 $\mu_n = \mu_p$),其中图 7 – 10 (a)是 $x_0 = a$ 和 $x_0 = b$ 的情况,图 7 – 10(b)是 x_0 在 a 与 b 间时的情况,由式(7 – 34)和式(7 – 36)画出。

3. 锂漂移型和高纯锗型探测器

1)锂漂移锗和锂漂移硅探测器

由于锂在硅和锗的电离能级低(在硅中为 0.033eV,锗中为 0.093eV),在室温下即可被电离。将锂渗入半导体材料硅或锗后,它起施主杂质的作用,例如,在 P 型硅或锗的表面镀一层锂,锂离子很容易穿过硅或锗的晶格扩散到内层去。锂离子并不取带硅或锗的晶格的位置,而是处于晶格之间。

此时,若在晶体两端施加反向电压,同时提高温度,则 Li⁺ 将沿电场方向继续向 P 型半导体内部漂移。当 Li⁺ 漂移到原材料中的受主离子附近时,正负离子结合成一对中性分子。这种过程相当于施主原子把多余的一个电子给予受主原子,使此区内的电子空穴都大大减少,起补偿作用,于是,Li⁺ 离子漂移到的区域内,就形成了电阻率很高的本征区,尚未漂移到的区域内,仍为 P 型原材料,这样,就形成了 NIP 型结。

锂漂移探测器通常有两种结构型式:平面型和同轴型。平面型探测器在工艺上已获得 15mm ~ 20mm 厚的本征区,因此其灵敏体积较小;同轴型探测器是锂离子从圆柱型晶体的圆柱表面向轴的中心方向漂移而制成的,因此它的灵敏度体积较大,已经可以达到 150cm³ 左右。在漂移后,晶体中还存在一个 P 型芯子,即 N、I、P 三个区是同心的,P 型芯子贯穿整个晶体的,叫做双端同轴探测器,P 型芯只有一端露出晶体的,叫做单端同轴过滤器。

Ge(Li)探测器在发展应用中有其突出的优点,但是存在以下两个方面弱点限制了它的使用。① 生产周期长,例如,一个灵敏区厚度为 3cm 的 Ge(Li)探测器需要几个月的漂移时间;②不但要低温下使用,耐用还要在低温保管。由于高纯锗探测器的发展,已逐渐被取而代之。

2) 高纯锗探测器

高纯锗探测器实质上就是利用纯度极高的锗制成的 PN 结探测器,由于锗的纯度极高,也就是杂质的浓度很低。因此电阻率 ρ 很大,所以可得到较厚的耗尽层。例如,高纯锗探测器如果工作电压在 1000V,假如锗中受主(或施主)的浓度为 $5 \times 510^9/cm^2$,那么耗尽层的厚度就是 1.9cm。

由于这种探测器的制造免去了锂漂移的过程,因此大大地缩短了制造周期。另外,由于探测器内没有锂补偿,所以不需要在低温下保存。当然,为了降低反向电流,还需要在低温下使用。

高纯锗探测器的基体可以用 P 型锗也可以用 N 型锗。就目前国际上的工艺水平,对 P 型高纯锗和 N 型高纯锗净杂质浓度可低到 $10^{10}/cm^3 \sim 5 \times 10^9/cm^3$。可见高纯锗的纯度是很高的。

高纯锗探测器有平面型和同轴型两种。平面型高纯锗探测器的工作原理与一般的 PN 结半导体探测器基本相同,不过一般都工作在全耗尽层状态。使用"过偏压"以便在最低的电场强度处也可以使载流子达到饱和速度,以减少收集时间和复合、俘获的影响。平面型高纯锗探测器主要用于测量能量较低的 γ 射线和 X 射线,例如,3keV ~ 1MeV。当测量 X 射线时,一般需要一个铍窗。

当测量能量较高的 γ 射线能谱时,平面型探测器的灵敏层厚度就显得小了,往往使用同轴型的。同轴型的高纯锗探测器与锂漂移型探测器的电场分布不同,因此输出脉冲形状也有差异。同轴型高纯锗探测器一般都是工作在全耗尽状态。目前商品生产的平面型和同轴型高纯锗探测器性能指标见表 7 - 2 和表 7 - 3。从表上可以看出,高纯锗探测器性能指标与锂漂移探测器大体相当。N 型高纯锗探测器耐照射的性能要好些。

表 7 - 2　平面型高纯锗探测器的性能

探测器尺寸			分辨率(FWHM)	
直径/mm	面积/mm²	耗尽层厚度/mm	对 5.9keV/eV	对 122keV/eV
6	28	5	165	480
10	80	7	180	490
16	200	10	195	495
25	500	13	300	565
32	800	13	340	575
36	1000	13	360	590
44	1500	15	540	710
51	2000	15	600	750

表 7 - 3　同轴型高纯锗探测器的性能

效率/%	分辨率			峰形状	
	对 122keV/eV	对 1.33MeV/eV	峰康比	FWTM/FWHM	FWFM/FWHM
5	900	1.9	26:1	1.95	2.80
10	900	1.9	39:1	1.95	2.80
20	925	1.9	46:1	1.95	2.80
30	950	2.1	48:1	1.95	2.80

4. 锂漂移和高纯锗探测器的主要性能

锂漂移 Si(Li)探测器可以在常温下保存,最好的使用温度在 $-150℃ \sim -100℃$ 之间。由于 Si 的原子序数比较低($Z = 14$),阻止本领比较小。所以主要用来探测 β 射线和低能 γ 射线($E_γ < 100keV$),或能量较高的重带电粒子。例如,10mm 厚的 Si 相当于 180MeV α 粒子或 43MeV 质子的射程。Ge 的原子序数比较高($Z = 32$),主要用于 γ 射线能谱的测量,但是锂漂移(GeLi)探测器已让位于高纯锗探测器。

1）能量分辨率

影响锂漂移和高纯锗探测器能量分辨率的因素主要有三个：射线产生的电子—空穴对数的涨落；电子—空穴对的俘获；探测器及电子仪器的噪声。

第一个因素与金硅面垒探测器相同，这里不再重复。关于第二个因素：由于探测器灵敏区 I 较厚，载流子俘获影响更为突出。为了增大载流子的漂移速度，减少俘获影响，通常在反向电流不显著增加的前提下，所加反向电压尽可能高一些。一般，当每毫米耗尽层厚度的电位降大于 100V 时，俘获效应就较小了。由于同轴型探测器内的电场是不均匀的，且在外表面处电场最弱。为克服载流子俘获影响，需要加更高反向电压。关于第三个因素，当选用较好的原材料及采取严格的工艺措施后，探测器自身的噪声可以降到很小，因而电子仪器的噪声可能超过统计涨落及载流子俘获的影响，成为影响能量分辨率的主要因素。

探测器电容直接影响到噪声，从而影响到探测器的分辨率，平面型探测器的灵敏区电容

$$C = \frac{\varepsilon A}{4\pi d} \qquad (7-37)$$

式中：A、d 分别是灵敏区的面积和厚度；ε 是介电常数（Si，$\varepsilon = 12$；Ge，$\varepsilon = 16$）。当 A 与 d 分别以 cm^3 及 cm 为单位时，所得灵敏区电容 C 以 cm 为单位，除以 91011 即变为法拉（F）为单位。

长度为 l，补偿区外径为 b，内径为 a 的高纯锗同轴探测器的电容为

$$C = \frac{\varepsilon l}{2\ln(b/a)} \qquad (7-38)$$

式中：所用的单位与式（7-37）相同。平面 Ge(Li) 或 Si(Li) 探测器的电容还比较小，而同轴探测器的电容可达 40pF ~ 50pF，甚至更大。因此，必须选配噪声低的电荷灵敏放大器。

2）探测效率

这里只讨论对 γ 射线和特征 X 射线的效率。γ 射线全能峰

或逃逸峰的计数效率取决于探测器的灵敏体积、几何形状以及临近探测器的物质(如探测器的支架、致冷器等)的相互作用。效率是指整个探测器的效率,探测器效率有以下几种。

(1) 峰探测效率,或者叫绝对探测效率 ε_p。ε_p 全能峰下面的面积所对应的计数(简称全能峰计数)与放射源发射的相应的 γ 光子数之比。IEC 规定(国际电工委员会):探测器致冷器端帽距源的距离为 25.0cm,用标定过的 ^{60}Co 源测得的谱线,则峰探测探测效率

$$\varepsilon_p = N_p/N \qquad (7-39)$$

式中:N_p 是有效(活)计数时间内全能峰计数;N 为 1.332MeV 的 γ 光子数。峰探测效率有时称源峰探测效率用符号 ε_{sp} 表示。

这样测得的效率是探测装置的效率,这个效率与探测器本身的效率未必一致。因为前者与源到致冷器端帽的距离有关,而后者与源到探测器的距离无关。

(2) 相对峰探测效率 ε_{pr}。是指在上述条件下,Ge(Li)探测器与 3 英寸×3 英寸(即直径 3 英寸,高 3 英寸)的 NaI(Tl)闪烁体探测效率之比,即

$$\varepsilon_{pr} = N_p/N'_p \qquad (7-40)$$

N'_p 是用 NaI(Tl) 测得的全能峰计数。在上述条件下 $N'_p = 1.20 \times 10^{-3}N$,$N_p$ 和 N 的意义相同。

(3) 峰本征效率 ε_{inp}。它是指全能峰计数与射到探测器灵敏体积内的 γ 光子之比。

随着探测器在 X 荧光分析、活化分析及其他方面的广泛应用,需要准确地知道峰本征效率与 γ 射线、X 射线能量之间的关系。虽然有不少人对探测器的峰探测效率进行过理论计算。但是与 NaI(Tl)闪烁体探测器不同。由于不能精确地控制探测器的工艺过程,给定的标称是金属厚度、Si 或 Ge 死层(不灵敏层)厚度、耗尽层深度等参数的误差都很大。所以理论计算的峰效率 ε_p 与能量 E_0 的关系曲线是不可靠的。一般认为这类探测器峰效率必

须由试验测定,而且,上面提到的那些参数往往随着时间变化,特别是锂漂移探测器,所以应当定期进行重复测量。

3）峰康比

对于锗,在 150keV ~ 8MeV 能量范围内,康普顿吸收系数大于光电吸收系数,也就是说,在这段能量范围内,康普顿电子产生的计数率是比较大的,在测量复杂 γ 谱时,高能 γ 射线的康普顿谱会叠加在低能 γ 射线的全能峰上,从而造成能谱分析上的困难。所以,总是希望全能峰尽量高一些,康普顿峰尽量低一些,以下引入峰康比的概念描述这个特性。

峰康比定义为全能峰内每道计数的最大值 N_{pm} 与平均康普顿计数 $\overline{N_c}$ 之比,即 $N_{pm}/\overline{N_c}$。当本底较大时,在求此值前必须先扣除本底。$\overline{N_c}$ 是指在康普顿连续谱比较平坦的能量区域内的平均计数。对 ^{137}Cs 的 0.662MeV γ 射线,这个能量区域在 358keV ~ 382keV 之间;对 ^{60}Co 的 1.332MeV 在 1040keV ~ 1096keV 之间。

为了提高峰康比,除了增大探测器的灵敏体积外,还应有好的几何形状,即要求同轴探测器的长度大约等于其直径,P 芯应当尽是小一些。另外,探测器的能量分辨率越好,峰康比也越高。较好的峰康比约为 30:1 ~ 40:1。例如,一块直径 48.2mm,长度 51.5mm 的同轴探测器对于 ^{60}Co 的 1.332MeV 的 γ 射线的线宽度为 2.7keV,本征效率为 19%,峰康比为 32:1。

7.3 MOSFETs 场效应管半导体探测器

1. 工作原理

RADFETs γ 剂量探测器的基本工作原理,就是通过测量照射前后探测器在同一沟道电流下,阈值电压的变化,来测量电离辐射剂量的。

当电离辐射照射到结构如图 7 – 11 所示的 P 型沟道增强 MOSFETs 上时,射入探测器的射线就在栅氧化层中产生电子—空穴对。

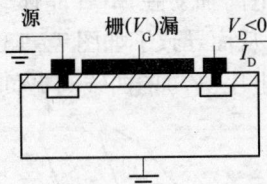

图 7 - 11 探测器的截面示意图

如果探测器的极性为栅—源极间如图 7 - 12 所示,施以正向偏置电压,辐射产生的电子—空穴对将被栅氧化层中的电场 E_{in} 迅速分开。由于电子的迁移率比空穴迁移率高,电子在皮秒内被电场扫出氧化层到栅极,而空穴则被缓慢地扫向 $SiO_2 \sim Si$ 界面并在距界面大约 5nm ~ 20nm 内,被密度大约 $1 \times 10^{12}/cm^2 \sim 5 \times 10^{12}/cm^2$ 的深陷阱以 f_T 的概率俘获,从而形成了空间电荷 Q_{ox}。深陷阱密度依赖于栅氧化层的加工条件,空穴的俘获率 f_T 取决于深陷阱密度和氧化层内的电场强度 E_{in},其值一般在 0.11 左右。未被复合的电子—空穴对概率 f_{nr} 不仅依赖于 E_{in},而且还取决于电离辐射的类型和能量 E。

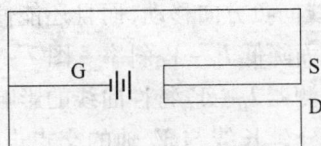

图 7 - 12 辐照时探测器基本电路图

在 $SiO_2 \sim Si$ 界面附近被俘获的空穴形成的空间电荷 Q_{ox} 可用下式来表示为

$$Q_{OX} = q \cdot g \cdot t_{OX} \cdot f_{nr} \cdot f_T \cdot D \qquad (7 - 41)$$

式中:q 为电子电荷;$g = 76 \times 10^{12}/(cm^2 \cdot Gy)$ 为电子—空穴对的产生率;t_{ox} 为栅氧化层的厚度;f_{nr} 为未被覆合的电子—空穴对的几率;D 为二氧化硅层吸收的辐射剂量。

照射到探测器的电离辐射在 MOS 晶体管的栅氧化层中产生的空间电荷总是正值,从而导致了如图 7–13 所示的 RADFETs 探测器的漏电流(I_D)栅电压(V_G)的曲线向更负的方向移动。

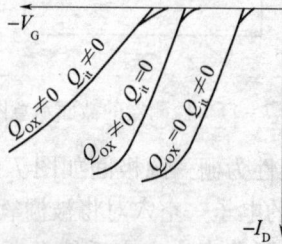

图 7–13　照射前后空间电荷 Q_{ox} 界面态电荷
对探测器 I_G – I_D 转移曲线的影响

电离辐射还能在 $SiO_2 \sim Si$ 界面产生界面态电荷 Q_{it}。界面态密度随辐射剂量的增加依赖于栅氧化层中的正向偏压、氧化层的加工条件和剂量范围。即使栅极偏压为零,电离辐射产生的界面态也是显著的,因此有些研究工作者认为,界面态是导致不加偏置的 RADFETs 剂量探测器阈电压变化的根本原因。Q_{it} 不仅能使探测器 I_D – V_G 特性曲线向负方向移动,而且还能使探测器沟道里载流子迁移率减少,从而降低 I_D – V_G 斜率。图 7–13 表示 Q_{ox} 与 Q_{it} 对 RADFETs 剂量探测器 I_D – V_G 特性曲线的影响。探测器 I_D – V_G 特性曲线的线性部分延长线与 V_G 轴的交点电压 V 的数学表达式为

$$V = V_0 - Q_{ox} + Q_i t C_{ox} = V_0 - \Delta V \qquad (7-42)$$

式中:V_0 为辐照前探测器 I_D – V_G 曲线线性部分延长线与 V_G 轴的截距电压;C_{ox} 是栅电容。但是,由于探测器的 V 值不便于直接测量,因此实际测量的量是如图 7–14 所示探测器基本测量电路图中的漏—源极间电压 V_D,其定义如下式所示的一个等效的量:

$$V_D = V - \sqrt{\frac{I_D}{\lambda}} \qquad (7-43)$$

224

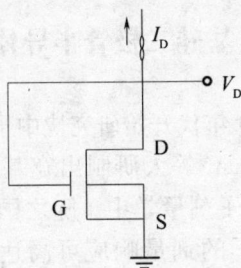

图 7 – 14　RADFETS 探测器的基本测量方法

式中:I_D 为流过探测器沟道的电流;λ 是一个仅依赖于沟道几何尺寸和载流子迁移率的常数值。一般称 V_D 为整个探测器的阈值电压。

2. RADFETs γ 剂量探测器的基本测量方法

RADFETs 的开启电压的测量:用场效应晶体管跨导测试仪(或 QC – 1 型),测量条件 $V_{DS} = -10V$、$I_{DS} = 5\mu A$;RADFETs 的跨导的测量:条件 $V_{DS} = -10V$、$I_{DS} = 3mA$,测量仪器同上;RADFETs 的阈值电压 V_{T0} 和两个 RADFETs 阈值电压之差 ΔV(称差分电压)的测量:条件为:两个 RADFETs 的栅—漏极各自短路,I_1、I_2 分别恒流在 $50\mu A$;RADFETs 剂量探测器辐射性能的测量:使用的主要设备是 $^{60}C_0$ γ 辐射源。辐照试验时,探测器的偏压电路如图 7 – 15 所示。用图 7 – 14 所示的测量电路测量探测器辐照前后阈值电压、差分电压的变化,从而测量探测器的辐射性能。

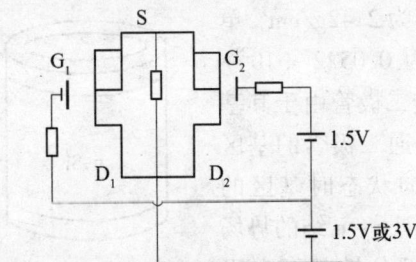

图 7 – 15　探测器辐射时偏置电压图

7.4   宽基硅二极管半导体探测器

国外从 20 世纪 60 年代开始研究快中子轰击 PIN 二极管的效应,70 年代美国 Swinehart 等人研制出宽基硅二极管快中子探测器,并且很快用于快中子剂量学中。随之国外相继研制出多种规格的产品,其对快中子的剂量响应可高达 50mv/cGy,量程可达 150Gy,剂量探测下限可达 0.01Gy,能响范围为 0.1MeV ~ 10MeV。

我国在 20 世纪 70 年代初成功研制出量程为 $1Gy ~ 10^3 Gy$、$0.1Gy ~ 10^2 Gy$、$0.01Gy ~ 10Gy$ 三种类型的宽基硅二极管半导体探测器,可用于测量能量为 0.25MeV ~ 14MeV 的快中子。

宽基硅二极管快中子探测器的测试系统早期为以简单的恒流源和电压表相结合的方式;后来为了降低二极管的温度等结效应引起的端电压漂移,发展了电桥式测试系统;为了降低长时间大电流测试对二极管内部结构的影响,如晶格间杂质的漂移、缺陷的退火等,后来研制出了脉冲式供电测试系统。可见,测试系统的发展趋势是智能化、小型化、多功能、高精度。

1. 宽基硅二极管探测器的结构

PIN 宽基硅二极管为 $p^+ - n - n^+$ 结构,如图 7 – 16 所示,因为希望基区对中子辐照有明显的响应,所以要求基区厚度足够宽、材料高电阻率、少数载流子高寿命。硅单晶材料是Ⅳ族元素,是以金刚石结构存在的共价晶体,原子量为 28.09,密度为 $2.42g/cm^3$,单位体积内核数为 $0.0522 \times 10^{21}/cm^3$。PIN 宽基硅二极管由于其基区宽度远大于普通二极管的基区宽度,工作在正向状态时基区的电压除了用于抵消 p–n 结的势场电压外,还有一部分被基区电阻所消耗,因而电流—电压特性既

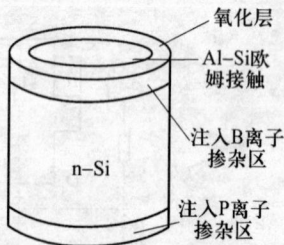

图 7 – 16   PIN 宽基硅二极管结构

226

有 P–N 结的特点,又有电阻的特点,且基区电压随电流密度和电阻率增大而增大。

2. 宽基硅二极管快中子剂量探测器的工作原理

当宽基硅二极管的基区受到快中子轰击后,如本章 7.1 节所述在硅晶格结构中产生大量的起复合中心作用的间隙原子和空位,从而使基区的少数载流子寿命降低。

由于基区的少数载流子寿命降低,从而引起基区电阻的增加,因此基区材料电阻率的变化与中子注量呈指数关系,为

$$\rho = \rho_0 e\Phi/K \qquad (7-44)$$

式中:Φ 为快中子注量;K 为 Buhler 系数,值为 387~3300 之间;ρ_0 为材料初始电阻率,ρ 为材料被中子辐照后的电阻率。

如果基区处于正向恒定电流状态,则其正向电压相应增加,在一定条件下,基区电压增量正比于快中子注量或照射剂量,关系为

$$\Delta V_B = kaD_0 \qquad (7-45)$$

式中:D_0 为中子照射剂量;a 为中子照射时硅材料的损伤因子,与中子能量、剂量和照射时间有关;k 为转换系数;ΔV_B 为基区电压在中子照射后的增量。

可见,快中子的辐照剂量的测量实际上是基于对宽基硅二极管的基区电压的测量,测量原理如图 7–17 所示。

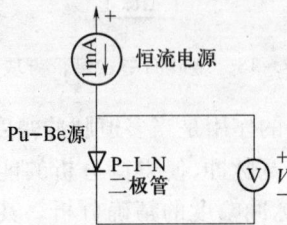

图 7–17　宽基硅二极管基区电压 ΔV 的测量原理

用 P–I–N 宽基硅二极管测量快中子辐射的累积剂量,最大优点是体积小,测量方法极其简单,一般不需要前置放大器等附加电路。大剂量照射应用时剂量响应线性好,且与辐照剂量率无关,

其最大量程可达 150Gy,灵敏度范围从 10mV/Gy 到 5V/Gy,灵敏度在50Gy 照射范围内变化幅度小于20%。

7.5 半导体探测器的应用

半导体探测器是20世纪60年代以来迅速发展起来的一种探测器,目前在实验室和仪器上常用的探测器有类型:PN 结型、PIN 型和高纯锗型三种。此外,化合物半导体探测器,如 CdTe、HgI_2、CaAs 等探测器也有了发展。下面简单介绍前面几种探测器在核谱学、剂量学以及射线测量技术等方面的应用。

1. 能谱测量

1) 重带电粒子能谱的测量

用于重带电粒子能谱测量的探测器有三种:扩散结型、金硅面垒型和锂漂移型三种,其中用的最多的是金硅面垒探测器。它具有窗薄、固有噪声低、能量分辨率高、线性好、β 及 γ 干扰小、使用方便等优点,一台金硅面垒半导体 α 谱仪如图 7 - 18 所示。

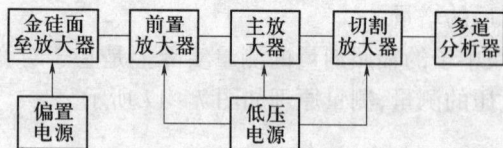

图 7 - 18 金硅面垒 α 谱仪方块图

图中切割放大器的作用是当多道脉冲幅度分析器的道数不够时,利用它的切割,展宽脉冲,使得待分析的能量落入多道分析器的适当范围,以便于脉冲幅度的精确分析。其物理原理类同于闪烁体 γ 能谱仪,在此不再赘述。谱仪对 ^{241}Am 源的 5.486MeV 能量 γ 粒子的最好分辨率是 0.22%,如图 7 - 19 所示。整个谱仪(包括全部电子学电路在内)用放射源测得其非线性小于 1%。Si(Li)探测器由于原子序数比锗低,因此可用于 β 粒子的探测,从而得到较低的 γ 本底,反散射影响也较小。

228

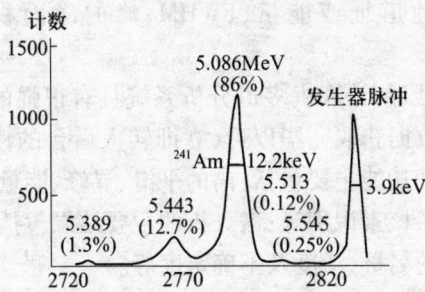

图 7 - 19　^{241}Am 的 α 能谱图

2) γ能谱的测量

同轴高纯锗探测器主要用于γ能谱测量,其能量分辨率比 NaI(Ti)闪烁谱仪高几十倍,可以用于高分辨率γ谱仪。这种谱仪目前多使用计算机进行数据处理,与相关硬件组和成计算机多道γ谱仪,如图 7 - 20 所示。

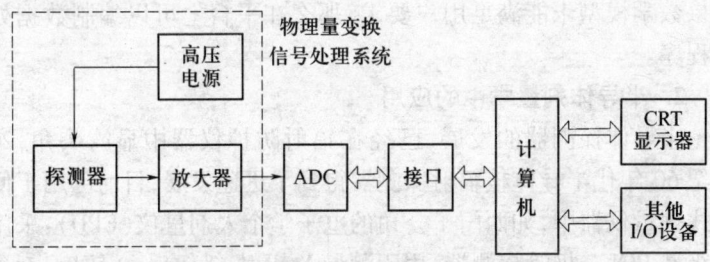

图 7 - 20　高纯锗探头计算机多道分析系统方块图

计算机多道分析系统的基本功能是:数据获取、能谱显示、数据处理、软件。

(1) 数据获取:通常在计算机内存中开辟一个数据区,用来存放获取的数据。获取的数据经获取接口传递至数据区中。

(2) 能谱显示:在计算机的显示器上,应用专业软件,如 MCA Emulation software 实时显示数据获取条件(探测器号码、获取活时间)、谱曲线数据(水平轴和垂直轴的刻度单位、道置、光标位置),以及谱数据获取完毕后数据分析的部分特征参数或结果(峰中心的道址或能量、FWHM、峰的净面积)等谱参数信息。

(3)数据处理:计算机多道分析系统具有很强的数据处理能力。γ谱仪在数据获取完毕以后,立即转入后台的谱数据处理和分析。数据处理功能主要包括:谱的平滑、寻峰、能量刻度、效率刻度、求峰净面积、核素识别等;谱分析的主要结果包括:最后给出被测量样品核素的名称、活度及不确定度等。

(4)数据输出:谱数据处理和分析结果一般都可以由计算机的标准输出设备输出的。如打印机、显示终端。

(5)软件:计算机多道分析系统中配置的软件可分为两大类:一般计算机系统的标准软件主要包括实时操作系统和程序设计语言等。另一类程序是能谱数据获取和处理的专用程序:包括数据获取程序、显示程序、能谱分析程序和相应的数据库等。一般说来,系统中配置的专用程序,都是以一定数学模型为基础编制的。如果数学模型未能满足用户要求,那么在平台上可以编制数据处理程序。

2. 半导体剂量学中的应用

半导体探测器的发展,已经在辐射防护仪器中显露头角,20世纪 60 年代半导体核辐射探测器得到了迅速发展,目前已用于便携式剂量仪器中,如西门子公司的电子学个人剂量仪(EPD):采用多级硅 PIN 二极管探测器,用于测量 X 辐射、γ 辐射、β 辐射,剂量率范围 $H_P(10):1\mu Sv/h \sim 999.9 mSv/h$;$H_S(0.07):0.01 mSv/h \sim 99.99 mSv/h$;剂量范围:$1\mu Sv \sim 999.9 mSv$;γ 能量响应范围:$20 keV \sim 10 MeV$ 误差在 30% ~ 50%,β 能量响应范围:$214 keV \sim 1.5 MeV$ 误差($\pm 30\%$)线性范围一般在 5 个量级以上;日本 PDM – 102 型个人剂量仪:采用硅 PN 结型半导体探测器,测量范围:$1\mu Sv \sim 9999\mu Sv$,γ 能量响应范围:$50 keV \sim 3 MeV$ 误差($\pm 30\%$);法国 DM91 型电子剂量仪:γ 灵敏度约为 245c/s/(cGy^{-1}),线性范围跨 5 个量级,抗电磁干扰稍差,微电子化探测器与前端电子学电路封装在一起。

CdZnTe 晶体是一种应用于射线探测器的新型半导体材料,与传统的诸如 NaI 等材料做成的闪烁体探测器相比,它具有更好的性能,更高的探测效率。基于 CdZnTe 的各类探测器的特点、性能虽各有不同,但总体上它们都有尺寸小、分辨率好、电荷收集率高、计数率高、具有高光峰效率、低尾、高峰谷比,并可在室温下工作、防潮等特点。

基于 CdZnTe 的探测器的应用范围很广,例如,医学诊断、工业测量、医学物理、天文学、现场监测、X 射线衍射、γ 射线谱仪等。

SPEAR 是一种基于 CdZnTe、室温工作的高能量分辨率单点泛场源射线探测器,用来测量电离辐射(X 射线、γ 射线、β 粒子、α 粒子),SPEAR 探测器采用了一种坚固耐用的设计,将 CdZnTe 探测器和信号前置放大器组合在一个小包装体中,这种探测器已得到广泛的应用。

第8章　剂量测量的理论和方法

为了发现电离辐射的存在和确定辐射剂量的大小,必须使用专门的仪器进行探测。另一方面,用计算方法求得的辐射剂量是否正确、防护标准的执行情况以及方法措施是否安全可靠,也需要进行实际的现场测量来检验。

在辐射剂量测量中,由于测量目的不同,需要用到各种类型的核辐射探测器,如电离室、计数管、闪烁探测器、半导体探测器,以及用于个人剂量测量的真空室二次发射探测器、固体探测器等。下面是探测器用于测量剂量的原理和方法、剂量学特性及刻度。

8.1　探测器能量的沉积和测量

1. 用电离室测量照射量和 γ 吸收剂量

电离室常用于测量 γ 射线的照射量和吸收剂量,特别是在基准计量工作中,当把电离室引入到测量介质中进行测量时,于是在介质中就构成一个气体空腔。布拉格—格雷空腔电离理论指出,在射线作用下,空腔单位体积气体中所产生的电离(量)与单位体积的周围物质中所吸收的辐射能量是有关的。收集空腔中的电离电量就可以知道空腔周围物质所吸收的能量。

1) 空腔电离理论

布拉格—格雷理论指出,某种介质中所吸收的电离辐射能量,可以根据在介质中的一个小空腔所产生的电离能量推算出来。只要它满足以下几个条件。

设想在物质中有一个充有气体的小空腔 A（见图 8-1）。在 γ 射线的作用下，γ 射线与物质相互作用产生次级电子，次级电子穿过空腔时便在空腔中产生电离。电离可以是 γ 射线在空腔气体中打出的次级电子所产生的，也可以是室壁材料中打出的次级电子所产生的。前者称"气体作用"产生的，后者称"室壁作用"产生的。现假定空腔尺寸远小于次级电子的最大射程，则有以下三个假定成立：γ 射线在空腔中所产生的次级电子的电离，即气体作用可以忽略；空腔中次级电子的注量、能谱分布和室壁材料中的相同；在空腔周围的邻近物质中，γ 射线的照射是均匀的。这意味着在所考虑的点，γ 射线的注量率 φ_γ 相同（没有减弱），也意味着各点次级电子的注量率 φ 和能谱相同。

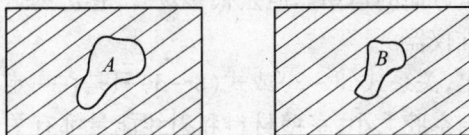

图 8-1　室壁与空腔吸收剂量的比较

在以上假定下考虑室壁物质吸收能量和空腔气体吸收能量的关系

$$E_M = S_\gamma \times E_A \tag{8-1}$$

式中：E_M 单位体积的室壁材料中损失的能量；E_A 单位体积气体中损失能量；S_γ 相对阻止本领，即 $S_\gamma = \dfrac{S_M}{S_A} = \dfrac{(dE/dl)_M}{(dE/dl)_A}$，为室壁材料电子阻止本领与空腔气体电子阻止本领之比。假定在电离过程中产生的能量较高电子可再引起电离的次级 δ 电子，不会把能量再带出到空腔 A 以外。这样，E_A 就可以写成 $E_A = J_a \overline{W}$，代入式（8-1）得到

$$E_M = S_\gamma J_a \overline{W} \tag{8-2}$$

式中：J_a 是单位体积中气体产生的离子对数；$\overline{W}$ 是平均电离能。

式(8-2)也可以作单位变换给出如下形式

$$E_{mM} = S_{m\gamma} \times E_{mA} \qquad (8-3)$$

式中：$S_{m\gamma} = \left(\dfrac{dE}{dl}\right)_M \dfrac{1}{\rho_M} \left(\dfrac{dE}{dl}\right)_A \dfrac{1}{\rho_A}$ 是室壁材料和空腔气体碰撞阻止本领之比；E_{mM} 单位质量的室壁材料所吸收的能量；J_{ma} 单位质量的空腔气体中所产生的离子对数；ρ_M、ρ_a 为介质和空腔气体的密度。

式(8-2)或式(8-3)称为布拉格—格雷电离关系式是照射量(空气比释动能)和剂量测量的基本关系式。在利用式(8-2)或式(8-3)精确表达吸收能量和电离量的定量关系时,必须准确给出室壁材料和空腔气体的电子阻止本领。由于电子谱和阻止本领计算的较复杂性,很难获得较准确的数值,因此限制了空腔电离室在绝对测量方面的运用。但是很多场合,它仍然是剂量绝对测量的一种基准仪器。

需要指出,关系式(8-2)或式(8-3)只是在一定条件下才是正确的。这与空腔大小,室壁材料和射线能量都有关系。试验表明,若选用与空腔原子序数相差较大的室壁物质,那么空腔尺寸将逐渐加大,射线能量不断降低,从而使布拉格—格雷电离关系式就会渐渐失效。失效的主要原因是:①理论基本假设穿过空腔气体的次级电子能量损失是连续的,且完全消耗在空腔气体的电离上。而实际电离过程中产生射程较长的次级 δ 电子,可能将其部分能量带出空腔气体之外,空腔电离理论中却未考虑这一情况。②组织本领的计算未考虑某些物质原子在入射电子场作用下发生极化而引起的物质密度效应,会使组织本领的计算修正达百分之几,对于铅、锡、铜等较重材料,可达百分之几十。后人对这些问题作了许多深入研究,使试验与理论的符合程度有了接近,直到现在仍然不断地完善与提高。

2) 气体正比计数管

气体正比计数管(以下简称正比管)可以看做是一种内部具有气体放大作用的电离室,布拉格—格雷空腔电离理论对正比管也是适用的。这是由于,通常情况下,计数管的空腔尺寸并不大,且计数管气体中的电离主要靠 γ 射线在室壁中打出的次级电子所引起,在气体中打出的次级电子的电离作用可以忽略。因此可以认为,空腔的存在不影响室壁次级电子的注量和能谱分布,次级电子在空腔内损失的能量正比于管壁材料的吸收剂量,且计数管气体内产生的离子对数正比于次级电子在空腔内损失的能量。若 M 为气体放大倍数,那么气体放大只是使原初始产生的离子对数扩大了 M 倍,而总的离子对数与次级电子损失能量之间的正比关系仍然成立。

因此,管壁材料中的吸收剂量与管内产生的离子对数仍然成正比,并可写成

$$E_{\mathrm{M}} = S_{\gamma} \frac{J_{\mathrm{a}}}{M} \overline{W} \text{ 或 } J_{\mathrm{a}} = M \frac{E_{\mathrm{M}}}{S_{\gamma} \overline{W}} \qquad (8-4)$$

式中:M 为气体的放大倍数;J_{a} 为正比计数管单位体积中气体产生的离子对数。其他各符号意义与式(8-2)相同。式(8-4)表明,正比管能用于吸收剂量的测量。如果管内气体和管壁的组织等效材料,它就给出组织的吸收剂量,改变管壁厚度就能够给出组织中所关心的各种深度上吸收剂量。

若正比计数管以脉冲形式输出信号,为了测量吸收剂量,就不能只记录脉冲的数目,而必须记录所有脉冲包含的总电荷量,或近似记录所有脉冲的幅度之和。让脉冲电荷在一个电容上积分,在输出端接一个计数率计就可指示出吸收剂量率,用一个积分器就可指示出吸收剂量。

使用正比计数管测量吸收剂量的优点是,它的灵敏度高,由式(8-4)可知,它所给出的电离量将是同体积的电离室的 M 倍。M 主要取决于正比管的尺寸、气体和工作电压,它的一般数值是 $10^2 \sim 10^4$。此外,正比管在混合辐射场中可采用幅度甄别方法区分 α 辐射和 β 辐射,波形甄别方法可把中子和 γ 分丌。它的主要缺点是:要求使用高度稳定度和较高的工作电压,电子器件绝缘要求高,并要使用较纯的内充工作气体;不能测到甄别阈以下的脉冲所对应的吸收剂量,将影响剂量测量的精度。

2. 照射量的测量

1）用空腔电离室测量照射量

照射量与吸收剂量相比,虽然它是一个辅助量,但直到现在它的测量仍然是很重要的。这是因为由所测量的某点的照射量可以方便地转换到其他介质中的吸收剂量。目前很多 γ 射线监测仪器还是按照射量(或照射量率)来刻度仪器的。

根据使用场合的不同,测量照射量的电离室基本上有两种类型:一种是自由空气标准电离室,它是根据照射量的定义设计的,对照射量进行绝对测量的仪器,只用于基准测量工作中(国家计量部门或大型基准实验室),最适合标定能量在几百千电子伏以下的 γ 射线或 X 射线的辐射场。由于它的体积大,结构要求高所以不适合于一般实验室。另一种是用空气等效壁材料做的空腔电离室,所谓空气等效壁材料是指这种材料除了密度以外,在元素组成上和空气相同。空腔电离室使用得很广泛,既可用在基准工作中,以可用在常规监测工作中。

应用空腔电离室测量照射量,要求电离室的室壁材料要选用空气等效材料和工作气体选用空气,其室壁厚度要求满足次级电子平衡条件。因为测量照射量就要求测到 γ 射线在单位质量空气中转交给次级电子的能量,而按照空腔电离理论,空腔的电离量反映了室壁材料所吸收的能量,当达到电子平衡时,它反映了 γ 射线交给室壁材料的次级电子的能量。因此,若室壁材料为空气等效材料,则所测的空腔内单位质量空气中的电离量恰好反映了 γ 射线交给壁室材料单位质量的空气等效材料的次级电子 的能量,这就是所要测量 γ 射线的照射量。

按照前面关于吸收剂量的定义,我们把式(8-3)改定为

$$D_M = J_a (W/e)_a \times \frac{(S/\rho)_M}{(S/\rho)_a} \qquad (8-5)$$

式中:D_M 是空腔位置上室壁材料的吸收剂量($J \cdot kg^{-1}$);J_a 是次级电子在空腔中单位质量气体内产生的电荷($C \cdot kg^{-1}$);$(W/e)_a$ 是次级电子在空腔中单位电荷所需消耗的能量,它在数值上等于

33.97(J·C^{-1});$(S/\rho)_M$ 和 $(S/\rho)_a$ 分别是空腔电离室材料和空气的质量碰撞阻止本领。

在照射条件相同情况下,两种物质的吸收剂量之比,等于它们对光子束的质能吸收系数之比,则有

$$\frac{D_M}{D_a} = \frac{(\mu_{en}/\rho)_M}{(\mu_{en}/\rho)_a} \tag{8-6}$$

式中:D_a 是空气的吸收剂量;$(\mu_{en}/\rho)_M$ 和 $(\mu_{en}/\rho)_a$ 分别是室壁材料和空气对光子的质能吸收系数。同时在电子平衡条件下,空气的吸收剂量与照射量的关系为

$$D_a = (w/e)_a \cdot X \tag{8-7}$$

当室壁材料与空气不等效时,根据式(8-5)、式(8-6)和式(8-7),于是推得不存在空腔,空腔位置上的照射量即

$$X = J_a \cdot \frac{(S/\rho)_M}{(S/\rho)_a} \cdot \frac{(\mu_{en}/\rho)_a}{(\mu_{en}/\rho)_M} \tag{8-8}$$

当室壁材料与空气等效时,对于特定光子能量室壁材料与空腔的空气具有相同的质能吸收系数,使得 $\dfrac{(\mu_{en}/\rho)_a}{(\mu_{en}/\rho)_M} = 1$;对于电子则室壁材料与空腔的空气具有相同的质量碰撞阻止本领,从而使得 $\dfrac{(S/\rho)_M}{(S/\rho)_a} \approx 1$,那么,这就是自由空气标准电离的情况,于是式(8-8)可以写为

$$X = J_a = Q/(\rho_a \cdot V) \tag{8-9}$$

式中:Q 为空腔产生的总电荷量(C);ρ_a 为空气密度(g/cm^3);V 为空腔的体积(cm^3)。如果照射量单位为 C/kg,那么在标准状态下(0℃和0.1MPa压力)$\rho_a = 1.29 \times 10^{-3}$(g/cm^3),则电荷量与照射量的关系为

$$Q = \rho_a \times V \times X = 0.001293 \times 0.001 \times VX =$$
$$3.33 \times 10^{-10} VX \quad (C) \tag{8-10}$$

同理可以把式(8-10)写作电离室输出电流与照射量率的关系

$$i_s = 3.33 \times 10^{-10} V \dot{X} \quad (A) \qquad (8-11)$$

式中：$\dot{X}$ 表示照射量率，单位为 $C/(kg \cdot s)$。过去有的专业书中曾使用

$$i_s = 9.25 \times 10^{-14} V \dot{X} \quad (R/h) \qquad (8-12)$$

式中：$\dot{X}$ 为照射量率，单位 R/h。

由式(8-11)和式(8-12)可以看出，电离室的输出有两种记录方式，一种是测量在一段时间内电离室输出的总电荷量；另一种是测量电离室的输出电流，即瞬间的照射量率。

2) 能量依赖性

通常把每单位照射量所对应的仪表响应，称为仪器的灵敏度。灵敏度随光子能量的变化关系称为仪器的能量依赖性(或能量响应)。对于一种性能良好的剂量元件(探测器)，其重要剂量学指标之一是探测器对辐射的能量依赖性。若剂量元件的响应与能量无关或者对能量的依赖性很小，则称该元件的能量依赖性好。

为了说明空腔电离室的能量依赖性问题，可把式(8-9)改写为如下形式，且注意 $J_a = Q/(\rho_a \times V)$

$$Q = \frac{(S/\rho)_a}{(S/\rho)_M} \cdot \frac{(\mu_{en}/\rho)_M}{(\mu_{en}/\rho)_a} \cdot V \cdot \rho_a \cdot X \qquad (8-13)$$

由碰撞阻止本领的比例定律可知：

$$\frac{(S/\rho)_a}{(S/\rho)_M} \approx \frac{(Z/A)_a}{(Z/A)_M}$$

式中：Z 和 A 分别为物质的有效原子序数和原子量(或分子量)。

表8-1列出了某些物质的电子密度 N_e ($N_e = \dfrac{z \times \rho_m}{A}$，$\rho_m$ 为物质的密度)，有效原子序数 Z 及其 Z/A 值，所以

$$Q \approx \frac{(Z/A)_a}{(Z/A)_M} \cdot \frac{(\mu_{en}/\rho)_M}{(\mu_{en}/\rho)_a} \cdot V \cdot \rho_a \cdot X \qquad (8-14)$$

表 8 - 1　吸收物质的有效原子序数及其密度

物质	密度/(kg/m³)	电子密度(10²³e/g)	有效原子序数	Z/A
碳	2.25×10^3	3.01	6	0.4995
铝	2.7×10^3	2.90	13	0.4818
铜	8.9×10^3	2.75	29	0.4564
铅	11.3×10^3	2.38	82	0.3958
空气(0℃ 0.1MPa)	1.293	3.01	7.64	0.4993
水	1.0×10^3	3.34	7.42	0.555
肌肉	1.00×10^3	3.36	7.42	0.555
骨	1.85×10^3	3.00	13.8	0.535

对于给定的电离室和一定的环境条件(压力、温度和湿度)

$\dfrac{(Z/A)_a}{(Z/A)_M} \cdot V \cdot \rho_a = C$ 近似为常数,因此

$$Q \approx C \cdot \frac{(\mu_{en}/\rho)_M}{(\mu_{en}/\rho)_a} \cdot X \qquad (8-15)$$

因为 $\dfrac{(\mu_{en}/\rho)_M}{(\mu_{en}/\rho)_a}$ 是随光子能量变化的,如图 8-2 所示,所以如果空腔室壁没有使用空气等效材料而是使用其他材料作为室壁介质时,仪器的读数 Q 不仅取决于照射量 X,而且还依赖于光子能量。一般在 0.1MeV 附近的低能区,能量依赖性较大,这是由于在该区,γ 光子易被室壁吸收的缘故。不过只要室壁材料的原子序数 $Z < 30$,那么对于能量大于 300keV 的光子,$\dfrac{(\mu_{en}/\rho)_M}{(\mu_{en}/\rho)_a} \approx$ 1,因此这时仪器读数的能量响应较小,能正确反映被测量照射量的大小。

通常总是希望仪器具有较好的能量依赖性,即要求它是平坦的。这是因为在实际测量中,很少知道射线的能谱。假若射线束由不同能量的光子组成,仪器的能量依赖性较大,则仪器的示值就很难准确。改善仪器的能量依赖性,可以有两种途径:一是尽可能选择合适的空气等效材料做室壁;另一个是为了减小低能光子较

大的能量依赖性,再在室壁材料上再加一层壁套,进行补偿。如使用铅、锡等重元素做成的室壁套对低能光子有较强的吸收作用,如图 8 – 2 所示。

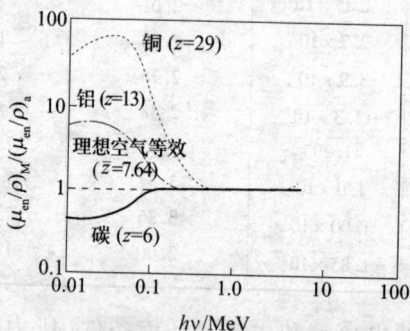

图 8 – 2　室壁材料与空气的质量能量吸收系数之比
随光子能量的变化曲线

3) 室壁厚度对空腔内电离量的影响

空腔内的电离量与壁厚的变化关系如图 8 – 3 所示,开始电离量随壁厚的增加而增加,这是由于从室壁中有更多的次级电子产生和进入空腔。当壁厚增加到等于次级电子最大射程 R 时,空腔电离增加到最大量。当壁厚继续增加时,γ射线(或 X 射线)在一部分外层室壁中打出的次级电子并不能进入空腔,加之γ射线对室壁材料的吸收,空腔内的电离量就开始缓慢下降。相应于电离量最大处的室壁厚度称室壁平衡厚度。显然,平衡厚度与γ射线

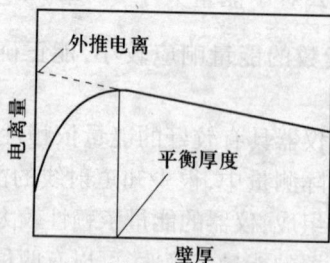

图 8 – 3　电离量与室壁厚度的变化关系

240

能量有关,并随能量增加而增大。表8-2给出了某些能量下的平衡厚度值和相应厚度下室壁材料对射线减弱的百分数。

表8-2 平衡厚度值和室壁减弱的典型数值

能量/MeV	平衡厚度/(g/cm²)	室壁减弱/%
0.2	<0.05	<0.2
1.0	0.2	0.6
2.0	0.4	1
5.0	1	3

在测量照射量时,室壁厚度应选择等平衡厚度,由于不同能量所要求的厚度不同,为适应不同能量的测量,有的电离室只做成很薄的室壁,使它只能测较低能量射线。在测量高能量射线时,则在室壁外面再加一个合适厚度的外套。有人指出,对高能射线,即使室壁厚度只有所需厚度的1/2,其测量误差也不会超过10%,因此考虑厚度时,防止对低能成分的过多减弱也是值得注意的问题。

3. γ 吸收剂量的测量

为了测定介质中的 X 射线或 γ 射线的吸收剂量,需要把一体积已知的空腔电离室放入介质,使电离室中心与待测剂量的那个点重合。而为了使由于电离室的引入,不致影响辐射在电离室所在部位及周围介质中的分布,则要求电离室做得很小,并且要求室壁有足够的厚度,以阻止起源于介质的电子穿过室壁而进入空腔,从而使得空腔内的气体电离完全是由光子在室壁中打出的电子所造成,但未必要达到电子平衡条件。则电离室的吸收剂量可表示为

$$D_M = 1.6 \times 10^{-12} \frac{S_{mM}}{S_{ma}} J_{ma} \cdot \overline{W} \qquad (8-16)$$

式中:1.6×10^{-12} 为单位换算系数;S_{mM}、S_{ma} 为介质和气体的质量阻止本领;J_{ma} 为空腔单位质量气体产生的离子对数。当满足电子平

衡条件时,则组织的吸收剂量

$$D_{\mathrm{T}} = \frac{(\mu_{\mathrm{en}}/\rho)_{\mathrm{T}}}{(\mu_{\mathrm{en}}/\rho)_{\mathrm{M}}} D_{\mathrm{M}} \qquad (8-17)$$

若在康普顿效应占优势的能量范围(0.3MeV ~ 1.5MeV),$(Z/A) \propto (\mu_{\mathrm{en}}/\rho)$,则

$$D_{\mathrm{T}} = 1.6 \times 10^{-12} \frac{(Z/A)_{\mathrm{T}} S_{\mathrm{mM}}}{(Z/A)_{\mathrm{M}} S_{\mathrm{ma}}} J_{\mathrm{mM}} \cdot \overline{W} \qquad (8-18)$$

式中:1.6×10^{-12}为单位换算系数。可见在D_{M}、D_{T}均满足电子平衡条件下,也可以测量组织的吸收剂量。

8.2 脉冲型探测器 γ 剂量率的测量

原理上讲,有的探测器,如空腔电离室、正比计数管,空腔电离理论是成立的,可用于 γ 照射量和吸收剂量的绝对测量;但是有的探测器则不然,它们所测的量不是剂量(或辐射的能量沉积)而是其他的量,如射线的注量或能注量。这后一种探测器在经过相应的标定以后,其读数在某种近似程度上反映 γ 射线的照射量或剂量。由于各有不同的特点,它们在剂量测量中也是有用的,特别是用在某些不作为基准和容许有一定误差的测量场合,如用在常规的辐射防护监测仪器中。

1. G－M 计数管

1)脉冲计数率与照射量关系

根据 G－M 计数管的工作原理,我们知道,它与空腔电离室所不同的是,在电离室内,每个电子所引起的电离正比于它穿过空腔时所损失的能量;而在 G－M 计数管内,所有穿过空腔的电子不管其能量和能量损失如何,都引起一个幅度基本相同的脉冲输出。由于这个原因,空腔电离理论对 G－M 计数管不再有效。可以说,它所记录的计数率实际上是反映 γ 射线强度(注量率)的一个量。图8－4给出了一种计数管的探测效率 ε 与光子能量 hν 的典型关系曲线。这里的探测效率是指脉冲计数与入射到管壁上的光子数

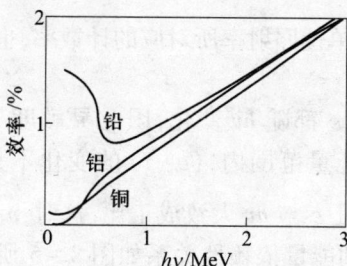

图 8 - 4 对不同阴极材料的 G - M 探测效率与光子能量的关系曲线

之比,对不同管壁(阴极)材料,在相当的一段能量范围内,效率 ε 与 $h\nu$ 几乎成正比变化,在此范围内,计数率 n 为

$$n = \varepsilon\varphi A \propto h\nu\varphi \qquad (8 - 19)$$

式中: φ 为射线粒子注量率 (s^{-1}) ; A 为阴极面积 (m^2) 。该式说明了计数率大约与射线的能注量 $\Psi(= h\nu\varphi)$ 成正比。

由前面式 $(1 - 35)$,可将式 $(8 - 19)$ 变换为空气比释动能率 $\dot{K}_a$ 与计数率 n 的关系,即

$$n = \varepsilon \cdot A \cdot \frac{\dot{K}_a}{(\mu_{en}/\rho)_a \cdot h\nu} \qquad (8 - 20)$$

式中: $\dot{K}_a$ 空气比释动能率 (Gy/s) ; $(\mu_{en}/\rho)_a$ 为空气质能吸收系数 (kg/m^2) ; $h\nu$ 为光子能量 (J) ; n 为计数率 (s^{-1}) 。

此式说明,对于给定能量的光子来说,由于相应的 $(\mu_{en})_a$ 、ε 都是确定的,且照射率和计数率成正比的,因而可以通过测量计数率得到照射量率。

2) 能量依赖性

用 G - M 计数管测量照射率,也同其他间接测量照射率的方法一样,一般说,能量依赖性是不好的。式 $(8 - 20)$ 可改写为

$$S = \frac{n}{\dot{K}_a} = \frac{\varepsilon \cdot A}{h\nu \cdot (\mu_{en}/\rho)_a} \qquad (8 - 21)$$

式中：$S = \dfrac{n}{\dot{K}_a}$ 表示单位照射率所对应的计数率，也称灵敏度。可以

看出，由于 $(\mu_{en})_a$、ε 都随 $h\nu$ 变化，因此灵敏度与光子能量 $h\nu$ 有关。只是在某段能量范围内，$(\mu_{en})_a$ 的变化不是很大（约 $3.5 \times 10^{-5} cm^{-1}$ 左右），且 ε 与 $h\nu$ 大致成正比，这时，$n/\dot{K}_a$ 与 $h\nu$ 的依赖关系较小。典型的能量依赖性关系如图 8-5 所示。对铜阴极计数管，当 $h\nu$ 在 0.25MeV ~ 2.5MeV 之间变化时，灵敏度变化在 +15% 以内。对于某些用途来说，这已经足够好了。但在低能处读数有急剧的增加，所以 G-M 计数管很少用于低能 X 射线范围内。为改善其能量依赖性，可采用某些金属材料对 γ 光子能量过滤。如使用具有适当厚度的铅、锡、铜、铝多层金属做成过滤器来调节计数管的壁厚吸收部分低能 γ 光子能量；此外，还要注意，通常灵敏度还具有方向依赖性，特别是在低能区这种依赖性非常显著，必须通过试验进行修正。

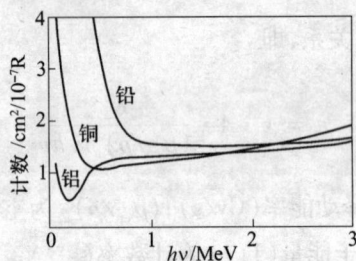

图 8-5　对不同阴极材料的 G-M 计数管灵敏度
与光子能量的关系曲线

　　使用 G-M 计数管的主要优点是，结构简单、价格便宜和具有较高的灵敏度。但 G-M 计数管有较长的死时间 t_d，不适宜在高计数率下工作。在测量强辐射场时，漏计数严重，甚至"阻塞"。在辐射监测仪器中，携带式的辐射仪或放射性污染监测仪，常常装有耳机或扬声器，通过监听计数率的高低可以粗略的估计周围放射性的强弱。

3) G－M计数管量程的扩展

G－M计数管具有输出信号大、灵敏度高、结构简单、体积小等显著优点曾被最普遍的用来检测电离辐射;但由于受死时间、饱和电流、高端脉冲重叠、坪斜等特性的影响,G－M计数管的使用被限制在较窄的线性量程范围内。下面介绍以G－M计数管作为探测器的辐射仪器使用的两种线性量程扩展的方法,即计数管脉冲供电工作状态下的计数法和 TIME－TO－COUNT 测量方法。

(1) G－M计数管脉冲供电状态的计数法。G－M计数管应用于测量 γ 空气比释动能率 $\dot{K}_a$ 时,由于计数管死时间的影响,其计数率 n 与 $\dot{K}_a$ 不是线性关系,即

$$n = H\dot{K}_a\exp(-H\dot{K}_a t_d) \tag{8-22}$$

式中:H 为计数管的灵敏度(计数 $s^{-1}/cGyh^{-1}$);t_d 为计数管死时间(s);$\dot{K}_a$ 为(cGy/h);n 为计数率(s^{-1})。

例如,对于 DLT－4 型强流管,测量上限 $\dot{K}_a$ 在 200cGy/h ~ 300cGy/h 范围时,试验值与通过上式(8－22)的计算值符合较好。但是当 $\dot{K}_a$ 为 1000cGy/h 时,非线性误差可达 －45%,如图 8－6 所示。

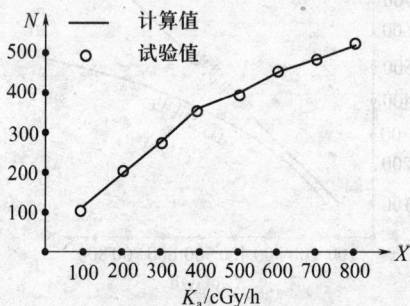

图 8－6　DLT－4 型强流管计算值与实验值

为了扩展计数管的测量上限、减少非线性误差,可以控制计数管工作时间,使它在脉冲电源下工作,称之为计数管的脉冲供电。

B. П. NBAHOB 提出,计数管在脉冲供电时,计数率是由供电脉冲的重复频率及脉冲宽度与射线进入计数管灵敏体积内的时刻,按泊松分布的符合几率所确定的,即

$$n(\dot{K}_a) = F(1 - \exp(-H\dot{K}_a\tau)) \qquad (8-23)$$

式中:τ 为供电电源脉冲宽度;F 为供电电源脉冲频率;H 为灵敏度;$\dot{K}_a$ 为被测量比释动能率。

计数管工作在脉冲电源工作状态的原理是:在计数管的两极加上低于起始电压的直流电压 V_d,并在计数管的两极再加上一个重复频率、宽度、幅度一定的脉冲电压。同时使计数管在脉冲持续时间内的电压大于计数管的起始电压。因此,只有在脉冲持续时间内,当有射线粒子进入计数管的灵敏体积时,才产生盖革放电。这时,电子迅速到达阳极,使阳极电压下降,产生输出信号。而放电时产生的正离子,则在电压 V_d 产生的电场作用下到达阴极,计数管恢复放电前的情况。图 8-7 给出了 DLJ-4 型强流管在脉冲供电和直流供电工作状态时,计数率 n 与 $\dot{K}_a$ 的关系曲线。由图看出,DLJ-4 型强流管 $\dot{K}_a = 700cGy/h$ 时,与计数率具有较好的线

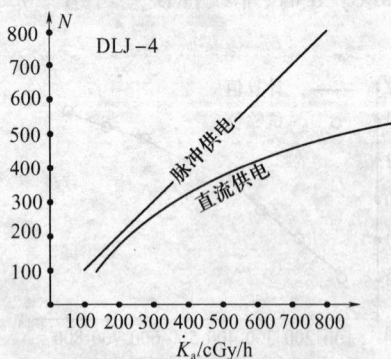

图 8-7 DLJ-4 型强流管在脉冲供电和直流供电工作状态时
计数率 n 与 γ 射线 $\dot{K}_a$ 的关系曲线

性关系。

计数管在脉冲供电工作状态时,可以扩展其测量辐射强度的范围,且所扩展的范围可由供电脉冲的参数(频率和脉冲宽度)来调整。但是脉冲供电时,也会带来一些新的问题。

① 测量的计数率低。因为 $F_\tau < 1$,即脉冲供电时的计数率 n 总是小于直流供电的计数率。这样就会使得在测量时读数误差大,或测量时间长。由式(8-22)看出,计数率 $n(\dot{K}_a)$ 正比于供电脉冲频率 F。当 $1/F = t_d$ 时,可以达到计数管直流供电工作状态的计数率。因此可以通过调整供电脉冲的频率和宽度来提高脉冲供电工作状态时计数管的计数率。

② 信噪比低。供电脉冲会通过计数管的极间电容 C_J,偶合到信号输入端,形成不应有的干扰读数,此输出称为噪声电压 V_0,如图 8-8 所示。

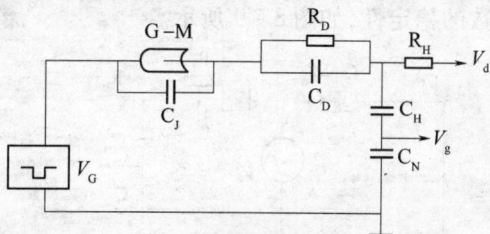

图 8-8　石英薄膜晶体振荡器

对于高重复频率、宽度较窄、前沿较陡的脉冲来说尤为严重。由图 8-8 可以求出噪声电压 U_0 为

$$U_0 = \frac{C}{C + C_N} U_G \qquad (8-24)$$

式中:$\dfrac{1}{C} = \dfrac{1}{C_J} + \dfrac{1}{C_0} + \dfrac{1}{C_N}$;$C_N$ 为输出端对地的等效电容;U_G 为供电脉冲幅度。图 8-8 中 C_H 为隔直流电容,较大。当射线进入计数管引起盖革放电时,输出脉冲幅度 $V_g = V_d - V_0$,其中 V_0 为计数管的起始电压,V_d 为计数管放电工作电压;则放电时计数管的输出

信号电压 $V_g = V_d - V_0$(见图 8-8),则 $U_信$ 为

$$U_信 = \frac{C_1}{C_1 + C_N}(V_d - V_0) \qquad (8-25)$$

式中:$\frac{1}{C_1} = \frac{1}{C_N} + \frac{1}{C_0}$,由式(8-24)和式(8-25)可知,适当地选择 C_0、C_N 可以改善信号的信噪比,使信号和噪声电压设计在所需要的范围内。

例如,选定 $V_d = 430V$,$V_0 = 310V$;供电脉冲幅度 $U_G = 170V$,$C_0 = 2.2pF$,$C_J = 0.7pF$,$C_N = 20pF$。则代入式(8-24)和式(8-25),$U_0 = 4.28V$,$U_信 = 10.5V$

信噪比虽然不高,但其绝对值大,约相差 6V。因此采用提高输入电路甄别阈的方法,可以提高电路的抗干扰能力。

③ 供电的脉冲电源功耗大、稳定性要求高。目前在军用核辐射探测仪器中已采用石英薄膜晶体振荡器和单稳态电路来提高供电的脉冲参数的稳定性,如图 8-9 所示。

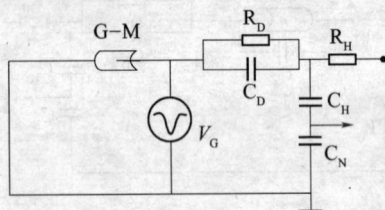

图 8-9 单稳态电路

(2) TIME-TO-COUNT 测量方法。

① TIME-TO-COUNT 的基本原理。G-M 计数管的脉冲供电工作方式及以往的传统测量方法的研究主要是脉冲计数法,即侧重于测量 G-M 计数管的脉冲计数率 n。在该种工作方式中,G-M 计数管在一个最初的脉冲后,会出现一段死时间 t_d,从死时间 t_d 到 G-M 计数管的恢复时间 T_r,有可能会出现一连串幅度较低的脉冲,如图 8-10 所示。最初脉冲后可能产生的这些幅度较低的脉冲就是以往 G-M 计数管测量方法的不足之处,探测系统

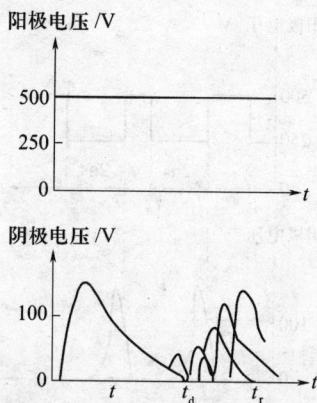

图 8 - 10 普通工作方式

的分辨率过高则容易产生误计数,分辨率过低则容易产生漏计数,从而造成测量的失真,产生误差,而对测量系统分辨率的确定或对 G - M 计数管死时间的校正本身就是一件很复杂的工作。尽管在此基础上进行不同的非线性补偿或线性拟合,从而形成不同的测量方法,但其本质还是由计数率 n 求辐射场强度 R,即

$$R = f(n) \qquad (8 - 26)$$

TIME - TO - COUNT 方法是测量 G - M 计数管一个脉冲从开始到结束这一段计数前时间 t 的平均值,由平均时间 $\bar{t}$ 求辐射场强度 R,即

$$R = f(\bar{t}) \qquad (8 - 27)$$

这种工作方式,G - M 计数管与微处理器和精确定时装置组成一个数字开关,通过对偏压控制来保证 G - M 计数管的工作与停止。如图 8 - 11 所示,当射线作用于 G - M 计数管产生一个脉冲后,精确定时装置定时 2ms,使计数管偏压保持在计数管工作电压和起始电压之间 +250V 的量值上。此时 G - M 计数管停止工作,避免计数管死时间的影响,并保证计数管有足够的时间恢复正常工作状态,直到 T_0,即 2ms 后计数管阳极电压上升到 +500V,G - M 计数管开始恢复正常工作。T_0 时,单片机系统由晶振控制的时

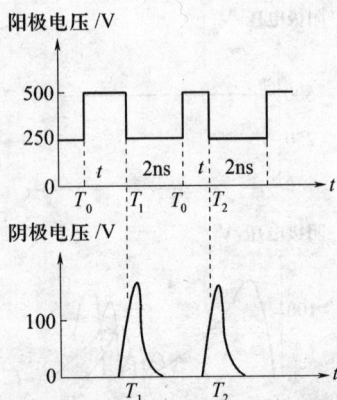

图 8 – 11 TIME – TO – COUNT 工作方式

钟开始定时测量计数前时间 t，直到下一个平滑脉冲结束，偏压下降。在 G – M 计数管的一个工作周期内，只有一个工作脉冲产生。计数管电压从恢复到降低这段计数前时间的平均值与辐射强度 R 成反比，满足下式：

$$R = k/t \qquad\qquad (8 - 28)$$

式中：k 为一常量。

② TIME – TO – COUNT 工作方式。根据以上描述，TIME – TO – COUNT 工作模型如图 8 – 12 所示。

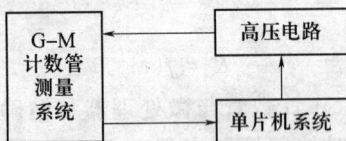

图 8 – 12 TIME – TO – COUNT 工作模型

（3）TIME – TO – COUNT 方法的特点。

① 拓宽了 G – M 计数管剂量率的量程范围。采用 TIME – TO – COUNT 方法，一只 G – M 计数管至少跨 5 个量级。即量程下限 0.01μGy/h，可满足环境本底水平的测量；量程上限 100μGy/h，亦可满足爆区附近高辐射水平的测量。理论上说，式（8 – 28）中

平均计数前时间 $\bar{t}$ 可以无限接近于 0，则 $R = k/\bar{t}$ 的测量上限还可以高，但由于测量系统的灵敏度、分辨率等因素的影响，$\bar{t}$ 只能无限接近于系统的分辨时间 τ，而 $R = k/\tau$ 一般来说远大于 100Gy/h 的量程上限。对于脉冲计数法，一般只能实现 0.01μGy/h ~ 10μGy/h 的量程范围，与 100μGy/h 的测量上限相比，相差一个量级。

② 整个量程范围内线性。在 0.01μGy/h ~ 100Gy/h 的量程范围内，每一个粒子入射后，G - M 计数管休息 2ms 后恢复正常工作，在这 2ms 中 G - M 计数管不工作，新的入射粒子不会进来，G - M 计数管也不会饱和，因此能保证每个辐射粒子的脉冲幅度与质量，不致产生畸变或失真，所以也就能实现整个量程范围内的线性。

③ 没有脉冲重叠/死时间的影响。在图 8 - 10 普通工作方式的中，计数管本身的工作性能表明，一个脉冲形成后，会出现一段无脉冲的死时间 t_d，在死时间 t_d 和恢复时间 t_r 之间会产生许多幅度不一的重叠脉冲，而在图 8 - 11 的 TIME - TO - COUNT 工作方式中，G - M 计数管探测到入射粒子后立即休息 2ms，有足够的时间克服死时间的影响，恢复其分辨能力，不至于出现电流饱和，从而导致 G - M 计数管的损坏，因此也不会出现脉冲重叠。

④ 延长了 G - M 计数管的使用寿命。G - M 计数管的使用寿命一般为 10^9 个 ~ 10^{12} 个计数，与计数管的连续脉冲导致的阳极恶化有关。TIME - TO - COUNT 工作方式中，由于 2ms 的存在，不可能出现计数管的连续脉冲，阳极恶化的现象也不将存在，而且计数管只工作一个短暂的瞬间，在单位时间内，在相同的辐射场下，与普通工作方式相比，其绝对计数也将减少，因此相对来说，G - M 计数管的使用寿命也将得到延长。

TIME - TO - COUNT 方法，对于减少因为 G - M 计数管死时间、电流饱和等影响造成的高剂量率条件下计数的漏计现象，改善 G - M 计数管的线性，扩展提高其测量范围，从理论上讲，具有良好的效果，但要使 TIME - TO - COUNT 方法得到实际的运用，还应从电路设计、性能试验、线性平滑等几个方面进行研究与完善。

2. 闪烁体探测器

对于 γ 射线的测量,闪烁计数器比 G－M 计数管还要灵敏,它的能量响应特性取决于闪烁体的特性和大小。采用适当的闪烁体(如塑料闪烁体)可以把它的计数正比组织的吸收剂量。

1)平均电流工作方式测量照射率和周围吸收剂量率

利用闪烁体测量 γ 射线照射量率(或吸收剂量率)的原理是:在闪烁体中,吸收了次级电子的能量而发射光子,然后将闪烁体中单位时间发射的光子数折合照射量率。因为光子数最终将转换成光电倍增管的电流,所以可用平均电流表示照射量率。

设 m 克闪烁体在能量为 E_γ 光子的照射下,产生的次级电子总能量为 E_m,如果这些次级电子能量完全阻止在闪烁体中,则闪烁体吸收的能量 E_m 为

$$E_m = E_\gamma \cdot A \qquad (8-29)$$

式中:A 为入射粒子能量在闪烁体中份额,则闪烁体吸收剂量为

$$D_S = E_m/m \qquad (8-30)$$

式中:D_S 为闪烁体的吸收剂量;m 克闪烁体吸收能量 E 转换平均能量为 $\overline{h\nu}$ 的光子数,则有

$$a = E_m \cdot C_{np}/\overline{h\nu} \qquad (8-31)$$

式中:C_{np} 为发射光子总能量与闪烁体吸收能量之比,称做发光效率。

由光电倍增管的作用原理:平均能量为 $\overline{h\nu}$ 的光子,经光导收集到光阴极转换为电子,倍增放大后被阳极收集形成的阳极电流为

$$I_a = a \times T \times G \times F \times M \times e \qquad (8-32)$$

式中:T 为闪烁体的透明系数;G 为光收集系数;F 为光子收集效率;M 为光电倍增管放大系数;e 为电子的电荷量。将式(8-30)、式(8-31)和式(8-32)合并,并且经单位换算,则平均电流照射量率的关系为

$$I_a = 2.4 \times 10^{-12} \times m \times \frac{\dot{D}_S}{\psi} \quad (Gy/s) \qquad (8-33)$$

式中:2.4×10^{-12}为单位换算系数;ψ为装置的固定系数(keV)。

在单位时间内,整个闪烁体的吸收能量 E_m,可以在下面简化情况下进行计算。设能注量为 ψ_0 的平行射线垂直地照射在面积为 A,厚度为 d 的闪烁体上,一般应考虑射线在闪烁体中减弱。设在穿透厚度为 X 处的能注量为 ψ_X,则

$$\psi_X = \psi_0 e^{-(\mu_{en})_m X} \tag{8-34}$$

式中:$(\mu_{en})_m$ 是射线在闪烁体中的线能量吸收系数。这里使用 μ_{en} 而没有用线性吸收系数 μ,是基于下面的假设:在闪烁体中散射光子可继续穿透,其行为与原入射线很相似,因而仍归于原射线中(这是一种假设,实际上使用 μ 也是可以的)。于是,在单位时间内,在 X 处的 dX 层内,闪烁体吸收能量 dE_m 为 $A\psi_X (\mu_{en})_m dX$。在单位时间内,整个闪烁体吸收能量 E_m 为

$$E_m = \int_0^d A (\mu_{en})_m \psi_X dX = A \int_0^d (\mu_{en})_m e^{-(\mu_{en})_m X} dX =$$
$$A\psi_0 [1 - e (\mu_{en})_m d \tag{8-35}$$

2) 脉冲电压工作方式测量照射率和周围吸收剂量率

由于光电倍增管输出的脉冲包含的电荷量正比于闪烁体所吸收的辐射能量,因此,为测量照射量或吸收剂量就要求记录输出的电流,也可以记录闪烁体中每个光子产生的脉冲数,即所有脉冲的幅度之和。如果不是这两种的记录方式,而是记录脉冲数计数率,那么每单位照射率所对应的计数率 $n/\dot{X}$ 为

$$\frac{n}{\dot{X}} = V \frac{(\mu_{en})_m}{(\mu_{en})_a \cdot hv} \tag{8-36}$$

从式(8-36)可以看出,这种途径是不可取的。事实上,即使选用空气等效材料的闪烁体使 $(\mu_{en})_m / (\mu_{en})_a = 1$,然而由于分母中仍含有因子 hv,所以其能量依赖性仍然是不好的。

3. 半导体探测器

1) 概述

硅 PN 结和 CdS 等半导体探测器已用来测量 X 射线、γ 射线

253

吸收剂量,它们的测量原理和气体空腔电离室完全相同,可看做是一个固体空腔电离室,且空腔电离理论对它们是完全适用的。特别是,它们的空腔物质与室壁物质在成分上和密度上可以做得几乎完全一样,因而能更好地满足电子平衡条件,从而使格雷电离关系式(8-3)能够更有效地成立。其不像气体空腔电离室那样,由于物质成分上的差别和密度效应使式(8-3)在射线能量较高量逐渐失效。此外,由于半导体器件体积可以做得很小,因而就更容易实现组织中某点吸收剂量的测量。由于固体介质和气体介质的密度差别和平均电离能的差别,例如,对硅和空气,密度分别为$2.33 \times 10^{-3} g/cm^3$和$1.293 \times 10^{-3} g/cm^3$,所以在半导体器件中每单位体积产生的离子对数要比同体积空气电离室产生的大2×10^4倍。

目前,半导体探测器的灵敏体积大,耗尽厚度一般是$0.25mm \sim 2.5mm$,对γ射线的探测效率大致和G-M计数管相同,用做脉冲计数时,能够记录$10^{-6} cGy/h \sim 10^{-4} cGy/h$的照射量,但记录电流时,灵敏度稍低些。

2) 测量原理

测照射量时,半导体探测器也有较大的能量响应,一般对低能光子的响应较高。例如,CdS在60keV时的响应比1.2MeV时高25倍~50倍,但这个差别可以用屏蔽过滤方法大大减小。值得指出,在医学领域的测量中,可以把硅作为骨骼的很好等效材料。这是因为它的原子序数($Z = 14$)很接近骨骼的有效原子序数(13.8)。但硅结型探测器地缺点是它的灵敏度有显著的湿度依赖性。如温度在21℃增大到38℃时,灵敏度减少大约25%,硅结型探测器在受到较大照射后,还会造成某种损伤,使灵敏度发生变化,例如,当受到$10^4 cGy$的^{60}Co辐照后,它的灵敏度会减少大约10%。

应用硅PN结测量γ吸收剂量时,可把探测器的耗尽层看做是处于电子平衡下的一个空腔。假如能够准确测量出耗尽层的灵敏体积$V(cm^3)$或在灵敏体积内物质的质量$M(g)$以及测出在其

254

中所损失的能量 $E_m(\text{MeV})$，则可求出吸收剂量 D 为

$$D = \frac{1.6 \times 10^{-13} E_m}{10^{-3} V \rho} = 1.6 \times 10^{10} \frac{E_m}{M}(\text{Gy}) \qquad (8-37)$$

式中：ρ 是硅的密度(g/cm^3)；1.6×10^{-13} 和 10^{-3} 是单位转换系数。

需要注意，在耗尽层内，由于电场强度是不均匀的，而是线性的下降为零；在耗尽层边缘处，由于电场强度不够强。因而电子、空穴的收集是不完全的，这就相当于灵敏区的实际有效厚度要比耗尽层厚度小一些，它们两者之差称为修正厚度。虽然它是未知的，但与耗尽层厚度无关，因此可以用差分测量的方法来消除它的影响，即在不同的反向偏置电压下（这相当于有不同的耗尽层厚度），测量在其中所损失的能量，然后利用它们的测量值之差来计算。

灵敏区吸收能量 E 的测量是通过收集电子空穴对的数目来实现。通常，在探测器后面接有电荷灵敏放大器，用它形成与收集电荷成正比的电压脉冲，然后放大并送入多道分析器进行分析。通过输入标准脉冲的方法可以把分析器道数 K 与电荷灵敏放大器输入端的电荷量联系起来，即

$$Q = Q(K) \qquad (8-38)$$

这样就可以把出现在第 K 道中的一个脉冲和探测器在一次吸收光子事件中所吸收的能量 ΔE 联系起来，即

$$\Delta E = \overline{W} \frac{Q(K)}{e} \qquad (8-39)$$

式中：$\overline{W}$ 是平均电离能；e 是一个电子的能量。为了得到总的吸收能量，就必需把所有单个吸收能量的事件相加起来，从而得到

$$E_m = \sum_i \Delta E_i = \frac{\overline{W}}{e} \sum_K Q(K) \times N_K \qquad (8-40)$$

式中：N_K 是第 K 道所记录的事件数目。

为保证灵敏区周围介质中的电子平衡，在探测器电极前后两面各用 2mm 的硅片覆盖。由于铝有较好的加工性能，也经常用铝代替硅作为覆盖物。硅和铝在原子序数和密度方面是很接近的，

对于 Si，$Z = 14$，$\rho = 2.33\text{g/cm}^3$；对于 Al，$Z = 13$，$\rho = 2.70\text{g/cm}^3$。为剔除探测器噪声脉冲，要合理选择仪器甄别下阈，以避免甄别下阈因剔除过多小脉冲而影响对吸收能量的测量，这种方法较适合于测量较高能量的 γ 射线（如 ^{60}Co）。

8.3　个人 γ 剂量的测量

1. 概述

佩带在身体适当部位，用来测量个人所受外照射剂量的仪器叫个人剂量计。由于它要随身佩戴，并且涉及到很多人的使用，因此一种好的剂量计，除了能满足剂量测量的要求外，如要有足够的准确度、合适的量程、能区分不同种类的辐射等，同时它还必须具有轻便、小型、结实、佩戴舒适、性能指标的个体差异小、读数方便、容易掌和价格低廉等特点。另一方面还要求他所测的量是 H_P(10)、H_P(0.07)个人吸收剂量当或 D_P(10) 和 D_P(0.07)个人吸收剂量。而这些量均属非各向同性实用辐射量，所以必须按规定位置佩带，否则测量结果难以对受照剂量给出合理的安全评估。

大体上讲，目前使用的个人剂量计有以下几种类型：

（1）胶片襟章剂量计。这是较早使用直到现在还经常使用的一种剂量计。其基本原理是，根据电离辐射引起胶片感光来测量剂量。胶片是将溴化银（AgBr）这类感光材料用明胶固定在透明基片上制成的，受辐射照射过的胶片产生潜像，经过显影、定影处理后，胶片变黑，变黑程度与吸收剂量大小有关。因此，测量胶片的黑度就可确定吸收剂量的大小。这种剂量计的优点是体积小、价格低、能长期保存原始记录；缺点是灵敏度与线性较差，且使用和处理需注意许多细节（包括胶片选择、湿度影响、潜像衰退等）。

（2）袖珍剂量计，即累计电离室个人剂量计。袖珍剂量计采用电离室结构，过去有很广泛的应用。其特点是日积月累逐日测量，可做成直读式。但是，电离室结构对极间绝缘要求较高，且绝缘性能易受到周围温度、湿度影响而漏电,使测量结果不够准确。近年来,有被其他剂量计所取代之趋势。

(3)固体剂量计。固体剂量计是 20 世纪 60 年代发展比较迅速的一种剂量计,其基本原理是利用某些固体物质吸收辐射能量后会发生某种物理性质的变化等,如引起颜色变化、加热发光、光致发光、电导系数变化等。通过测量这些变化来确定剂量,如热释光和荧光玻璃剂量计特别适合于个人剂量监测。特别是后者可以记录终身受照剂量,但是它们都需要一台读数器支持。

(4)直读式真空室剂量计。真空室剂量计的剂量测量原理是利用真空室的二次电子发射电荷量测量 γ 辐射剂量。特点是在强脉冲 γ 辐射作用下,具有较好的剂量率响应。即使在 $10^6 cGy/s$ 下剂量特性仍然有较好的线性,它可以做成直读累计真空室剂量计,特别适合于早期核辐射剂量的测量。剂量计的某些主要性能列于表 8 - 3。

表 8 - 3　个人剂量计主要性能的比较

性能 类型	灵敏度 /cGy × 10^{-3}	线性范围 /cGy × 10^{-3}	能量 依赖性①	方向性	有无衰退	备　注
胶片襟章	50 ~ 100	1 ~ 10	10 ~ 15	好	3 个月内 为 30%	可重复测量
袖珍式 剂量计	- 20	量程 × 10	- 1	一般	3 个月内 为 100%	不可 重复测量
热释光体	0.1 ~ 1	0.01 ~ 10^3	- 1.25	好	3 个月内 为 13%	不可 重复测量
荧光玻璃	20 ~ 100	0.05 ~ 10^3	6 ~ 13	好	3 个月内 <1%	可重复测量
① 是指在单位照射量下,对 30keV ~ 100keV 的响应与 ^{60}Co 射线响应的比值,用符号 $30keV/^{60}Co ~ 100keV/^{60}Co$ 表示						

(5)电子个人剂量计。电子个人剂量计是近十几年发展起来新一代多功能剂量仪。

2. 热释光剂量计

为了更好地了解热释光剂量计的性能,有必要先简要介绍一下热释光体的发光机制。

1)发光机制简介

我们知道,按照能带理论,晶体物质的电子能级分属于两种能带:处于基态的已被电子占满的容许能带,称为满带;没有电子填入或尚未填满的容许能带,称为导带。它们被一定宽度的禁带所隔开,在晶体中,由于存在杂质原子以及有原子或离子的缺位和结构位错等,从而造成晶体结构上缺陷。这些缺陷破坏了电中性,形成了局部电荷中心,从而吸引和束缚导性电荷粒子。在能带图上,也就是相当于在禁带中存在一些孤立的局部能级,在靠近导带下面的局部能级,能够吸附电子,又称为电子陷阱;在靠近满带上面的局部能级,能够吸附空穴,称为激活能级(见图8-13)。在没有受到辐射照射前,电子陷阱是空着的,而激活能级是填满的。

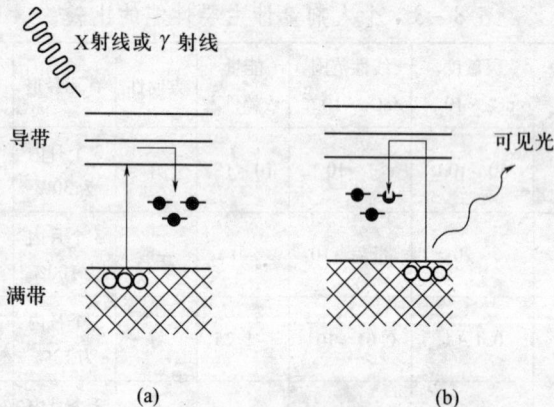

图8-13 热释光体和荧光玻璃的发光机制

(a)辐射;(b)加热。

当辐射照射晶体时,产生电离或激发,使满带或激活能级中的电子受激而进入导带,同时产生一个空穴(过程1)。由于低能态较高能态稳定,进入导带的电子不久会落入电子陷阱,满带中的空穴也会移入激活能级(过程2),这时,它们分别叫做 F 发光中心和

258

H 发光中心。这些中心的形成相当于将辐射能量储存起来,在常温下,这些中心可以保持很久。

当加热晶体时,并达到一定值时,*F* 发光中心的电子会获得能量又进入导带,最终将与 *H* 发光中心的空穴复合(过程3),在复合过程中发出光来,称之为热释光。加热放出的总光子数与发光中心释放出来的总电子数成正比,也即正比于所吸收的辐射能量,所以测量在一定温度范围内释放出来的总发光量便可确定吸收剂量。

2)发光曲线

受辐射照射后的固体加热时,发光强度与加热固体的温度有关,它们之间的关系曲线叫发光曲线。对 LiF(Mg、Ti)的发光曲线,有如图 8-14 所示的形状。固体中电子陷阱有深有浅,在加热时,随着温度的升高,电子首先由较浅的陷阱放出,在某一温度下,电子释放速率最大,相应的光强度也大;当这种陷阱中储存的电子放尽时,强度减小,这就完成了发光曲线上的第一个峰,随后是较深陷阱中的电子释放,对应于几种不同深度的陷阱,就有几种不同的发光峰。对同一种固体,发光曲线基本不变,但随着加热速率稍有变化,且加热越快,峰埋越窄越高,相应于峰值的加热温度也有变化。然而对给定的剂量,发光总额(即相应于峰曲线下面的面积)是不变的。通常选择发光主峰(大而高的峰)进行测量。测量主峰以前发光积分强度,即相应于主峰以前发光曲线以下的面积,可以确定吸收剂量。当加热速率确定时,也可测量发光强度的峰值来确定剂量,前者叫积分方法,后者叫光峰高方法。

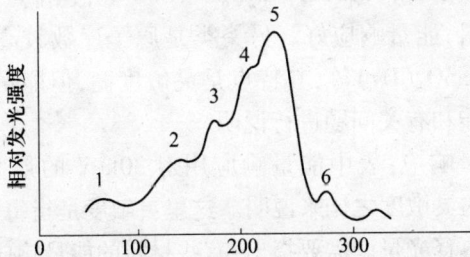

图 8-14   LiF(Mg、Ti)热释光体的发光曲线

3）测量装置

使用热释光体需要有一个对其进行加热和进行发光测量的装置,这种装置的典型组成如图 8 - 15 所示。

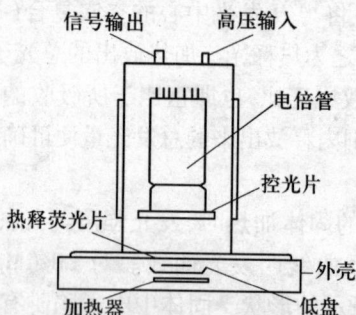

图 8 - 15　热释光剂量计测量装置示意图

测量过程如下:通过线性加热器使加热盘受热,放在加热盘上的热释光体发出可见光,通过透镜聚焦后,射到光电倍增管的光阴极上,打出光电子,经倍增变为电流信号输出,进行电子学记录部分。后者包括电流频率变换器、计数率计、测温计等。通过 X - Y 记录仪,自动画出发光强度与加热温度关系的发光曲线,然后根据积分方法或光峰高方法,查出相应的标准曲线,求出受照的剂量。

4）热释光体的种类与特性

目前已使用的热释体材料很多,它们大致可分为两类:一类是原子序数较低的材料,如 LiF、$Li_2B_6O_7$、BeO 等,其特点是组成接近组织等效材料,能量响应好。另一类是原子序数较高的材料,如 $CaF_3(Mn)$,$CaSO_4(Dy)$ 等,其特点是灵敏度高,但能量响应不好,现对某些性能和有关问题进行说明。

（1）能量响应:表中能量响应用对 30keV 的最大灵敏度和对 ^{60}Co 能量的灵敏度之比来说明。这里灵敏度是指每单位吸收剂量所对应的热释光量。需要指出,有些材料的能量响应虽然不好,但可用加金属滤片的方法加以改善。例如,对 $CaSO_4(Dy)$ 使用

1mm 锡或铜的滤片包装后,它对能量 100keV 以上的 γ 射线可得到基本上平坦的能量响应曲线,对 40keV 以上的 γ 射线,能量响应曲线差别不大于 50%。

(2) 线性和超线性:其范围的 10^{-2}cGy ~ 10^3cGy,且热释光体的响应与照射量之间是线性关系。当高于 10^3cGy 后,会出现"超线性"现象,即灵敏度高于线性关系的数据。对超线性,有人用"深陷阱竞争模型"来解释。该模型的观点是,固体中各种深度的电子陷阱按照一定的概率被电子填充,但深陷阱的数目少,填充电子的概率又大,因而先被电子填满。深陷阱填满后,就再没有与主峰陷阱竞争电子的能力了,因而使主峰电子的填充概率增加而出现响应增加的"超线性"现象。还有人提出"径迹相互干扰模型"来解释,认为在高照射量时,带电粒子的径迹相互间会发生干扰,使电子与空穴之间的复合概率增加,即热释光增加,出现"超线性"。这些模型都能解释一些现象,但在进一步深究后也都遇到了一些矛盾。

(3) 衰退:如果发光峰在较低温度出现,那么在常温下,就可能有电子从陷阱中放出。存放时间越长放出的电子数越多,加热测量时测到的热释光就弱,这就是衰退现象。发光主峰的温度位置越低,主峰前的小峰数目越多,衰退越严重。测量约在 200℃ 以上的发光峰,衰退可大为减轻。衰退和主发光峰温度两栏中的数据可看出这一点。

(4) 一次测量和再使用:所有热释光体只容许一次加热测量。因为加热后,储存的信息就被破坏了。不能重复测量结果,这对剂量监测来说,是一个缺点。在剂量监测中,万一某次测量失误,测量结果就被丢失。这太可惜了;而且,对某些重要数据,为可靠起见,往往希望能够复测。

要再使用时,热释光体要用高温退火。对不同材料,退火温度不完全相同,对 LiF,要在 400℃ 下保持 1h。在该条件下,可使 400℃ 以下的所有发光峰陷阱中的电子全部释放出来,而陷阱能级并不破坏。

（5）敏化现象：拿 LiF 来说，发现当它受到高剂量的预辐照（$10^4 R \sim 10^5 R$）以后，如果在低于 350℃ 下退火，再辐照时，会出现灵敏区（对主峰而言）增高和线性区延伸到预辐照剂量附近的现象，这称为敏化现象。在工艺中采用"敏化"处理，可改进热释光体的某些性能。对于敏化现象，深陷阱竞争模型是这样来解释的：因为热释光体中存在不同深度的陷阱，包括主峰陷阱和更高温度下释放电子的深陷阱，通过高剂量的预辐射照后，深陷阱已全被电子填满。若又未在退火中释放掉，这样在下次再辐照时，深陷阱就不起作用了，它不再与主峰电子竞争电子，只是在主峰陷阱中有电子的俘获和释放，这样就会提高灵敏度和改善超线性。

3. 二次电子发射探测器

1）真空室中的次级电子发射现象和机理

如有快速电子流打在金属表面上，则可以发现有新的逆向电子流从金属表面上发射出来，这种现象称做次级电子发射。次级电子发射是由于具有一定能量的初级电子（或 γ 射线作用物质产生的次级电子）打在金属上，深深地钻入金属内部，沿其径迹通过库仑作用把自己的能量传递给金属中的电子，初级电子深入的深度记作 h_d，它决定于入射电子的能量。获得能量的"电子"称做"激起"的次级电子，在初级电子方向上得到加速，并与金属中的原子或其他电子相碰撞改变了方向。其中一部分得到向金属表面反方向发射的速度，反向金属表面的电子当其能量大于金属逸出功时，就能从金属表面跑出去，即次级电子发射。试验证明，电子打在其他物质上、半导体、或绝缘体上同样会产生次级电子发射。

2）电离辐射作用于物质产生的二次电子发射

电离辐射与物质作用产生的次级带电粒子（如 γ 射线产生的次级电子）都称为初级带电粒子或初级辐射，它们与物质的电子、原子相互作用有两种可能性：初级带电粒子，在作用中由于碰撞被慢化，改变了方向到介面，降为次级电子的行列中；初级电子把能量给了介质中的电子,同上面次级电子发射机理相同。能量较高的飞出介面。这些次级电子的能量分布如图 8 – 16 所示。从图中可以看出,能量分布曲线分三段:

(1) 弹性反散射的初级电子,其能量近似等于入射带电粒子的能量,是不连续的;

(2) 漫散射初级电子,其能量由最大降到 50eV,是初级带电粒子的慢化谱;

(3) 真正的二次电子,由 0eV ~ 50eV,在 1eV ~ 3eV 处有最大值,其数量与入射的初级带电粒子成正比,这是真空室中最感兴趣的部分。

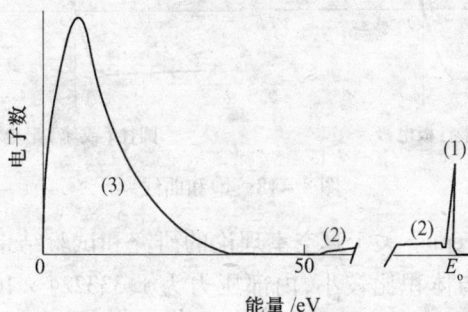

图 8 – 16　次级电子能量分布

3) 真空室的饱和特性

在一定辐射场的照射下,真空室内两电极的电压与所收集的次级电子流关系有:当电压为零时,两电极上产生的低能量的二次电子,由于表面势垒作用可能反回表面;能量高的二次电子可能飞到对面电极。如果两电极材料相同,产生二次电子的几率相同,则总的电流为零,如图 8 – 17 所示。当一端为正(收集极),另一端为负(发射极)时,可以给出 i—V 曲线,如图 8 – 18 所示。从图中可以看出,开始 i 随 V 增加而增加,以后 i 逐渐趋于饱和。这是由于电压低时二次电子返回多,收集的少,随着电压升高,发射极产生二次电子全部被收集,然后趋于饱和。

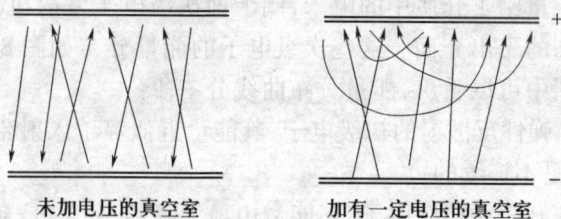

| 未加电压的真空室 | 加有一定电压的真空室 |

图 8-17　真空室中的二次电子发射示意图

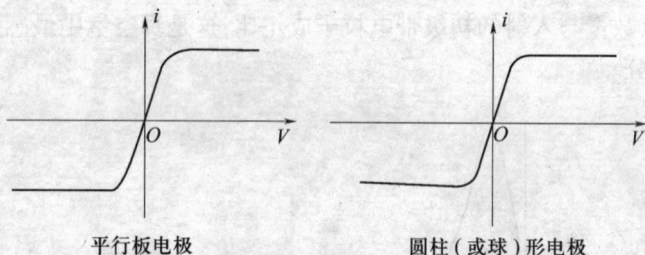

| 平行板电极 | 圆柱（或球）形电极 |

图 8-18　饱和曲线

　　根据 Greening 关于真空室理论的研究和试验结果表明,当真空室表面积与体积比较小,内部压力为 1.333224×10^{-3} Pa,真空室的电流 $i \propto$ 发射电极表面积,所以对于平行板电极的真空室饱和特性具有对称性,圆柱形或球形真空室电极是非对称性的。基于这一特点,在应用真空室二次电子发射原理测量剂量时,应用圆柱形真空室饱和特性的不对称性,改变其充电极性,可以变换剂量仪的量程。

　　4）圆形直读式真空室剂量计

　　（1）测量 γ 辐射剂量的原理。圆柱形的真空室原理结构如图 8-19 所示,内电极为 a,加上正电位。外电极为 b,加上负电位（作为发射极）;两电极选用相同组织等效或空气等效材料,内部抽真空 $< 10^{-5}$ Torr（1 Torr = 133.322 Pa）,两极间的电位 V 使其工作在饱合区。其电位可以通过与内电极相连的直读石英丝张角 θ 指示出来。

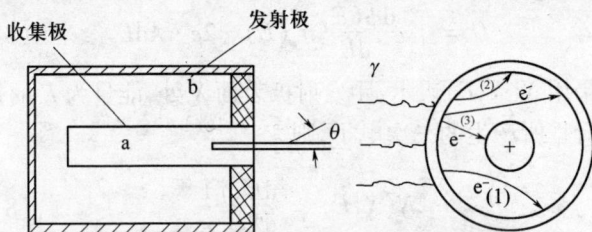

图 8 − 19　圆柱形直读式真空室剂量计的原理结构示意图

γ 辐射作用于两电极,产生次级电子,称为初始电子。初始电子可能从壁材料内表面穿出来,并且可能进入另一个电极。总之它们被吸收、慢化,把能量传递给材料中的电子,这些电子只要进入"逸出带"就可能从内壁表中发射出来,成为二次电子,如前所述,只有能量小于 50eV 的真正二次电子参剂量学才有意义。

为了收集这些真正的二次电子,在收集板 a 上必须加上大于 50eV 的下电位,这发射 b 表面产生的二次电子就被收集到 a 板上,使石英丝的张角 θ 减小,而 a 极上发射的二次电子,则由于反向电场的作用又被返回到 a 极上,因此圆柱形真空室外电极为发射极,内电极为收集极时,收集到的才是真正的二次电子,它们与初始电子能量无关。

(2) 二次电子的电荷与吸收剂量的关系。假设 γ 光子在室壁中无衰减,产生的初始电子能量在 $E \sim E + dE$ 间隔的注量为 $\dfrac{d\phi(E)}{dE}$,即初始电子注量对粒子能量 E 的微分分布,$\sigma_i(E)$ 为能量为 E 的初始电子的二次电子发射额(每个能量为 E 的初始电子作用于表面上,发射出的真正二次电子数)。当发射极 b 内表面 A 发射出的二次电子,全被收集极 a 收集时,其电荷为

$$dQ = \frac{d\phi(E)}{dE}\sigma_i(E) \times 2eA \cdot dE \qquad (8 − 41)$$

式中:A 为发射极 b 内表面面积;e 为电子电荷总量;系数 2 为初始电子两次穿过表面。

对式(8 − 41)积分,则可以求得所有初始电子谱的电荷:

$$Q = \int_0^\infty \frac{\mathrm{d}\phi(E)}{\mathrm{d}E} \sigma_i(E) \cdot 2e \cdot A \mathrm{d}E \qquad (8-42)$$

如果用 $N(X, E)$ 表示，距发射极表面 X 处，能量为 E 的初始电子在单行程所产生的二次电子，则

$$N(X, E) = \frac{\mathrm{d}E}{\mathrm{d}X} \cdot \frac{1}{\varepsilon} \qquad (8-43)$$

式中：ε 为产生一个二次电子所消耗的能量。

用 $f(X)$ 表示二次电子到达表面，其能量大于逸出功的几率，且

$$f(X) = Be - d^{\alpha X}$$

式中：B 为距表面 X 处深处二次电子逸出的几率；$\propto$ 为材料对二次电子的吸收系数。则在 $X \sim X + \mathrm{d}X$ 处，能量为 E 的初始电子产生二次电子发射产额为

$$\mathrm{d}\sigma_i(E) = N(X, E)f(X)\mathrm{d}X = \frac{\mathrm{d}E(E)}{\mathrm{d}X} \cdot \frac{1}{\varepsilon} \cdot Be - d^{\alpha X}$$

$$(8-44)$$

对式 $(8-44)$ 积分，则可以求得逸出带 hd 内发射的二次电子产额

$$\sigma_i(E) = \int_0^{hd} \frac{B}{\varepsilon} \frac{\mathrm{d}E}{\mathrm{d}X}(E) \mathrm{e} - d^{\alpha X} \mathrm{d}X =$$

$$\frac{-B}{\alpha\varepsilon}(\mathrm{e}^{-\alpha h_d} - 1) \cdot \frac{\mathrm{d}E}{\mathrm{d}X}(E) =$$

$$\frac{B}{\alpha\varepsilon}(1 - \mathrm{e}^{-\alpha h_d}) \cdot \frac{\mathrm{d}E}{\mathrm{d}X}(E)$$

令中 $K' = \frac{B}{\alpha\varepsilon}(1 - \mathrm{e}^{-\alpha h_d})$，$\frac{\mathrm{d}E}{\mathrm{d}X}(E) = \frac{\mathrm{d}E}{\mathrm{d}X}$ 则

$$\sigma_i(E) = K'\frac{\mathrm{d}E}{\mathrm{d}X} \qquad (8-45)$$

将式 $(8-45)$ 代入式 $(8-42)$，就可以得出 Q 和 D 的关系。

$$Q = \int_0^\infty \frac{\mathrm{d}\phi(E)}{\mathrm{d}E} \cdot \frac{\mathrm{d}E}{\mathrm{d}X \cdot \rho} \times \rho K' \times 2eA\mathrm{d}E$$

所以，

$$Q = D\rho K' \times 2eA \qquad (8-46)$$

令 $D = \int_0^\infty \dfrac{d\phi(E)}{dE} \cdot \dfrac{dE}{\rho dX}$ 为吸收剂量。式中，系数 ρ、K'、A 是由真空室电极材料确定的系数，当材料确定为组织等效时，收集极电荷的改变量与吸收剂量成正比，材料确定为空气等效物质，且收集极电荷改变量与照射量成正比。

$$D_m = 0.873 \frac{(\mu_{en}/\rho)_m}{(\mu_{en}/\rho)_a} X \qquad (8-47)$$

从式(8-47)还可以看出，当外电极 b 做为收集极，内电极 a 作为发射极时，即两极电位与上面方向相反，那么内电极发射的二次电子全部被收集。也就是说被收集的二次电子中，即有小于 50eV 的真正二次电子，还有初始电子的慢化谱，这样就破坏了 Q、D 的关系。但在实际应用中，只要满足辐射防护要求，经刻度仍可以做为一种剂量测量方式，因此有的直流式真空剂量计可以改变内电极充电的正、负极性，来改变剂量的测量上限。例如，84 型直读式真空剂量计。当内电极为下电位时，测量上限为 80cGy；反之，为负电位时测量上限为 800cGy。

（3）灵敏度。由式(8-48)真空室剂量计的灵敏度定义为每单位吸收剂量所收集的电荷量，即

$$\frac{Q}{D} \propto A \qquad (8-48)$$

由式(8-48)可知，通过增加发射面积(采用倍极面积)提高灵敏度，且灵敏度与 γ 光子能量无关。但实际上，灵敏度与 γ 光子能量有关。因为在相同照射条件下，吸收剂量与 γ 光子能量有关，只不过与其他剂量计相比，能量响应要小得多。真空室剂量计在辐射防护中主要用于核爆炸早期核辐射场中的剂量监测，具有高剂量响应好，剂量率响应好，能够直接读出所受剂量的大小等优点。

8.4 β剂量的测量

放射性核素放出的 β 射线有一连续的能谱,即从 0 直到 β 粒子最大能量 $E_{\beta max}$,且对绝大多数核素来说,$E_{\beta max}$ 在 2MeV 以下,很少有超过 3MeV 的,β 粒子的平均能量在 $E_{\beta max}$ 的 1/3 附近。

1. 基本原理

γ 射线在物质中造成的吸收剂量分布和 γ 射线的情况有很大的不同。对能量不太低的 γ 射线,由于它的强穿透能力,所以可以认为在一个适当大小的探测器或空间范围内,γ 射线的照射都是均匀的,且各点的照射量或吸收剂量相同或接近相同;而对 β 射线,由于它在物质中容易被吸收和散射,因而即使在一个很小的空间内,如在线度为 1mm ~ 2mm 的固体介质中内,也不能认为 β 射线的剂量是均匀分布的。随着穿透深度的增加,β 剂量迅速减小,变化率很大,这一情况就导致 β 射线剂量测量的困难和对其测量的特殊要求。如果使用一个普通的电离室,即使它的窗很薄,且 β 粒子容易射入,但由于 β 射线在空气中的显著减弱,它在电离室内不同深度处的剂量变化很大,因此电离室所给出的电离量,实际上是反映了电离室整个体积内的平均剂量,且远小于最大剂量。这就给出了一个偏于不安全的结果。

目前比较广泛用来测量组织等效(或其他)材料的表面或深度 β 剂量的标准仪器是个外推电离室,它的测量结果准确、可靠,使用也较为简便。图 8 - 20 就是这种电离室的结构示意图。实际上,它是一个薄窗和极间距离可调的平板电离室。电极材料通常都是使用组织等效材料,如聚乙烯、聚苯乙烯、有机玻璃等。其上电极做得很薄,以便 β 粒子射入,其厚度可变更以进行个推测量;其下电极和侧壁得很厚,厚度大于 β 射线最大射程的1/2,以使测量值包括反散射的贡献。电极上涂有石墨或铝的薄导电层,在下电极上还开设有保护槽沟,灵敏区的收集面积由保护环的大小加以限制,下电极位置可上下调节,以改变极间距离和进行极间距离的外推测量。

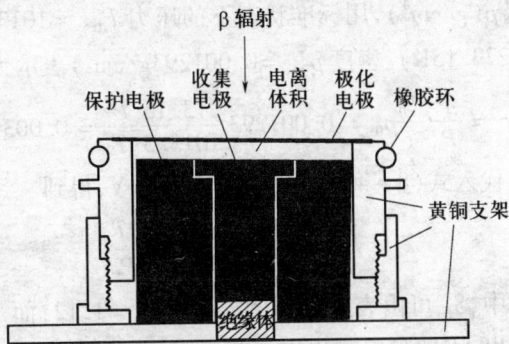

图 8 – 20　测量组织或碳的 β 吸收剂量用的外推电离室

对外推测量室,入射的 β 粒子相当于空腔电离室中由 γ 射线从室壁打出的次级电子,并假设满足以下条件:β 粒子在电离室灵敏区的入射界面上是均匀照射的;电离室深度远小于 β 粒子的最大射程;空腔的存在不影响 β 辐射的分布,使空腔电离理论也适用,且布拉格—格雷关系式即 $E_m = S_{rm}J_mW$,仍然成立。这里,E_m 为单位质量的窗材料中吸收的 β 能量(eV/g);J_m 为单位质量的气体中产生的离子对数(离子对数/g);W 为 β 粒子在空腔气体中平均电离能(eV/离子对);S_{rm} 为窗和空腔中气体的质量阻止本领之比(对 β 谱的平均值)。

设极间距离为 d(cm),收集面积为 A(cm^2),气体密度为 ρ(g/cm^3)由电离室收集到的全部电量为 Q(C)测量时间为 t(s),同时注意到在 $E_m = S_{rm}J_mW$ 式中,J_m 用 $Q/(Ad\rho \times 1.6 \times 10^{-10})$ 代入,则可写出吸收剂量率 $\dot{D}$(Gy/h)为

$$\dot{D} = \frac{1.6 \times 10^{-12}E_m \times 3600}{100t} = 3.6 \times 10^6 \times \frac{S_mQW}{Ad\rho t}$$

$$(8 – 49)$$

式中:1.6×10^{-12}、3600、100 等效值是单位转换系数,即 $1eV = 1.6 \times 10^{-12}erg$,$1h = 3600s$,$1rad = 100erg/g = 10^{-2}Gy$。

又设测量时,空腔气体压力为 P(mbar)、湿度为 T(K),于是

气体密度 $\rho(\text{g}/\text{cm}^3)$，用标准状态下的压力 $P_0(=1013.3\text{mbar})$、湿度 $T_0(=273.15\text{K})$、密度 $\rho_0(=0.001293\text{g}/\text{cm}^3)$ 表示为

$$\rho = \frac{P}{P_0}\frac{T_0}{T}\rho_0 = 0.001293\frac{273.15}{1013.3}\frac{P}{T} = 0.003485$$

把它代入式(8-49)，并取 $W = 33.85\text{eV}$，得到

$$\dot{D} = 3.5 \times 10^{11}\frac{S_{rm}QT}{AdtP} \tag{8-50}$$

此式中，S_{rm} 可由表查出。例如，取 $S_{rm} = 1.12$，而 T、P、A、d 均可直接测出，因此只要测出电流或电量 Q 以及时间 t 就可确定剂量率 $\dot{D}$，因为电流是微弱的，所以通常采用汤逊补偿法测量。

外推测量室要求在一个均匀的(在同一平面各点的 β 剂量相同)β 辐射场中使用，一个均匀活度的薄面 β 源可产生这样的辐射场。这种源可以把放射性溶液均匀滴在特制的滤纸上，或把滤纸在放射性溶液中浸过制成。常用的源有天然铀、$^{90}\text{Sr} + ^{90}\text{Y}$ 和 ^{204}Tl。天然铀块的射线在经过 $7\text{mm}/\text{cm}^2$ 的覆盖物质过滤后，其表面处剂量比较稳定，在 $2.12\text{mGy}/\text{h}$ 左右，是一个常用的相互较对的标准 β 源。

2. β 射线吸收剂量的估算

现场使用的 β 射线巡测仪，其刻度往往是粒子能量密度，$\text{cm}^{-2} \cdot \text{s}^{-1}(\text{min}^{-1})$。为了求得相应的剂量数值，表8-4 给了不同能量 β 射线，其单位剂量率对应的粒子能量密度数值。

表8-4 β 射线单位吸收剂量率的通量密度

β 射线的最大能量/MeV	β 粒子数·$\text{cm}^{-2} \cdot \text{s}^{-1}/\mu\text{Gy} \cdot \text{h}^{-1}$
0.2	24
0.4	36
0.6	48
0.8	64
1	72
1.5	84
2	88
3	92

核爆炸后放射性沾染的 β 辐射场,距离地面不同高度的 β 剂量率,可由前面洛文格(Lovinggor)点源公式积分求得,按无限平面源计算。对于无限平面源,设考虑的点到平面的距离为 $X(\text{g/cm}^2)$,则此点的 β 吸收剂量率 $\dot{D}(X)$(mGy/h)为

$$\dot{D}(X) = 2.89 \times 10^{-4} \gamma \bar{E}_\beta \alpha$$

$$C_A \left\{ C \left[1 + \ln \frac{C}{\gamma X} - e^{1-(\gamma X/C)} \right] + e^{1-\gamma X} \right\} \quad (8-51)$$

当 $\dfrac{\gamma X}{C} \geq 1$ 时,式中 $\left[1 + \ln \dfrac{C}{\gamma X} - e^{1-(\gamma X/C)} \right] = 0$,$C_A$ 为 β 放射性物质的面密度(Bq/cm^2);$\alpha = \left[3C^2 - e(c^2 - 1) \right]^{-1}$;$C$ 为与 β 最大能量有关的参数;γ 为 β 射线的表观吸收系数(cm^2/g)。

8.5 剂量仪的能量响应和刻度

剂量仪器的读数要用相应的剂量单位或照射量单位来表示,而进行这一工作就叫做仪器的刻度,也叫做标定或准。仪器测量结果不仅取决于仪器工作原理和结构性能,而且也取决于它的刻度是否准确。不仅是新出产的仪器要进行刻度,而且仪器修理或更换元件后,通过刻度也能够更好地了解仪器性能。如能量响应、方向响应和测量误差等,这对于正确使用和评价仪器有着重要的意义。

刻度仪器要求具有一个射线性质和照射量已经充分了解的标准辐射场,或者具有一个已经刻度过的准确度较高的仪器。其按照使用的辐射标准或标准仪器的准确度,以及剂量刻度部门的权限,分不同级别进行刻度。由国家一级剂量部门或标准机构,根据辐射量和单位建立的标准称国家标准或初级标准,它具有尽可能高的准确度,反应了一个国家当前的技术发展水平,在国际可以进行比对。凡直接经国家基准刻度过的仪器和建立起来的标准,称为次级标准或二级标准,而经过次级标准刻度的仪器或建立起来

的标准称为三级标准或实验室标准等。

剂量仪器种类繁多,随着仪器类型、用途和刻度准确度的要求不同,刻度实验室的规模、使用的设备和刻度的方法也是很不相同的。这里仅讨论γ剂量仪器刻度工作中的一些基本方法和使用的设备。

1. 刻度方法与常用的辐射源

1) 刻度方法

仪器刻度就是在一定的试验条件下,调整待刻度的仪器并将它的读数与已知的标准剂量值相比较。这里所述的已知的标准剂量值通常由两种方法得到:标准源法,根据所使用的标准源将辐射场中所关心的各剂量值计算出来;标准仪器法,用标准仪器(已刻度过的标准度高一级的仪器)测出辐射场的有关剂量值。

2) 常用的辐射源

仪器刻度时要求使用的辐射量范围很宽,从数千电子伏到近 10 MeV,而且最好是单线分立的能量。这是因为在现场测量中所遇到的能量范围可能是很宽的,而剂量仪器的能量响应和准确随着能量不同又可能有很大变化。特别在低能范围内(几十电子伏到二三百电子伏),不少探测器的响应出现峰值。如对于 100 keV 的光子,闪烁体剂量仪的读数可高达真实照射率的 20 倍以上。刻度仪器时还要求辐射强度有很大的变化范围,如从天然本底水平直到数百厘戈每小时。这样,就要求使用不同种类的辐射源,对常用的辐射源分别叙述如下。

(1)重过滤的 X 射线源。对能量在 300 keV 以下的射线,常使用 X 射线机产生,并经过准直和过滤后使用。在恒定电压下,X 射线机所产生的 X 射线,其能谱强度在理论上为线性变化,如图 8-21 所示。

国际标准中,使用下列参数描述过滤 X 射线的辐射品质,X 射线束平均能量(keV)、半值层(照射量)、分辨率(百分率)、均质

272

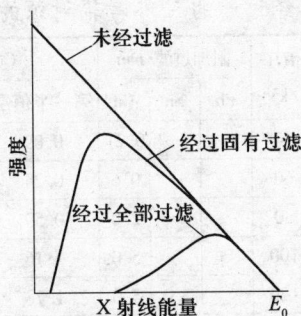

图 8 -21　典型的连续 X 射线谱

系数 H（第一半值层对第二半值层的比率（照射量））。具有相同
的半减弱层的单能光子束的能量称为该 X 射线束的有效能量。
在谱的最大值处的能量称为平均能量。为改变照射率，可改变焦
距或改变管电流。所谓焦距是指，探测器几何中心到 X 光机焦斑
（靶处）的试验距离。改变管电流会引起管电压变化，为了保持 X
射线谱不变，往往也要调节管电压。表 8 - 5 给出了国际标准
ISO4037 的经过滤的 X 参考源的校准条件。总过滤由固有过滤和
附加过滤组成，固有过滤有 X 射线管的玻璃、窗口、油、电离室和
特定能量造成的厚度铝等效过滤片等组成；附加过滤通常由铅、锡
和铜等吸收片组成。X 射线机产生的 X 射线谱通过某种过滤或
全过滤，使其低能部分被显著吸收，能谱变窄和照射率合适以便于
使用。为防止滤材荧光射线混入 X 射线，过滤常使用不同材料的
附加过滤片组合层。如在 200keV 电压下使用铅过滤片时，其后
还有锡片、铜片和铝片。锡片用来吸收来自铝的 88keV 的 X 射
线；铜片用来吸收锡 29keV 的 X 射线；铝片用来吸收铜的 9keV 的
X 射线。对于能量 100keV 以下的 X 射线，利用荧光 X 射线，可以
获得从 8.6keV ~ 100keV 一系列单能光子辐射场，这时使用 X 射
线打在作为靶的某些元素上所产生的 K 层荧光辐射近似单能的
辐射源。例如，使用铜靶可得到 8.19keV 的 X 荧光，使用钡靶可
以得到 32.8keV 的 X 荧光等。

表 8-5   经过滤的 X 参考辐射源的校准条件

系列	平均能量/keV	分辨率 Re/%	恒压/kV	附加过滤/mm			Cu/mm		等质系数 H
				Pb	Sn	Cu	第一半值层	第二半值层	
窄谱	33	30	40			0.21	0.09	0.12	0.75
	48	36	60			0.6	0.24	0.29	0.83
	65	31	80			2.0	0.59	0.64	0.93
	83	28	100			5.0	1.16	1.2	0.97
	100	27	120		1.0	5.0	1.73	1.74	0.99
	118	36	150		2.5		2.4	2.58	0.93
	161	32	200	1.0	3.0		3.9	4.29	0.91
	205	30	250	3.0	2.0		5.2	5.2	1.00
	248	34	300	5.0	3.0		6.2	—	
宽谱	45	48	60			0.3	0.18	0.26	0.69
	58	54	80			0.5	0.35	0.52	0.67
	79	57	110			2.0	0.94	1.16	0.81
	104	56	150		1.0		1.86	2.14	0.87
	134	58	200		2.0		3.11	3.53	0.88

（2）放射性核素源。在 0.3MeV～2.5MeV 范围内经常使用放射性核素源来刻度仪器。理想的放射源希望能发射单能光子并有适当长的半衰期,表 8-6 为 ISO4037 推荐的 γ 放射性核素参数。

表 8-6   刻度仪器用的 γ 放射核素参数

核表	有效能量/keV	半衰期	照射率常数 Γ /(R·m²/Ci·h)	照射率常数 Γ /(C·kg⁻¹·h⁻¹·m²·Bq)
^{241}Am	59.54	433a	0.013	0.906×10^{-16}
^{57}Co	122	270d	0.097	
^{198}Au	320	2.8d	0.018	
^{137}Cs	661.63	30.1a	0.336	0.234×10^{-14}
^{60}Co	1173.3,1332.5	5.272a	1.31	0.913×10^{-14}
^{226}Ra$^{(*)}$	830	1600a	0.825	
^{24}Na	～2000	15h	1.84	
*指与子体平衡并经0.5mm铂片过滤的 Ra 源,它的有效平均能量可认为是800keV				

若放射源的强度为 $A(\mathrm{Bq})$，探头中心离源距离为 $R(\mathrm{m})$ 则探头处的照射率 $\dot{X}(\mathrm{C/kg \cdot s})$ 为

$$\dot{X} = \frac{A\Gamma}{R^2}\mathrm{e}^{-\mu R} \tag{8-52}$$

式中：μ 为该源的 γ 射线在空气中的线减弱系数 (m^{-1})；Γ 是源的 γ 照射率常数。

若放射性核素源在 1m 的照射率为 $\dot{X}_0(\mathrm{C/kg \cdot s})$，则在相距 R m 处的照射率 $\dot{X}(\mathrm{C/kg \cdot s})$ 为

$$X = \dot{X}_0\left(\frac{1}{R^2}\right)\mathrm{e}^{-\mu(R-1)} \tag{8-53}$$

对半衰期不够长的放射源，以上两式还乘上半衰期校正因子 $\exp(-0.693t/T_{1/3})$，这里 t 是源证明签署日期到校准日期之间时间间隔。

3）刻度仪器中对辐射场的基本要求

无论为校准 X 射线和 γ 射线仪器，还是为了了解其仪器或元件的灵敏度随辐射能量变化的情况，它们都需要辐射场。

（1）由一系列 X 射线设备和各种放射性核素源可以提供数千电子伏至几兆电子伏的辐射场，因此参考员的照射量率应能准确地确定。

（2）为能满足各类仪器刻度和试验的需要，希望源强度从天然本底变化到较宽范围。

（3）鉴于大多数仪器具有能量响应，因此用于校准的理想辐射场，应具有分立的能量。

（4）在辐射场使用距离范围内，经相应修正后，应严格遵守反平方关系。其最大偏差一般不应大于 5%，偏离反平方关系意味着散射辐射的存在。

（5）辐射场内不同距离处，与射线束垂直平面上的均匀性应使用体积小、能量响应变化平缓的电离室进行仔细测量，校准点的均匀性误差不应超过 5%。

275

（6）辐射场内通常没有无关的辐射流。本底照射量率应控制在测量允许的水平，或能准确测量，然后加以方便的校正。

（7）能量在 300keV 以上，通常使用放射性核素源；从数千电子伏至 300keV 范围，通常用 X 射线机进行校准。这类辐射源有荧光 X 和重过滤的 X 射线束。

2. 能量依赖性的改善

剂量仪（或探测器）灵敏度随光子能量的变化关系称仪器的能量依赖性（或能量响应），其大小是平价剂量仪器性能的一项重要指标。通常用相对于刻度仪器时的灵敏度来描述仪器的能量依赖性。例如，有人测得裸体 J405 型强流管在光子能量为 60keV 处时，对于 ^{60}Co 刻度源的能量响应约为 12 倍，显然，这样的能量依赖性是不能满足辐射防护的要求的。

为了满足辐射防护对剂量仪的要求，就必须扩展灵敏度的能量无关范围。特别是要扩展低能方向的下限，通常采取加过滤器屏蔽的办法进行能量响应补偿。所谓能量依赖性的补偿就是用铅、锡、铜等金属材料做过滤器，降低了低能光子进入探测器的数量，使探测器的效率降下来，从而使灵敏度随辐射能量的变化也相对的减少。

如果加一种过滤材料做屏蔽，则其能量依赖性为

$$S_{h\gamma} = S_{h\gamma_0} e^{-(\mu_i - \mu_0)l} \qquad (8-54)$$

式中：$S_{h\gamma_0}$ 为对刻度源响应归一光子能量为 E_γ 时的能量依赖性；$S_{h\gamma}$ 为加一种过滤材料后的能量依赖性；μ_i 和 μ_0 为光子能量为 $h\gamma$ 和 $h\gamma_0$ 时，材料的线性衰减系数；l 为过滤材料的厚度。

如果过滤材料是由几种材料的组合，则有

$$S_{h\gamma} = S_{h\gamma_0} e^{-\sum_i (\mu_i - \mu_0)l_i} \qquad (8-55)$$

式中：脚标 i 是第 i 种材料，其他符号意义同式（8-54）。

为了改善对较低光子能量（如 80keV 以下）过滤太重的情况，可在过滤片上打孔，这样，在打孔的面积上低能光子没有全部过滤吸收，从而使探测器对低能响应下降得小一些。应用打孔方法进行能量依赖性补偿，可用下式计算为

$$S_{h\gamma} = S_{h\gamma 0} \frac{[\xi + (1 - \xi)e - \mu l]}{[\xi + (1 - \xi)e - \mu_0 l]} \qquad (8-56)$$

式中:ξ 表示过滤器上的孔占过滤器总面积的百分数;其他符号意义同式(8-54)。上式中,$S_{h\gamma 0}$ 值可以由探测器的材料及各种给定参数计算求得,但多数情况是用试验方法求得。因为大多数用探测器设计的剂量仪都已经装在仪器机箱或探头内,γ 射线都已经过探测器壁材料或机箱被过滤,这使得计算变得很复杂。上式只能进行粗略地估计,不能取代试验。

采用试验方法确定过滤材料厚度时,用表 8-6 给出的各种不同的光子能量放射源,对被测探头和标准仪器探头同时在等照射率下照射、读数,然后相对于刻度能量读数归一,得出一组数据,画出如图 8-22 所示 $S_{h\gamma}$—$h\gamma$ 曲线。进行补偿时,从曲线上求得 $S_{h\gamma max}$ 和 $S_{h\gamma 0}$ 值,用上式中的任何一个,估算出一过滤片的厚度,包在探测器的外面,然后再用不同光子能量放射源重新照射、读数,做出 $S_{h\gamma}$—$h\gamma$ 曲线。适当增、减过滤片厚度、长短、包裹位置或改变过滤片材料及材料的组合,直到把高峰响应压平,达到最佳能量依赖性指标。

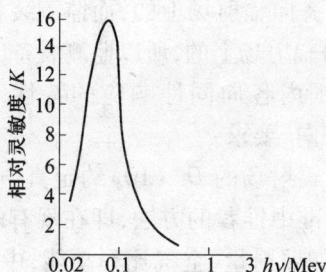

图 8-22 J405 计数管能量响应曲线

应该指出,某些探测器(如闪烁探测器、半导体探测器)后续电路的甄别阈对某能量依赖性也会有影响。有人测得了金硅面壁探测器能量响应与甄别阈的关系,如图 8-23 所示。因此调节甄别阈的高低在一定能量范围内,也可以改善能量依赖性。

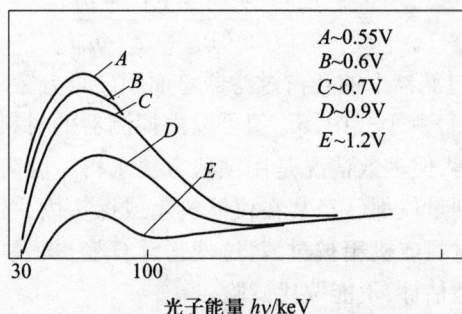

$A\sim0.55V$
$B\sim0.6V$
$C\sim0.7V$
$D\sim0.9V$
$E\sim1.2V$

光子能量 $h\nu/keV$

图 8 - 23　金硅面壁探测器能量响应与甄别阈的关系

8.6　核辐射监测实用辐射量的刻度

1. 周围吸收剂量 $D^*(10)$ 的刻度

1）监测装备校准确定校准因子的方法

核辐射监测装备能满足各向同性要求,且被校准为 $D^*(10)$ 读数,那么该监测装备就可以用于测量 $D^*(10)$。因为 $D^*(10)$ 是定义在假设的扩展齐向辐射场上的,而监测装备实际使用的是在各向异性(即 S 点)辐射场上的,所以监测装备(探测器部件)必须具有一定误差范围内各向同性响应的特性,从而满足第 1 章 $D^*(10)$ 定义的"齐向"要求。

首先求出参考辐射场的 $D^*(10)$ 约定真值 $D^*(10)_t$,沿用国际辐射防护仪器标准中推荐的方法,即在现有的自由空气中辐射场的基本辐射量(如照射量,空气比释动能,中子注量等)的计量基准(标准)基础上,采用转换系数的方法获得 $D^*(10)$ 约定真值 $D^*(10)_t$。具体步骤如下:

（1）首先按照图 8 - 24 所示,用次级标准仪器求出参考点（P）辐射场基本辐射量的约定真值（如自由空气比释动能）R_t;

（2）应用图 8 - 24 计算出转换系数 $C = D^*(10)/K_a$,并按式

278

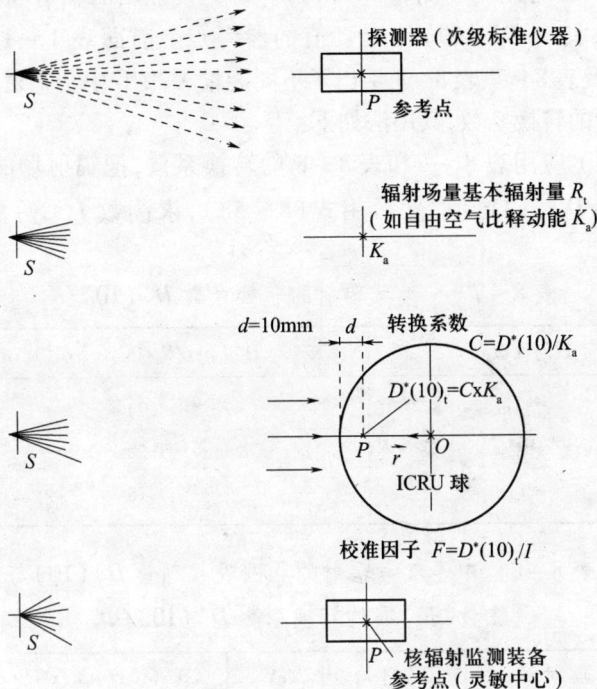

图 8 - 24　测装备校准为 $D^*(10)$ 的示意图

$(8-57)$ 即可得到 $D^*(10)$ 的约定真值,即 $D^*(10)_t = R_t \times C$

$$C = D^*(10)_t / R_t \qquad (8-57)$$

(3) 再用参考点的 $D^*(10)$ (Gy)约定真值求监测装备的校准因子 F,如图 8 - 24 所示。校准时,是把仪器置于 $D^*(10)_t$ 约定真值参考点处,读出仪器指示值 I(Gy 或计数 C 等),然后用式(8 - 57)求校准因子 F,即式(8 - 58)。则 I 与 F 的乘积,即为 $D^*(10)_t$,

$$F = D^*(10)_t / I \qquad (8-58)$$

通常,$D^*(10)_t$ 与 I 存在线性关系,则 F 值为一常数,输入到

279

仪器中,即可以用于测量 $D^*(10)$。可见校准用的辐射场必须能够提供具有 $D^*(10)$ 约定真值的参考点。前面表 1 - 12 和表 1 - 13 及表 8 - 7、表 8 - 8 给出了不同能量 X、γ 和中子辐射场基本辐射量的转换系数,其用法如下:

(1)应用表 8 - 7 和表 8 - 8 的转换系数,把辐射场的 R_t 值转换为 $D^*(10)_t$ 值,然后用式(8 - 58),求读数 $I(\text{Gy})$ 的校准因子。

表 8 - 7　γ 参考辐射的转换系数 $D^*(10)/K_a$

放射性核素	$D^*(10)/K_a/(\text{Gy} \cdot \text{Gy}^{-1})$
^{241}Am	1.74
^{137}Cs	1.20
^{60}Co	1.16

表 8 - 8　中子参考辐射的周围吸收剂量 $D^*(10)$ 与
注量(ϕ_n)间的转换系数 $D^*(10)/\Phi_n$

辐 射 源	平均能量/MeV	$D^*(10)/\Phi_n/(\text{pGy} \cdot \text{cm}^2)$
$^{241}\text{Am} - \text{Be}(\alpha, n)$	4.3	51.4
^{252}Cf	2.13	37.8
$D(d, n)^3\text{He}$	2.8	45.2

例 8.1　应用 ^{60}Co 参考辐射源校准 NB - 1 型固定式 γ 辐射连续监测仪,求其校准因子 F。已知参考辐射源在自由空气宽束平行辐射场参考点的比释能动率约定真值 $K_a = 5\text{cGyh}^{-1}$,仪器读数 $I = 4.8\text{cGy} \cdot \text{h}^{-1}$。

[解]求 NB - 1 型仪校准因子分两步:

第一步:利用表 8 - 7 γ 参考辐射源 $D^*(10)/K_a$ 转换系数,将 P 点 K_a 约定真值转换为 $D^*(10)_t$ 约定真值,查表 8 - 7,对于 ^{60}Co, $C = D^*(10)/K_a = 1.16\text{Gy} \cdot \text{Gy}^{-1}$ 则 P 点 $D^*(10)_t = 1.16 \times K_a =$

280

$1.16 \times 5 \times 10^{-2} \text{Gyh}^{-1} = 5.8 \times 10^{-2} \text{Gyh}^{-1} = 5.8 \text{cGyh}^{-1}$。

第二步:应用式(8-57)规定中的校准为 $D^*(10)_t$ 的方法,由式(8-58)求仪器的校准因子,则 $F = D^*(10)_t / I = 5.8/4.8 = 1.21$

于是应尽量调试置于 NB-1 型仪软件中的校准因子 F,使其在有效量程内逼近于 1,以提高仪器可达到的准确度。

例8.2 实验室有一个 Am-Be 中子参考辐射源,已知 P 点的中子注量率约定真值 $\Phi_n = 10^6 \text{cm}^{-2} \text{s}^{-1}$,试求该点的周围吸收剂量率 $D^*(10)$ 约定真值。

[解]由表 8-8 查得 Am-Be 中子源平均能量为 $E_n = 4.3 \text{MeV}$,转换系数 $C = D^*(10)/\Phi_n = 51.4 \times 10^{-12} \text{Gycm}^2$,$P$ 点的 $\dot{D}^*(10)$ 约定真值为

$$\dot{D}^*(10)_t = 51.4 \times 10^{-12} \times \Phi_n =$$
$$51.4 \times 10^{-12} \times 10^6 \text{cm}^2 \text{s}^{-1} =$$
$$51.4 \times 10^{-6} \text{Gys}^{-1} = 0.185 \text{Gy} \cdot \text{h}^{-1} =$$
$$18.5 \text{cGy} \cdot \text{h}^{-1}$$

(2)应用表 8-9 $D^*(10)/K_a$ 的转换系数,以上面同样的方法将符合 GB12162 要求的 X 射线辐射场的 K_a 转换为 $\dot{D}^*(10)_t$,从而用于低能端仪器能量响应测量时,辐射量之间的数据转换。

(3)应用表 1-12 光子能量为 E 的周围吸收剂量 $D^*(10)$ 与空气比释动能 K_a 之间的转换系数,可以将 K_a 能量响应曲线或数据资料转换为 $D^*(10)$ 能量响应曲线或数据资料,以利于分析比较和实用辐射量的使用。表 1-12 注释明确指出:当光子能量 < 1.5MeV 时,将以伦琴单位的照射量乘以 0.876 即可转换为以 cGy 为单位的 K_a 值,然后再转换为相应能量的 $D^*(10)$ 值。这样,我们就可以把当前以伦琴单位校准的参考辐射场监测装备有关的数据资料,转换为相应能量的 $D^*(10)$ 值。

表 8 - 9 符合 GB12162 要求的 X 参考辐射系列
的转换系数 $D^*(10)/K_a$

系　列	平均能量/eV	$D^*(10)/K_a/(\ Gy \cdot Gy^{-1})$
窄 谱	33	1.17
	48	1.58
	65	1.73
	83	1.71
	100	1.64
	118	1.58
	161	1.45
	205	1.39
	248	1.35
低空气比释动能率	30	1.08
	48	1.6
	60	1.73
	87	1.69
	109	1.61
	148	1.49
	185	1.43
	211	1.39

例 8.3　在 ^{60}Co 参考辐射源室周围吸收剂量率 $\dot{D}^*(10) =$ 100cGy·h^{-1} 参考点校准监测监备。已知点源的活度约定真值 $A = 2.80 \times 10^{12}$Bq，求该仪器距点源的距离 R(m)。

[解] 由于 ^{60}Co 参考辐射源平均光子能量为 1.25MeV，所以由表 1 - 12 及注释可得 $\dot{D}^*(10) = 1.16 \times K_a, K_a = \dot{X} \times 0.876$

因为

$$\dot{X} = A \cdot \Gamma/R^2$$

所以

$$\dot{D}^*(10) = 1.16 \times A \times \Gamma \times 0.876/R^2$$

其中,$\Gamma = 25.6 \times 10^{-19}\text{C} \cdot \text{m}^2 \cdot \text{kg}^{-1}$,$1\text{R} = 2.58 \times 10^{-4}\text{C} \cdot \text{kg}^{-1}$,

$$R^2 = 1.16 \times A \times \Gamma \times 0.876 \times 3600/(100 \times 2.58 \times 10^{-4}) =$$

$$141789.7674 \times A \times \Gamma$$

则

$$R = \sqrt{141789.7674 \times 2.80 \times 10^{12} \times 25.6 \times 10^{-19}} = 1.008\text{m}$$

例 8.4　在爆区下风沾染区作定点测量,第一次测得 $\dot{X} = 3\text{R} \cdot \text{h}^{-1}$,试将其换算为周围吸收剂量率 $\dot{D}^*(10)$。

[解]假设核爆炸沾染区 γ 光子平均能量在 1.0MeV 附近,由表 1 – 12 查得光子能量为 1.0MeV 的 $\dot{D}^*(10)/K_a = 1.17$,则 $\dot{D}^*(10) = 1.17 \times K_a = 1.17 \times 3 \times 0.876 = 3.074\text{cGy} \cdot \text{h}^{-1}$

可见,测得的伦琴值接近以 cGy 为单位的周围吸收剂量 $\dot{D}^*(10)$ 值。

2. 定向吸收剂量的 $D'(0.07, \Omega)$ 的刻度

(1) 用式(8 – 57)和式(8 – 58)给出的方法进行校准。只是将式(8 – 57)和式(8 – 58)中的 $\dot{D}^*(10)_t$ 改为 $D'(0.07, \Omega)$ 的约定真值 $D'(0.07, \Omega)_t$,R_t 为能溯源到国家基准的自由空气中的 β 辐射场量(如空气吸收剂量,组织吸收剂量)的约定真值。

(2) 具体的校准程序(见图 8 – 25)是用参考 β 辐射源($^{90}\text{Sr} - ^{90}\text{Y}$)在参考点使用次级标准 β 辐射剂量仪(如外推电离室)测定空气吸收剂量约定真值 D_a 然后根据 β 辐射源的最大能量,利用表 8 – 10β 辐射的定向吸收剂量 $D'(0.07)$ 与空气吸收剂量 D_a 之间的转换系数 $D'(0.07)/D_a$,换算得参考点的 $D'(0.07)$ 约定真值,于是将被校准的核辐射监测装备置于参考点,即可得到其校准因子。

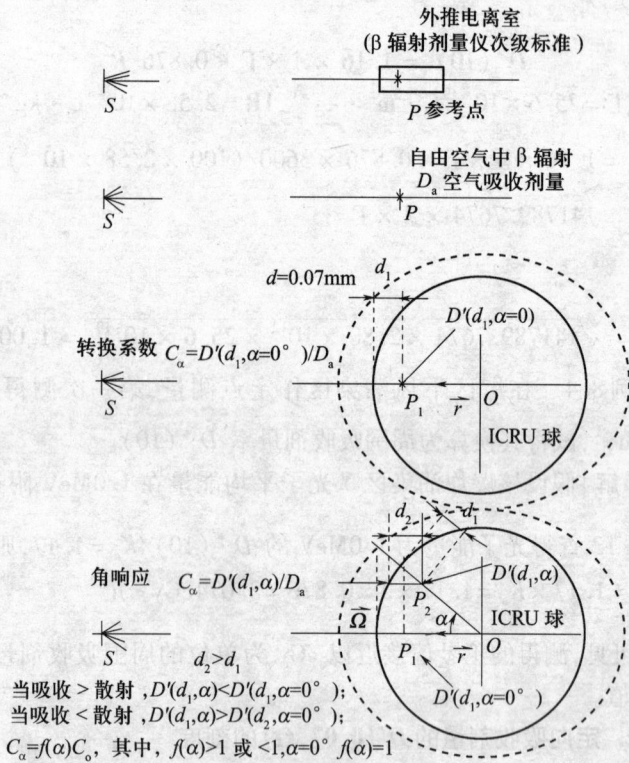

外推电离室
(β 辐射剂量仪次级标准)

P 参考点

自由空气中 β 辐射
D_a 空气吸收剂量

$d=0.07mm$

转换系数　$C_\alpha = D'(d_1, \alpha=0°)/D_a$

P_1　$\vec{r}$　O

ICRU 球

$D'(d_1, \alpha=0)$

角响应　$C_\alpha = D'(d_1, \alpha)/D_a$

$D'(d_1, \alpha)$

ICRU 球

$\vec{\Omega}$　P_2　α

P_1　$\vec{r}$　O

$D'(d_1, \alpha=0°)$

$d_2 > d_1$

当吸收 > 散射 , $D'(d_1, \alpha) < D'(d_1, \alpha=0°)$;

当吸收 < 散射 , $D'(d_1, \alpha) > D'(d_2, \alpha=0°)$;

$C_\alpha = f(\alpha)C_o$, 其中, $f(\alpha) > 1$ 或 $< 1, \alpha = 0° \ f(\alpha) = 1$

图 8 - 25　监测装备校准为 $D'(0.07, \alpha)$ 及
角响应校准检验示意图

（3）在满足以下条件角响应要求的核辐射监测装备,并被校准为 $D'(0.07)$ 时,即可用于测量 $D'(0.07, \Omega)$。

在自由空气中,距 $^{90}Sr + ^{90}Y\beta$ 参考放射源 30 cm 处,用平行束辐射场校准核辐射监测装备,如图 8 - 24 所示,分别按 $\alpha = 0°$、$\alpha = 15°$、$\alpha = 30°$、$\alpha = 45°$、$\alpha = 60°$、$\alpha = 75°$旋转监测装备探测器的角度,读出相应的 $D'(0.07, \alpha)$ 值,并相对于 $\alpha = 0°$的 $D'(0.07)$ 归一,调试仪器使其 $D'(0.07, \alpha)/D'(0.07)$ 之比值,满足表 8 - 10 相应角度给出的值。

表8-10 β辐射的定向吸收剂量 $D'(0.07)$ 与空气吸收剂量 D_a 间的转换系数 $D'(0.07)/D_a$

β辐射源最大能量 /MeV	$D'(0.07)$ $/D_a/(Gy \cdot Gy^{-1})$	β辐射源最大能量 /MeV	$D'(0.07)$ $/D_a/(Gy \cdot Gy^{-1})$
0.1	0.10	0.6	1.23
0.15(^{147}Pm)	0.22	0.7	1.24
0.2	0.40	0.8	1.25
0.3	0.72	0.9	1.25
0.4	1.00	1.0	1.25
0.5	1.16	1.5	1.25
0.57(^{204}Tl)	1.22	2.0(^{90}Sr + ^{90}Y)	1.25

注：^{147}Pm、^{204}Tl、^{90}Sr + ^{90}Yβ 标准源的 β 辐射,经源底座包壳等吸收散射后,其余最大 β 能量分别为 0.15MeV、0.57MeV、2.0MeV

3. 个人吸收剂量 $D_P(10)$ 的刻度(校准)

在个人外照射监测中使用的个人剂量计通常佩戴在人体胸前一侧,所以校准时必须考虑人体对辐射的散射影响。因此 GJB1748—93 规定,用于 $D_P(10)$ 剂量计的校准,必须把剂量计放在合适的体模上,作为人体模拟散射体。校准同样用式(8-59)、式(8-60)规定的方法,此时,只是将式(8-57)及式(8-58)中的 $D^*(10)_t$,改为 $D_P(10)$ 的约定真值 $D_P(10)_t$ 即

$$F = D_P(10)_t/I \qquad (8-59)$$

$$C = D_P(10)_t/Rt \qquad (8-60)$$

式中:I 为监测装备的指示值 Gy;Rt 为辐射场量(空气比释动能 K_a,照射剂量及中子注量)的约定真值。本标准推荐的合适体模有两种:

(1) ICRU 球体模标准。校准时在平行束辐射场的某参考点处,将剂量计放在 ICRU 球体模上,以模拟人体的散射。根据定义,由于 $D_P(d)$,$D'(d,a)$ 均属非各向同性实用辐射量,在平行束辐射场入射辐射与指定半径方向一致的条件下(即 $a = 0°$),此时 $D_P(10)$,并且在数值上等于 $D^*(10)$,即 $D_P(10) = D'(10) =$

$D^*(10)$如图 8-25 所示。因此,就可以使用表 1-12、表 8-7,给出的不同能量光子的周围吸收剂量 $D^*(10)$ 与空气比释动能 K_a 间的转换系数 $D^*(10)/K_a$ 和表 1-13、表 8-8 给出的不同能量的周围吸收剂量 $D^*(10)$ 与中子注量 Φ_n 转换系数 $D^*(10)/\Phi_n$,确定不同能量 $D_P(10)$ 或 $D'(10)$ 的约定真值 $D_P(10)_t$,然后求出仪器在体模上的对参考点的校准因子 $F = D_P(10)_t/I = D'(10)/I$;

(2) 有机玻璃平板体模校准。考虑到 ICRU 球制作困难,成本高,不能放置多个剂量计等原因,ICRU47 号报告中推荐,并已在 IEC 个人剂量仪国际标准中推广应用的是有机玻璃平板(30cm × 30cm × 15cm)体模。校准时,ICRU 球体模改为平行体模,如图 8-26 所示。根据表 8-12、表 8-17 给出的 ICRU 组织或有机玻璃平行体模的 $D_P(10)$ 与 K_a、$D_P(10)$ 与 Φ_n 之间的 $D_P(10)/K_a$ 与 $D_P(10)/\Phi_n$ 转换系数,确定 $D_P(10)$ 的约定真值 $D_P(10)_t$,然后求出仪器在体模上对参考辐射的校准因子 $F = D_P(10)_t/I$,I 为剂量计读数。近年来 IEC 标准中又采用了 ISO 推荐的散射性能更接近人体的有机玻璃内注水体模,且注水部分尺寸 30cm × 30cm × 15cm,只是正面有机玻璃层厚为 2.5mm,其余各面厚层 10mm,容器内注水。

(3) 剂量计的角响应。在平行束辐射场条件下,校准剂量计时如用 ICRU 球作为体模,那么 $D_P(10)$ 被转化为定向吸收剂量 $D'(10)$。考虑到 $D'(10)$ 是具有角响应的辐射量,上述转换系数亦应具有相应的角响应,这就要求佩带在人体(体模)上的剂量计亦具有相应的角响应。表 8-15 ~ 表 8-16,分别给出了 X 辐射,γ 辐射和中子参考辐射的定向吸收剂量 $D'(10,\alpha)$,相对于平行束入射方向 $\alpha = 0°$ 归一化的角响应,如图 8-26 和图 8-27 所示。表 8-17、表 8-18 分别给出了采用 ICRU 组织和有机玻璃平板体模(含水体模)时,X 辐射,γ 辐射和中子参考辐射个人吸收剂量 $D_P(10)$ 相对于平行束入射方向 $\alpha = 0°$ 归一化的角响应。当剂量计满足表 8-17、表 8-18 的角响应要求,并被校准为 $D'(10)$ 或 $D_P(10)$ 时,即可用于测量 $D_P(10)$。

① 基准辐射源

P 参考点

R_t 辐射场量约定真值
（如比释动能 K_a）

$d=10mm$

$D^*(10)_t = D'(10, \alpha=0°)_t$
$= D_p(10)_t$

② 应用转换系数将参考点

P $\bar{r}$ O

ICRU 球 转换系数

K_a 的约定真值转换为

$D^*(10)_t = D'(10, \alpha=0°)_t = D_p(10)_t$

$C = D^*(10)/K_a$

③ 求 $\alpha=0°$,$D'(10)_t = D_p(10)_t$

P $\alpha=0°$

平板体模

剂量仪的校准因子 F

$F = D_p(10)_t/I$

剂量仪参考点
（灵敏中心）

④ 剂量仪的角响应试验

α

P

剂量仪旋转 α
角度时的角响应

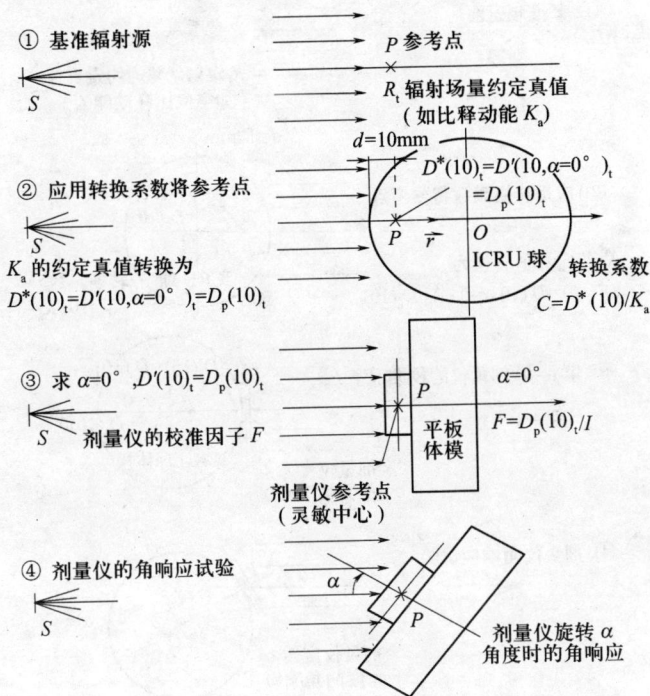

图 8-26 在平行体模上校准个人剂量仪（$\alpha=0°$）
与角响应的试验安排

4. 个人吸收剂量 $D_P(0.07)$ 的刻度（校准）

用于 β 辐射外照射监测 $D_P(0.07)$ 剂量计的校准，与 $D_P(10)$ 剂量计相同，GJB1748—93 规定，用于 $D_P(0.07)$ 剂量计的校准，必须把剂量计放在合适的体模上，作为人体模拟散射体。校准同样用式（8-57）、式（8-58）规定的方法，此时只是将式中的 $D^*(10)_t$ 改为 $D_P(0.07)$ 的约定真值 $D_P(10)_t$，即

$$F = D_P(0.07)_t/I \qquad (8-61)$$

$$C = D_P(0.07)_t/Rt \qquad (8-62)$$

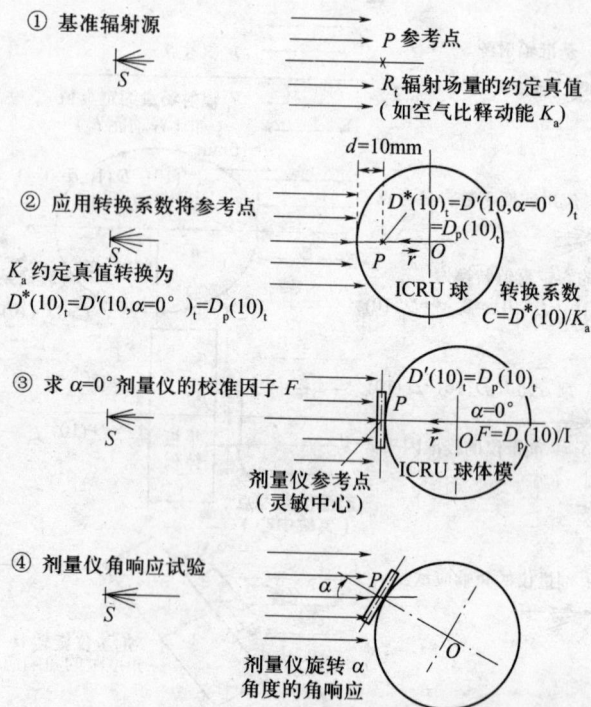

图 8 – 27　在 ICRU 球体模上校准个人剂量仪
与角响应的实验安排

表 8 – 11　β 参考辐射定向吸收剂量
$D'(0.07, \alpha)$ 的角响应

放 射 源	0°①	15°	30°	45°	60°	75°
$^{90}Sr + ^{90}Y$②	1	1	1.05	1.13	1.18	0.95
① 以平行束入射的校准方向为0°归一；						
② 自由空气中距$^{90}Sr + ^{90}Y\beta$ 源 30cm 处						

288

表 8 - 12　采用 ICRU 组织或有机玻璃平板
(30cm ×30cm ×15cm) 体模转换系数 $D_P(10)/K_a$

X 射线系列	高压/kV	平均能量/keV	$D_P(10)/K_a/(\text{Gy} \cdot \text{Gy}^{-1})$
	55	48	1.70
	70	60	1.88
低空气比释动能率	100	87	1.86
(符合 GB12162 要求)	125	109	1.76
	170	148	1.61
	240	211	1.47

表 8 - 13　采用 ICRU 组织或有机玻璃平板(30cm ×30cm ×15cm)体模时 $D_P(10)/K_a$ 转换系数

放射性核素	$D_P(10)/K_a(\text{Gy} \cdot \text{Gy}^{-1})$
^{241}Am	1.88
^{137}Cs	1.22
^{60}Co	1.16

表 8 - 14　采用 ICRU 组织或有机玻璃平板(30cm ×30cm ×15cm)体模时 $D^*(10)/\Phi_n$ 转换系数

中子源	平均能量/MeV	$D^*(10)/\Phi_n/\text{pGy} \cdot \text{cm}^2$
^{252}Cf(裂变)	2.13	39.6
D(d,n)^{3}He	2.8	42.5
^{241}Am - Be(α,n)	4.3	54.1

(1) 佩带在身体上的剂量计,放在 ICRU 球体上校准时,D_P(0.07)转化为定向吸收剂量 $D'(0.07)$,同样可以使用表 8 - 11β 辐射的定向吸收剂量 $D'(0.07)$ 与空气吸收剂量 D_a 间的转换系 $D'(0.07)/D_a$,确定不同能量 $D_P(0.07)$ 或 $D'(0.07)$ 的约定真值,即 $D_P(0.07)_t/I = D'(0.07)_t/I$;

(2) 剂量计的角响应。同样个人吸收剂量 $D_P(0.07)$ 或 $D'(0.07)$ 是具有角响应的辐射量,上述转换系数亦应具有相应的角响应,这就是要求佩带在人体(体模)上的计量计亦具有相应的角响应。GJB1748—93 规定指出,当剂量计 $D'(0.07,\alpha)$ 满足表

8-11 ^{90}Sr + ^{90}Yβ 参考辐射,且在自由空气中距源 30cm 参考点处,相对于平行束入射校准方向 α=0°归一化的角响应时,即可用于测量 $D_p(0.07)$。

表 8-15 γ(X)参考辐射定向吸收剂量 $D'(10,α)$ 的角响应[1]

放射源	0°	15°	30°	45°	60°	75°	90°
^{241}Am (或低空气比释动能率, X 辐射平均能量^{60}keV)	1.00	0.99	0.97	0.93	0.82	0.63	0.43
^{137}Cs	1.00	1.00	1.00	0.99	0.96	0.89	0.78

[1] 以平行束入射的校准方向为 0°归一

表 8-16 中子参考辐射定向吸收剂量 $D'(10,α)$ 的角响应[1]

放射源	0°	30°	60°	90°
^{252}Cf(裂变)	1.00	1.01	0.92	0.52
^{252}Cf 半径为 15cm 的 D20 慢化球	1.00	0.99	0.87	0.47

[1] 以平行束入射的校准方向为 0°归一

表 8-17 采用 ICRU 组织或有机玻璃平板(30cm×30cm×15cm)体模时 γ(X)参考辐射 $D'(10,α)$ 的角响应[1]

放射源	能量/keV	0°	15°	30°	45°	60°	75°
^{241}Am 或过滤 X 射线	59.5 或 60	1	0.99	0.97	0.90	0.77	0.51
^{137}Cs	662	1	1.0	1.0	0.98	0.95	0.80

[1] 以平行束入射的校准方向为 0°归一

表 8 −18　采用 ICRU 组织或有机玻璃平板
（30cm × 30cm × 15cm）体模时
中子参考辐射 $D_P(10)$ 的角响应[①]

放 射 源	能量/MeV	0°	15°	30°	45°	60°	75°
$^{241}Am - Be(\alpha, n)$	4.3	1.0	1.01	1.02	1.00	0.96	0.76
^{252}Cf	2.13	1.0	0.98	0.97	0.99	0.89	0.62
① 以平行束入射的校准方向为0°归一							

第9章 中子及 n - γ 混合
场的剂量测量

中子也是辐射剂量学研究的对象之一,无论是对核武器产生的中子辐射场的研究,还是反应堆控制,实验室及中子源的使用等,都要涉及到中子和 n - γ 混合场剂量的测量问题。如果说 γ 和 β 辐射的剂量测量还是有一些困难的话,那么中子剂量的测量更为复杂,困难更大一些。这种复杂和困难的基本原因是因为中子与物质相互作用的机制和效果,对于不同能量中子的显著差异(例如,慢中子主要是产生核反应,快中子则主要是被弹性散射),所以中子剂量或者通量的测量往往是伴随中子能谱的测量。也正是因为如此,中子探测器的结构比起 β 射线、γ 射线探测器来说要复杂得多,甚至不可能指望同一个探测器对所有能量的中子都是有效的。基于这点,常常有慢中子探测器和快中子探测器之分。另一方面,从剂量学角度来看,因为中子有很大的相对生物效应,允许的中子通量非常小,这样就要求通常的中子探测器要有很高的灵敏度,才有可能实现中子剂量的监测。在实际情况下,γ 射线总是伴随着中子而存在,大多数探测系统在某种程度上对中子和 γ 射线都发生响应,因此必须知道探测器对这两种类型辐射的灵敏度及其对辐射能量的依赖性,所以对中子剂量测量特别困难。一般来说,为了区分中子和 γ 射线对剂量的贡献,必须有两个对中子和 γ 射线灵敏度差异很大的剂量计,有时需要把中子剂量再细分为快中子剂量和热中子剂量。划分剂量组成的主要目的是,允许用适当的全重因数 W_R(或相对生物效应系数 RBE)去乘每个剂量组份,以计算总的当量剂量 $H_{T,R}$ 或相对生物效应剂量(在放射生物学中,适用相对生物效应系数和相对生物效应剂量)。本章主要介绍中子的探测方法,用于中子剂量测量的探测器,和中子剂量的测量。

9.1 中子的探测方法

1. 中子辐射场的分类

在实际工作中,所遇到的中子辐射场,从其注量与时间的关系来分,有两种类型:一种是脉冲辐射源,如核武器裂变或聚变过程产生的瞬发和缓发中子辐射,其注量(或通量)具有脉冲性质。另一类是"静态"源产生的中子辐射,见表(9-1)的各种类型同位素中子源产生的中子辐射。一般地说,其平均注量是恒定不变的或者按照放射性规律变化,中子辐射场主要是以所存在的中子能量来表征的。通常把中子辐射场按能量分为热中子,中能中子和快中子。

表 9-1 常用同位素中子源及特性

种类	反应类型	半衰期	中子最大能量/MeV	中子平均能量/MeV	中子产额(中子/s×Ci)	特 点
镭－铍	(α,n)	1622a	13.08	3.9	15×10^6	γ本底很强
钋－铍	(α,n)	138.4d	10.87	4.2	2.5×10^6	半衰期短,γ本底很低
钋－铍	(α,n)	24400a	10.74	4.5	1.6×10^6	γ本底低
锔－铍	(α,n)	462a	10.74	4.5	3.2×10^6	γ本底低
钠－铍	(γ,n)	14.8h	–	0.83	0.13×10^6	非常大的γ本底,单能中子源
锑－铍	(γ,n)	60d	–	0.024	0.19×10^6	非常大的γ本底,单能中子源
锎－252	自发裂变	2.659a(有效半衰期)	约13.0	2.35(裂变谱)	2.34×10^{12}(每g)	裂变中子谱,由自发裂变产生较强的γ本底

293

这种能量范围的划分是人为界定的,在下面的讨论中,主要着重于吸收剂量,使用了国际辐射单位与测量委员会(ICRU)(1962b)所规定的能量范围。

1) 热中子

与通过的介质处于热平衡的中子具有麦克斯韦速度分布。通常把小于 0.5eV 的中子称为热中子,这样就可以对热中子注量率做出绝对测量。在测量吸收剂量时,热中子注量率的资料往往是重要的,因为它与俘获所产生的反应有关。

2) 中能中子

中子通量在 0.5eV~10keV 的中子统称为中能中子。通常是用慢化物质来使快中子慢化而得到中能中子的。在这一能区内,中子注量率的分布与能量成反比。在 100eV 以下的区域中,包含着若干个共振。在一个狭窄的能量区域内,其截面可能增加或减小几个数量级。除共振处外,要对这一能区内的中子进行测量和评价测量结果是困难的,因为大多数物质的吸收截面随能量而迅速减小。核碰撞产生的反冲原子,其能量不足以被探测到,在这一能区可以使用"黑"探测器测量中子的通量,其特点是探测器能吸收入射进来的所有中子。硼和锂是最常用的这种类型探测器,对放射生物学来说,对中能中子关注较少。

3) 快中子

选择 10keV 作为快中子与中能中子的界线。在此能量以下,组织中的反冲质子(由中子与氢原子碰撞所产生)不再具有足以使物质发生电离的速度,然而,它们可以引起原子和分子的激发。因此,可以把快中子定义为能够通过电离来实现剂量测量的中子。在组织中,能量间隔在 10keV~10MeV 之间时,弹性散射是主要的中子相互作用,但在 10MeV 以上,非弹性散射和核反应也变得重要起来。在后面的讨论中,将把重点放在快中子的剂量测量方面。

2. 中子与物质相互作用的主要方式

1) 弹性散射

对于能量小于 3MeV 以下的中子,弹性散射是主要过程。在这种情况下，相互作用前后参与相互作用的粒子的动能总和保持不变。当中子与核碰撞而发生散射时，损失的能量以反冲核的动能出现。动能为 E_n、质量为 m 的中子与原子质量为 A_i 的一个原子发生的一次碰撞中，所损失的能量等于

$$\varepsilon_i = E_n \frac{2mA_i}{(m + A_i)} \tag{9-1}$$

对于氢原子来说，式（9-1）给出的数值为 E_n 的 1/2，并随原子量的增加而逐渐减小，经多次散射后，中子就成为热中子。热中子易被靶核俘获而形成复合核，复合核往往发出 γ 射线，在含氢的物质中，很快变成热中子，接着被氢俘获而产生 2.2MeV 的 γ 射线。

组织中的主要成分是氢、碳、氮和氧。如式（9-1）表明，在组织中快中子的能量损失主要是由于与氢核弹性碰撞而产生的。对于 5MeV 和低于此值的能量来说，这一过程占吸收剂量的 90% 以上。在组织等效电离室中，往往用氢和氮的百分含量与组织相同的导电塑料作壁材料。使用聚乙烯 (C_5H_4)n 之类的富含氢的物质可以增加快中子的吸收剂量。对于能量扩展到 14MeV 的中子来说，聚乙烯中的吸收剂量大约是组织中吸收剂量的 1.45 倍；反之，使用不含氢的物质制作探测器，快中子剂量可能大为减小，而低于组织中的吸收剂量。例如，在 0.1MeV ~ 8MeV 能量范围内，碳中的快中子比释动能只有组织中的比释动能的 10% ~ 20%，而在如镁和铝之类的中等原子序数的物质中，其比释动能更小。快中子所产生反冲粒子的 LET 远大于 0.2keV/mm，即相当于 γ 射线相互作用所产生的次级电子的 LET 典型值。应当指出，碳反冲粒子，它的 LET 值随中子能量的增加而增加，最大值出现在中子能量为 10MeV 处左右，而质子的 LET 最大值出现在 0.5MeV 以下。

2) 其他作用过程

快中子还可能通过核转变而损失能量。参与互相作用的元素或者处于激发态，导致发射一个或多个 γ 射线，或者转化为随时间而衰变的放射同位素，因为核转变几乎只是由中子所引起的，可使

用"阈"探测器来测量混合辐射场的中子注量。在以阈探测器测量结果为基础计算吸收剂量时，需要有中子谱及相应能量范围内反应截面的精确资料。

中子也能通过非弹性散射而转移能量。在原子序数约为25或更高的物质中，非弹性散射是高能中子损失能量的主要过程，对于3MeV以上的能量来说，这种过程特别重要。另一方面，在低原子序数的物质（如组织）中，仅当能量在10MeV以上时，非弹性散射过程才是主要的。因为非弹性散射发生在一个给定能量的中子进入核并以较低能量射出的时候，所以在这个过程中可能射出总能量与入射和出射中子的能量差异相等的一个或多个γ射线或粒子。因此，即使相当"干净的"中子束，其在通过物质时也会产生次级γ射线。

3）与中子有关的γ射线的来源

由上面相互作用过程的讨论可以看到，在中子辐射场中，可以从以下三个方面来考虑与中子有关的γ射线：

（1）直接入射于样品的γ射线：如把样品置于表9-1中的某些中子源的辐射场或核武器裂变（聚变）产生的早期核辐射的辐射场中作用于样品的辐射，则既有中子又有γ射线。

（2）中子与样品周围的物质相互作用所产生的γ射线：当快中子被慢化为热中子和中能中子占主要成分时，中子与周围物质的相互作用可能产生显著的辐射场。

（3）测试样品本身所产生的γ射线：如厚的有机样品，氢俘获热中子而产生的γ射线可能成为辐射的主要来源。在某些情况时，γ剂量是由于快中子在有机样品内的"热能化"，而被 $H(n, \gamma)D$ 反应俘获所造成的。

3. 中子的探测方法

中子与原子核的相互作用，在不同的能量下，形式有很多种，根据不同的形式，常用的记录中子的探测方法有以下几种：

（1）核反应法。中子与原子核相互作用产生核反应，记录反应生成的带电粒子便可记录中子。这种方法特别适合于记录慢中子,在一些特殊场合中,也应用某些核反应记录快中子。

(2) 反冲核法。中子与原子核发生弹性碰撞,记录反冲核便可记录中子,这种方法主要用于快中子的剂量探测。

(3) 核裂变法。重核(如 ^{235}U、^{239}Pu 等)俘获快中子产生裂变的重核,也能俘获慢中子产生裂变。所以这一方法可以记录任意速度的中子。

(4) 激活法。激活物质在中子照射下,许多原子核俘获中子而产生放射性,测量激活物质的感生放射性便可确定中子的 ϕ。激活法可以测量慢中子 ϕ,利用不同的激活物质也可以测量快中子。

9.2 中子及 n – γ 混合场的剂量测量

在分别测量混合辐射场的中子和 γ 射线组份时,需要使用对中子和 γ 射线有不同程度响应的两个探测器。理想的探测器应当是只对吸收剂量的中子组份灵敏,而另一探测器只对 γ 射线发生响应,而且还要求对辐射所有的能量具有组织等效的响应。事实上,这些特性只能是近似的。

对于 n – γ 混合辐射场的剂量测量来说,为了方便起见,可以将探测器分为三类:①对 γ 射线不灵敏的探测器。②对中子不灵敏的 γ 射线探测器。③对中子和 γ 射线都比较灵敏的探测器,即测量组织中 n – γ 的总吸收剂量,这种测量对于某些来用途说是有用的。因此,对于混合辐射场来说,满意的剂量计可能是任何单个的探测器或是若干探测器的组合。它可以提供容许分别的,按已知有用的某些组合来确定中子剂量组份和 γ 射线剂量组份的数据。

1. 中子吸收剂量的测量

在遇到中子的各种场合,一般快中子对中子总剂量的贡献是主要的,热中子仅占次要地位。下面主要以正比计数管为例分析快中子吸收剂量的测量。

正比计数管探测器确定中子在介质中的吸收剂量,室壁材料一般选用含氢物质,快中子在壁上可以打出反冲质子。当空腔足够小,反冲质子穿过它仅有一小部分能量损失在其中时,则在室壁材料中的中子吸收剂量和空腔气体内的电离仍然满足布拉格—格雷电离关系式。为测组织($C_{35}H_{353}O_{10}N_{10}$)中吸收剂量,室壁材料常选用聚乙烯材料,而空腔内充乙烯气体。

使用正比计数管测量中子吸收剂量,可以把仪器做得对 γ 射线很不灵敏从而把中子、γ 射线区分开来。这是因为 γ 射线在室壁中打出的次级电子所引起的脉冲,远小于由中子打出的反冲质子所引起的脉冲,前者很容易用电子学线路甄别掉;除非 γ 射线很强(如相应地达到 0.1Gy/h),有数个次级电子的脉冲同时发生,以致迭加的合成脉冲可以和反冲质子的脉冲相比拟时,才需要考虑 γ 射线的干扰。

正比计数管测量中子吸收剂量的结构如图 9-1 所示,室壁为一定厚度的聚乙烯材料,室内充有(或流通)乙烯气体。外部有一个铜或不锈钢做的金属外壳以保证一定的力学性能和真空密封性。中心为钨丝电极,其两端装有场管以保证一定的力学性能和真空密封性,从而保证电场的均匀和准确确定灵敏体积。场管材料也是聚乙烯,表面涂有导电层,工作电压约为 2000V,场管电压约为它的 1/3。

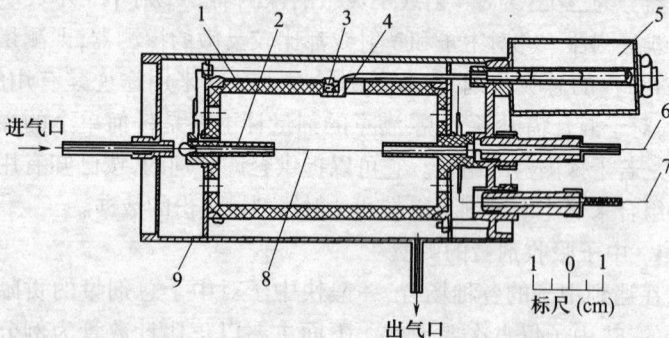

图 9-1 聚乙烯壁—乙烯气体正比计数管

1—内壁;2—场管;3—电源;4—源控制板与电磁开关;
6—阳极中心丝引线;7—场管电压引线;8—阳极中心丝;9—不锈钢外壳。

298

在灵敏体积正中装有一个 $\alpha(^{239}\text{Pu})$ 源,用来刻度计数管吸收反冲质子的能量。其原理是在 α 源的前面有一多孔的准直器和挡板。刻度时,装在管外的电磁开关把挡板移开,α 粒子便射入管内,消耗其全部能量。由于正比管输出的脉冲幅度正比于入射粒子在管内气体中所损失的能量,所以,对应于所有反冲质子的脉冲幅度之和正比于这些反冲质子在气体中所损失的能量之和。

能量刻度这样进行,分别测量 α 粒子和反冲质子引起的脉冲幅度分布的积分曲线。设脉冲幅度大于 V 的脉冲数目用 $N(V)$ 表示,它们的典型曲线如图 9-2 所示。可以证明,α 粒子或反冲质子所引起的所有脉冲幅度之和将等于对应于它们积分曲线下的面积 A_α 或 A_P;反冲质子和 α 粒子在灵敏体积内所引起的吸收能量为

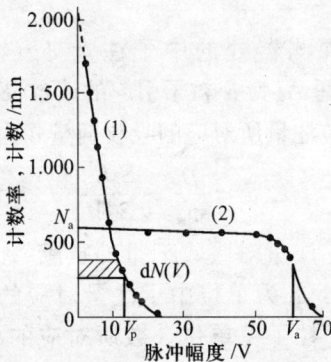

图 9-2 反冲质子(1)和 α 粒子(2)的脉冲幅度分布的积分曲线

$\sum E_P$ 和 $\sum E_\alpha$ 且正比于对应积分曲线下的面积 A_P 和 A_α,即有

$$\frac{\sum E_P}{\sum E_\alpha} = \frac{A_P}{A_\alpha} \qquad (9-2)$$

因为每个 α 粒子的脉冲幅度是接近一样的,设用 V_α 表示,脉冲数用 N_α 表示,所以所有脉冲幅度之和等于 $N_\alpha \cdot V_\alpha$,显然,它就是面积 A_α;反冲质子也是这样的,根据积分曲线定义可知,脉冲幅度处在 V 到 $V+dV$ 之间的反冲质子的脉冲数是 $dN(V)$,这些脉冲的幅度之和等于 $V \times dN(V)$,如图 9-2 中的阴影部分,对各种幅

299

度的脉冲求和,显然就是面积 A_P。这样,就可以得出式(9-2)的结论。

对组织等效材料的室壁和气体,利用格雷理论关系式,这时 $S_{tm} = 1, J_m W$ 为单位质量气体吸收的反冲质子的能量。它可表示为

$$\frac{\sum E_P}{M} = \frac{A_p}{A_\alpha} \sum \frac{E_\alpha}{M}$$

由吸收剂量概念得

$$D = \frac{A_p}{A_\alpha} \sum \frac{E_\alpha}{M} \qquad (9-3)$$

式中:$D(Gy)$ 为在室壁材料中快中子吸收剂量(J);M 为灵敏体积内气体质量(kg)。

将上式除以探测器处的中子注量 $\phi_n (cm^{-2})$,并注意到 $\sum E_\alpha = N_\alpha \cdot E_\alpha$,这里 N_α 为 α 粒子引起的读数,E_α 为每个 α 粒子的能量,得到中子单位注量所对应的吸收剂量 d 为

$$d = \frac{D}{\phi_n} = \frac{S_p E_\alpha}{S_\alpha M} \qquad (9-4)$$

式中:d 为单位中子注量对吸收剂量的贡献,称为剂量换算因子 $[Gy/cm^{-2}]$;$S_p = A_p/\phi$ 为单位中子注量对应的积分曲线下的面积;$S_\alpha = A_\alpha/N_\alpha$ 为 α 粒子每单位计数所对应的积分曲线的面积。利用这种探测器对 Po-Be、Ra-Be、Am-Be 中子源测到的剂量换算因子在 $5.6 \times 10^{-6} Gy/cm^{-2} \sim 6 \times 10^{-6} Gy/cm^{-2}$ 的范围内。

需要指出,造成这种探测器测量误差的主要原因是:为了剔除 γ 射线的计数脉冲,仪器设置的甄别阈也剔除掉一部分能量小于其阈值的反冲质子脉冲数,低估了中子的吸收剂量,对 Po-Be 之类的能量较高的中子源,剂量低估约 10%。而对高度慢化的裂变谱,剂量低估约为 50%。所以,这种探测器只适宜测量快中子吸收剂量,能量下限约是 200keV。

2. 中子剂量当量的测量

对不同能量的中子(或有 γ 混合辐射),由于它们的品质因数

相关很大,因此,从辐射防护角度来看,只测出总的吸收剂量是不能满足要求的,最好是能够测量以 Sv 为单位的剂量当量实用辐射量如 $H(10)$。为了测量混合辐射的剂量当量,原则上可以采用几种不同的方法。例如,设计使用一种探测器测量剂量当量的原理,即对各种成分辐射的响应与它们所贡献的剂量当量成正比的方法。

首先根据不同能量中子与机体组织物质发生作用所产生的次级辐射被吸收的情况和相应的品质因数,计算出对不同能量 E 的中子每单位中子注量(cm^{-2})所对应的剂量当量 $d(E)$,这一值称为剂量当量换算因子,如图 9 - 3 所示。由图中可看到,当中子注量从热中子增到兆电子伏的快中子区时,剂量当量换算因子要增加 30 倍 ~ 45 倍,特别在 10keV ~ 500keV 的能区内,则迅速增加。

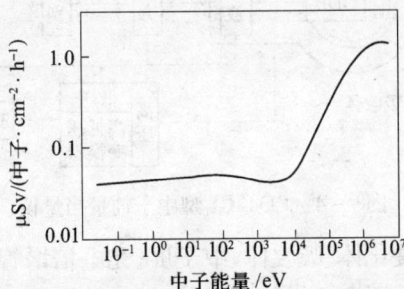

图 9 - 3　剂量当量换算因子 $d(E)$ 和中子能量 E 的关系

对不同能量中子,若已知中子能谱 $\phi(E)$,则可计算剂量当量 H 为

$$H = \int_{E_1}^{E_2} d(E)\phi(E)\,dE$$

式中:$\phi(E)dE$ 表示能量从 $E \sim E + dE$ 间隔内中子注量;E_1 和 E_2 对应于辐射场中子能量的最小值与最大值。在实际测量工作中,中子能谱 $\phi(E)$ 通常是不知道的,也不需要测出,只要求能够设计一个中子探测器,对不同能量中子的探测效率 $\varepsilon(E)$ 与剂量当量换算因子 $d(E)$ 随中子能量 E 的变化相同,即满足

$$\varepsilon(E) = kd(E) \qquad (9 - 5)$$

式中：k 为一个比例常数。用此探测器测得的计数 N 正比于中子的剂量当量 H，这是因为

$$N = \int_{E_1}^{E_2} \varepsilon(E)\phi(E)\mathrm{d}E = k\int_{E_1}^{E_2} \mathrm{d}(E)\phi(E)\mathrm{d}E = kH$$

$$(9-6)$$

这样设计可以选用的探测器有两类，一类是利用对反冲质子响应的正比计数管，它做得比较小而轻，一般适用于 150keV ~ 15MeV 的中子能量；另一类是利用围有适当设计的慢化剂的热中子探测器。例如，国产 FJ342G1 型携带式中子剂量当量仪，如图 9-4 所示。

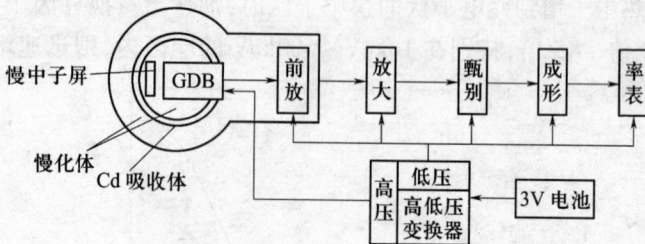

图 9-4　FJ342G1 型中子剂量当量仪

探测器由慢化体、吸收体、中子屏、光电倍增管（GDB）等部件组成。慢化体采用聚乙烯物质球体，对中子起慢化作用。吸收体为一个多孔的镉球壳，中子屏使用 ZnS(Ag) 和掺有 ^{10}B、LiF 的井形闪烁体（ST-21b 型）。慢化后的中子与 ^{10}B、^{6}Li 作用放出 α 粒子，使 ZnS(Ag) 产生闪光而被记录。选择聚乙烯的合适厚度和镉球壳上的开孔面积可调节对各种能量中子的响应，使得仪器的探测效率随能量的关系尽可能相似于剂量当量换算因子随能量的变化关系。按同样原理做成类似的仪器还很多，探测器可以使用(ZnS(Ag) + B、Li)的闪烁体，也可以使用 BF$_3$ 正比计数管；慢化体可以选用各种含氢量大的含氢物质，如聚乙烯、石蜡、塑料等；吸收体可以选用硼或镉、或两者都用。结构形式上，慢化体可用两层或单层的，且外形可以是圆柱体或球体的。

9.3 个人中子剂量的测量

1. 裂变箔和固体径迹探测器

固体径迹探测器是 20 世纪 60 年代发展起来的，最简单的固体径迹探测器就是一片透明的固体，如云母、玻璃或塑料。它被重带电粒子照射以后，经化学药剂浸蚀，在固体表面层就显出粒子的径迹，用光学显微镜即可观测。这种探测器具有经济、简便等优点，它的应用范围正日益扩大。

固体径迹探测器的材料，按现有情况可分为三类，一类是非结晶物质，如各种玻璃、金属和陶瓷；另一类是结晶物质，如云母、石英、氯化银、氟化锂等；还有一类是聚合物，如聚碳酸酯、硝化纤维、醋酸纤维等。

观察重带电粒子在固体径迹探测器中留下的径迹，一种是用电子显微镜直接观察，另一种是将固体径迹探测器进行处理，使粒子在探测器中产生的损伤痕迹扩大到可以用光学显微镜来观察。在许多实际工作中，对透明物体的显影大多采用化学浸蚀法，因为它经济简便，不需要暗室，在明亮的环境就可以进行。对于非透明物体，可以经过类似处理，在表面涂上一层金属膜，用有反射式光学显微镜来观测。

1）固体径迹探测器的工作原理

当重带电粒子射入固体径迹探测器时，在粒子穿过的路径上会产生辐射损伤，物质分子的化学键被打断，形成许多分子碎块、位移原子和原子空穴等。这种辐射损伤区域的直径约几个纳米，用一般光学显微镜很难观察到。当把这种辐射损伤的材料用化学方法腐蚀，即在化学药剂（即蚀刻剂）中受损伤物质的固体结构发生变化并具有较强的化学活动，由于以较快的速度产生蚀坑，径迹被显示出来。当触坑被继续扩大到微米数量级以上时，就可以用光学显微镜观察到，上述过程称为蚀刻，蚀坑就是蚀刻出来的径迹图 9-5 所示。

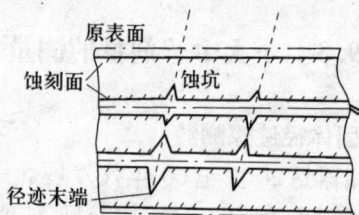

图 9 - 5   消化纤维膜上形成的 α 径迹

2) 固体径迹探测器的特点

（1）固体径迹探测器的特点是具有阈值性。只有辐射损伤密度达到某一数值（阈值）时，蚀刻剂才能以较快的速度与损伤物质反应而出现蚀坑。如果损伤较轻，辐射损伤密度达不到阈值，就蚀刻不出来径迹，如图 9 - 6 所示，实线表示各种重带电粒子在探测器中的辐射损伤密度与粒子速度的关系。硝酸纤维是探测质子和 α 粒子最灵敏的探测器材料，聚碳酸酯不能记录质子，只能记录 α 粒子和更重的粒子，陨石矿物比云母的阈值还要高。

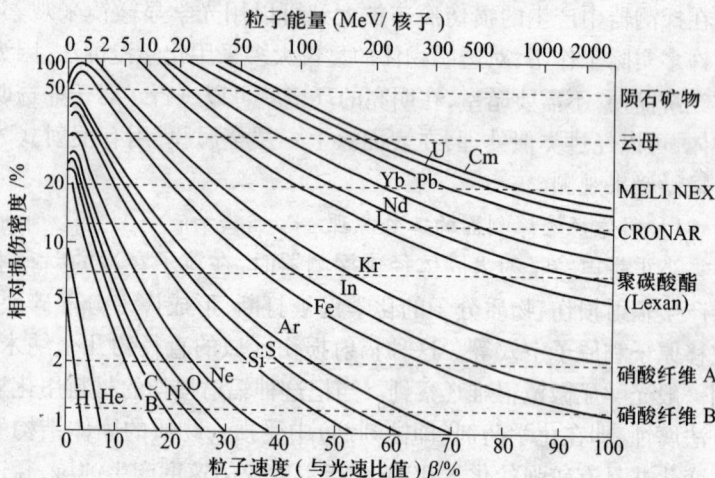

图 9 - 6   带电粒子在电介质中造成的损伤密度与入射粒子能量的关系

（2）实验证明，不同的物质材料具有不同的阈值，而与粒子的种类无关，如图 9 - 6 虚线所示。各种固体径迹探测器都因存在阈特性而对一些轻粒子不灵敏,这是它很重要的特性之一,β、γ 和 X 射线在各种材料中的辐射损伤密度都低于阈值,故所有固体径迹探测器都不能记录这些射线。在实际使用时可以根据各种材料的阈值来选择合适的探测器材料,使它在记录所需要的粒子时排除掉本底的干扰。

(3) 用化学浸蚀法显影时,探测器的效率与入射粒子的方向有关,这是它的另一个特点。对于辐射损伤密度大于阈值的入射粒子,如果它的入射方向与固体径迹探测器表面的夹角即入射角小于某一角度值 θ_c,则经蚀刻后粒子的径迹仍显示不出来。每种固体径迹探测器对入射粒子有一个临界的入射角 θ_c,称为临界角。如果入射角 $\theta < \theta_c$,则蚀刻后不能显示出径迹,只有当入射角 $\theta > \theta_c$,蚀刻后才能显示出径迹。

这是因为蚀刻过程中,蚀刻剂与固体径迹探测器同时发生两种作用,一种作用是蚀刻剂与辐射损伤物质的反应沿径迹的方向有一个蚀刻速度,另一个作用是蚀刻剂在垂直于固体材料表面的方向也有一定的速度腐蚀探测器的表面,如果沿径迹的走向蚀刻速度在垂直于表面方向的投影大于固体材料表面的腐蚀速度,则蚀刻后就能显示出径迹,否则在蚀刻过程中这些径迹就会丢失。

(4) 天然物质作固体径迹探测器时,存在本底径迹。本底的主要来源有以下几个方面:含铀杂质的自发裂变,宇宙射线长期照射引起的裂变,物质结构的缺陷等。为了消除本底影响,可以用预蚀法来处理探测器,就是预先将本底径迹显影到一定大小,等到受粒子照射后,再重新显影,这样就能使观察粒子的径迹与本底径迹有明显的差别。

3) 固体径迹探测器的优缺点

固体径迹探测器的主要优点是:若用化学浸蚀法显影,则它在各种探测器中是最经济简便的,不需要暗室等条件;由于各种材料具有各自的阈值,对轻粒子和 γ 射线等不灵敏,所以特别适合于在强的轻粒子或 γ 本底下进行重带电粒子的测量;记录稳定性高,可以长期保存径迹,不受低通量低计数率的限制。

固体径迹探测器的主要缺点是:对轻粒子不灵敏,限制了它的应用范围。另外,用显微镜测量径迹和处理数据速度慢。近年来已研制成功了固体径迹电视自动扫描和火花自动计数器,实现了径迹观测自动化。

4) 固体径迹探测器的应用

(1) 在裂变物理中的应用

用于自发裂变的研究,强 α 放射性核的裂变截面的测量。在带电粒子引起的裂变的研究中,既可以测量截面,还可以测量裂变碎片的角分布,特别是可以获得在 $0° \sim 18°$ 范围内的数据,这是其他探测器很难做到的。

(2) 在剂量方面的应用

由于它对 γ 射线及其他粒子不灵敏,在探测器上覆盖不同的裂变物质,可以用来进行中子及快中子通量或剂量的测量。如采用化学蚀刻法,用 CR39 固体径迹探测器,结合吸收体及发射体通过 $^{10}B(n,\alpha)^7Li$ 反应,测量 4π 各向同性 $E_n = 0.025eV \sim 0.1MeV$ 中低能中子能谱。基本做法是:将吸收体、发射体分 5 个能量段,对热、中低能中子用测量 M－C 理论计算方法相结合对能量响应函数进行了模拟,求出了我国秦山核电站反应大厅的实测中子谱。通过把个人中子剂量仪与能谱仪同时在辐射场中照射给出了中子剂量仪的转换系数及测量误差。由于当前中子入射到 CR39 剂量片中时不能直接读数,需要化学处理,而且用显微镜测量径迹和处理数据较慢,因此,当前这种探测器不适合于便携式野战剂量仪。

2. 宽基硅二极管快中子剂量探测器

宽基硅二极管快中子剂量探测器是一种基区较宽的 P^+ - n - n^+ 结构的硅二极管(早期也有 p^+ - p - n^+ 结构),对应于结构特点 p^+ 注入区(p) - 本征区(i) - n^+ 注入区,也称 pin 二极管,因基区比常规二极管宽而得名。由于探测器对快中子的响应与材料电阻和载流子寿命相关,制作材料一般采用高阻(高电阻率,大于 $10^3\Omega \cdot cm$)、高寿命(少数载流子寿命,大于 $10^3\mu s$)的硅材料,用离子注入或扩散法形成 p－n 结,厚度一般大约为 0.5mm。

1) 快中子剂量学的原理

快中子入射到硅半导体材料中时,每次与硅原子碰撞沉积于位移过程的平均能量比硅原子位移阈(硅的 $E_d = 10eV \sim 25eV$)大数百倍至上千倍。这时,初级反冲原子核和次级反冲原子核均可依次使相邻的其他晶格原子位移。每次初级作用后,可产生几百至上千个位移原子核,它们集中在量级为 $10^{-16} cm^3$ 的体积内,形成局部损伤区(亦称缺陷团,由大量间隙原子和空位组成)。缺陷团是一个有效复合中心,进入缺陷团的少数载流子不发生碰撞而逃逸的可能性极小(近似为 0)。因此,缺陷团的出现使材料的少数载流子寿命降低,电阻率增加,如下式

$$\rho = \rho_0 e^{\Phi/K} \qquad (9-7)$$

式中:ρ_0、ρ 为中子照射前、后的硅二极管基区电阻率;Φ 为中子注量;K 为基区电阻损伤系数,为 $387cm^{-2} \sim 3300cm^{-2}$ 之间,数值大小取决于入射中子的能量。

$$\frac{1}{\tau} = \frac{1}{\tau_0} + \alpha D_n \qquad (9-8)$$

式中:τ_0、τ 为中子照射前、后的硅二极管基区少数载流子寿命;α 为中子辐照损伤系数,是样品存在的位移损伤缺陷和寿命的测试条件(温度、注入水平等)函数,与中子能量、剂量和照射时间有关;D_n 为快中子剂量。

纯净半导体材料的少数载流子寿命和电阻率的测量非常复杂。而宽基硅二极管的 P 区和 n 区距离大于常用的二极管,势垒区(基区)很宽。探测器受到快中子辐照后,基区电阻率增加,在一定正向恒流状态下对快中子的剂量响应为

$$\Delta V = S_D(E_n) \cdot D_n \qquad (9-9)$$

式中:ΔV 为二极管端电压增量;D_n 为快中子剂量;S_D 为中子剂量响应(辐照系数);E_n 为中子能量。

$0.1Gy \sim 10Gy$ 的剂量(组织中的剂量)会引起 Si 晶体晶格的永久性缺陷,起到电荷载流子的陷阱作用,从而有效地增加了探测器的电阻。当一定的恒定电流(约 $10mA \sim 25mA$)正向流过硅二极管

探测器时,其两端电压降随剂量由 1V 初始值逐渐增加到 4V。探测器的损伤与剂量率无关,仅受到电子或 γ 剂量很小的影响。对于能量在 300keV ~ 14MeV 的中子,探测器对每戈瑞的组织比释动能 K_T 或每戈瑞的中子组织吸收剂量(在带电粒子平衡条件下)的响应为常数(±20%),中子能量低于 200keV 时,响应将急剧下降。

2)探测器的主要参数

20 世纪 80 年代美军装备的 AN/PDR – 75 多用辐射仪就是采用了这种探测器。主要参数如下:

(1)对 γ 辐射和其他辐射的响应可以忽略不计;

(2)对 0.3MeV ~ 14MeV 的中子响应比较平滑,可达到 mV/cGy 量级;量程为 0.1Gy 到几十戈;

(3)测量精度较低,总误差在 10cGy 时可达 15% ~ 50% ,在 1Gy 时可达 8% ~ 15% ;

(4)温度的依赖性较大,如读出温度有 + 5% 的波动,在 10cGy 时误差可达 40% ,在 1cGy 时可达 1% ~ 2% ;

(5)衰退效应,一般室温时,10 天衰退 1% ~ 12% ,100 天衰退 15% ~ 18% 。

3)剂量仪的主要指标

Canberra 公司研制的军用 AN/UDR – 13 多功能、数字化、小型化、电子学直读个人剂量仪采用了宽基二极管快中子剂量探测器。

剂量仪的主要指标如下:

(1)分别监测早期核辐射(n、γ)与剩余核辐射(γ)个人剂量与剂量率(γ);

(2)支持不同单位转换 Gy – Sv – rad;

(3)探测器分别采用:宽基硅二极管(快中子)、PMOS – FET(早期核辐射 γ)、G – M 计数管(剩余核辐射或常规环境 γ);

(4)γ 剂量率 0.001cGy ~ 999cGy,γ 剂量 0.001cGy ~ 999cGy,中子剂量 1cGy ~ 999cGy;

(5)γ 能量依赖性:80keV ~ 3MeV, ±20% ;中子响应能量范

围:热中子约 14MeV；

（6）核加固、电磁辐射加固。

3. 真空室剂量计

如上所述,在某些场合下,γ 剂量是由于快中子在体内的"热能化",而被 $H(n,\gamma)D$ 反应俘获所造成的。在这种情况下,可以用只对 γ 射线灵敏的探测器测量 n－γ 混合场的总剂量进行个人剂量监测。例如,直读式真空室剂量计,主要用于核武器爆炸产生的早期核辐射 n－γ 混合脉冲辐射场的个人剂量监测,测量上限可达 800cGy,但是它不能直接测量中子剂。另外由于快中子在体内被迅速慢化,所以确定佩带剂量计的受照人员在辐射场中的受照方向是非常重要的。

9.4　中子剂量仪的刻度

刻度中子剂量仪器就需要在一个中子辐射场中进行,确定中子辐射场中有关各点的剂量当量,通常要分两步进行,先要确定辐射场中所考虑点的注量和中子能量,然后再利用相应的剂量当量换算因子作适当的计算求得。剂量当量换算因子见表 9－2 和图 9－3。表 9－2 中的数据是针对平行中子束垂直照射到一定的体模上(无限宽的,厚 30cm 的组织等效材料)计算得到的,刻度时的条件要求与该体模尽可能做到相同或接近。具有谱分布的中子,剂量当量换算因子应按照单能的情况对全部能谱进行积分和求和得到。

表 9－2　单能中子和各种常用同位素中
子源的剂量当量换算因子

中子能量 E_n/MeV	剂量换算因子 $d_n \times 10^{-15} \left(\dfrac{Sv}{n/m^2} \right)$	有效品质因数 $\bar{Q}$
2.5×10^{-8}	1.068	2.3
1×10^{-7}	1.157	2

309

中子能量 E_n/MeV	剂量换算因子 $d_n \times 10^{-15} \left(\dfrac{Sv}{n/m^2} \right)$	有效品质因数 $\bar{Q}$
1×10^{-6}	1.263	2
1×10^{-5}	1.208	2
1×10^{-4}	1.157	2
1×10^{-3}	1.029	2
1×10^{-2}	0.992	2
1×10^{-1}	5.787	7.4
5×10^{-1}	19.84	11
1	32.68	10.6
2	39.68	9.3
5	40.65	7.8
10	40.85	6.8
20	42.74	6.0
50	45.54	5.0
钋—硼源 $\bar{E}_n = 2.8$	33.1	8.0
钋—铍源 $\bar{E}_n = 4.2$	35.5	7.5
镭—铍源 $\bar{E}_n = 3.9$	34.5	7.3
镅—铍源 $\bar{E}_n = 4.5$	39.5	7.4
钋—铍源 $\bar{E}_n = 4.5$	35.2	7.5
锎—252 源 $\bar{E}_n = 2.13$	33.21	9.15

注：$\bar{E}_n$ 表示中子源发射中子的平均能量；$\bar{Q}$ 表示有效品质因数，是在组织等效材料中某一最大剂量当量处的最大剂量当量与该点处吸收剂量之比

在大多数情况下，刻度用的中子源有以下两种。

1. 封装的放射性核素中子源

对理想的中子源要求半衰期长，中子产额高，源的尺寸小，且中子能谱是已知的和没有强的 γ 辐射等。实际上，同时满足这些要求的源是没有的，常用的一些源和特性见表 9 – 1。

要准确了解源的中子发射率,可以和同样核素的基准源比对,或应用锰浴法等进行测定。所谓锰浴法是指将中子源放在一个体积很大的含锰元素的水溶液中,中子在水中可充分慢化,溶液中的^{56}Mn容易俘获慢化的中子而变成放射性的^{56}Mn,然后通过测量水中^{56}Mn的放射性活度而推算出中子源的活度。

在中子辐射场中,在距离$R(cm)$处的中子注量率$\phi(cm^{-2} \cdot s^{-1})$可根据中子源的中子发射率$Q_0$(中子/s)计算得到,即

$$\phi = \frac{BQ_0 e^{-\Sigma R}}{4\pi R^2} \tag{9-10}$$

式中:B为考虑散射辐射贡献的修正因子;Σ为空气中宏观减弱系数(cm^{-1}),通常空气减弱的修正很小,可忽略。

一般就在散射贡献很小的条件下刻度。可用两种方法检验散射贡献的大小:

(1)用一个小的探测器测试,看它的读数是否偏离距离平方反比关系,找出满足这一关系即散射可以忽略的一段距离,在此距离范围内刻度。使用小探测器是为了更好地确定探测器的有效中子位置,但这种方法的误差可能较大,这是因为散射光子的能量和方向不同于入射射线,因而在数据处理中涉及到仪器的能量响应和方向性。

(2)利用"影锥体"进行B修正因子的实际测试。锥体由石碏或聚乙烯制成,其后部由镉或硼或两者均匀掺合。锥体要有适当的大小和长度,以能足够地阻挡直接入射的中子,比较有无锥体时的探测器的读数可确定B值。

在散射辐射的贡献大于原辐射20%的情况下,就不宜使用式(9-10)来计算中子注量率,最好用已刻度的标准中子仪器直接测试辐射场。

2. 加速器中子源

使用放射性核素中子源有两个缺点:

(1)中子发射率有限,一般只达到10^7中子/s左右。如果要求源与探测器保持适当距离,同时又要刻度仪器的高量程,那么,

源的发射率就不够了;(2) 中子能谱复杂。加速器中子源。使用它不仅可得到较大的注量率(一般可达 $10^8 \sim 10^{12} \mathrm{s}^{-1}$),而且还能得到单能中子,并且中子能量可在相当范围内调节。中子能量取决于所进行的核反应,轰击粒子的能量以及与靶轴线的偏转角度。例如,在 400KV 的高压倍加器上用 $D(d,n)^3H$ 反应产生能量约为 2.5MeV 的中子,或者用 $T(d,n)^4H$ 反应产生能量约为 14MeV 的快中子。

这些反应中所得到的中子发射率,最好用一个刻度过的长计数管测量。长计数管的主要特点是它对相当宽的能量范围内的中子,有不变的探测效率,该效率可以利用发射率已知的放射性核素中子源求出。在刻度长计数管时,需要了解的有效中心位置,长计数管对点源的读数率 C(计数/s)可用下式表示

$$C = a + \frac{b}{(d_x + d_0)^2} \qquad (9-11)$$

式中:a 为散射中子引起的计数率,可根据影锥体方法的测量求出;b 为与源的发射率有关的常数($b = Q_0 \varepsilon / 4\pi$,其中 Q_0 为中子源发射率;ε 为探测效率);d_0 为长计数管的前沿表面到有效中心的距离(cm),它随入射中子能量而变;d_x 为源到长计数管的前沿表面的距离(cm)。观测在不同的 d_x 值得出的计数率,使用最小二乘法处理数据,便能求出长计数管的值 d_0,从而确定有效中心位置。

中子剂量仪采用实用辐射量 $D^*(10)$ 的校准或刻度方法与第 8 章第 8.6 节相同,只不过要用到表 1-13、表 8-9、表 8-14、表 8-16、及表 8-18 等表中的转换系数。

9.5 阈探测器法核爆炸中子能谱和中子剂量测定

中子能谱是中子辐射场的基本参数之一,是确定中子吸收剂量所必须的物理量。在核爆炸强 γ 场条件下,对能量从 10^{-10} MeV 到十几个兆电子伏范围内的中子能谱的测量,通常可用活化箔片

阈探测器法。其优点是:①对 γ 射线本底和阈以下中子不灵敏,可在强 γ 场下使用;②探测器片体积小,本身没有死时间,不会有中子注量率响应;③测量的能量范围宽,一般是将中子能量范围分为:热能区 $2.5 \times 10^{-2}\text{eV} \sim 0.4\text{eV}$;中能区 $0.4\text{eV} \sim 0.1\text{MeV}$;高能区 $0.1\text{MeV} \sim 10\text{MeV}$ 以上。

1. 活化箔片阈探测器核爆炸中子能谱和中子剂量的测量

这种方法的基本原理实际上属于截面法,即利用某种反应截面已精确测定的材料,放入中子场中某待测点,照射一段时间取回测量它们的 β 或 γ 放射性。使用的活化箔片有金、铜、铟、硫,它们被制作压成不同质量厚度均匀薄片,即 Au 箔(纯度为 99.999%)、Cu 箔、铟箔和 S 片。箔片在早期核辐射中子照射下,不同活化箔片,俘获适当能量段的中子后变成 β 放射、γ 放射性核素,测定 β 或 γ(或 β + γ)的发射率(或活度),就可以把放射性核素的发射率(或活度)与入射中子的注量(积分注量)联系起来,再乘以适当能量段的 $D/\Phi_n(E)$ 转换因子,就可以得到中子剂量。

1) 活化的基本原理

(1)活化方程。用活化法测定中子能谱是由下面的关系式导出的。设金属活化片在中子注量为 $\Phi_i(E)$ 的照射下,生成的某一放射性核素的活度,则

$$A = \frac{m}{M}N_A\int_E \sigma(E)\Phi_i(E)\,\mathrm{d}E = \frac{m}{M}N_A\sigma_{\text{eff}}\int_E \Phi_i(E)\,\mathrm{d}E$$

$$(9-12)$$

式中:A 为活化片的活度;m 为活化片中的靶核同位素的质量数(g);M 为活化片中靶核同位素克分子或克原子质量数(g/mol);N_A 为阿伏加德罗常数,值为 $6.023 \times 10^{23}\text{mol}^{-1}$;$\sigma(E)$ 为靶核对能量为 E 的中子反应截面 b 或 $m\text{b}(1\text{b} = 10^{-24}\text{cm}^2)$;$\Phi_i(E)$ 为待测中子谱的中子注量;σ_{eff} 为有效截面,取自文献中推荐的数据。考虑到靶核在样品中的含量(自然丰度 a)的影响,可将式(9 - 12)改

写为

$$A = \frac{m}{M} a N_A \sigma_{eff} \int_E \Phi_i(E) dE \qquad (9-13)$$

式中:A 为金属活化片的活度,可通过实验测得;对于核爆炸现场的中子谱,积分限可取 $10^{-10}\text{MeV} \sim 16\text{MeV}$,一般说积分限的选取只要稍宽于实际存在的能量边界即可。

(2)计数率与活化片活度的关系

$$N(E,t) = A \cdot \varepsilon(E) \cdot \delta(E) \cdot \lambda \cdot e^{-\lambda \cdot \Delta t} \qquad (9-14)$$

式中:N 为 t 时刻活化片发出的 γ 射线计数率(min^{-1});A 为待测活化片在 $t = t_0$ 时发生核反应的活度(Bq);ε 为探测片对能量为 E 的 γ 射线探测效率,可由实验事先刻度给出;δ 为样品剩余核发生一次衰变发射 γ 射线的分支比(该 γ 射线的几率),由核素表可查得;λ 为剩余核衰变常数。由式(9-14)可得

$$A(t_0) = N(E \cdot t)/\varepsilon \cdot \delta \cdot \lambda \cdot e^{-\lambda(t-10)} \qquad (9-15)$$

(3)中子积分注量与计数率的关系。由式(9-13)得出积分注量

$$\Phi = \int_E \Phi_i(E) dE = A / \frac{m}{M} a N_A \sigma_{eff} \qquad (9-16)$$

将式(9-15)代入式(9-16)化简得

$$\Phi = N / \left(\varepsilon \cdot \delta \cdot \lambda \frac{a N_A}{M} \sigma_{eff} \right) m e^{-\lambda \Delta t} = N / K_0 m e^{-\lambda \Delta t}$$

$$(9-17)$$

式中:$K_0 = \varepsilon \cdot \delta \cdot \lambda \frac{a N_A}{M} \sigma_{eff}$;$N$ 为活化片的净计数率,实际上测量装置总是有本底存在,所以要扣除;式(9-17)便是我们求中子注量的基本公式。

2)不同能区 K_0 的计算

利用上式 K_0 表达式和表9-3、表9-4有关数据计算诸活化片 K_0 值。

（1）^{197}Au 活化片对应的 0.25eV ~ 0.4eV 热能区中子 K_0 的计算。由表9–3、表9–4中所列(^{197}Au)活化片有关数据代入得

$$K_0 = \varepsilon \cdot \delta \cdot \lambda \frac{aN_A}{M} \sigma_{eff} = 4.94 \times 10^{-6}(cm^2 \cdot g^{-1} \cdot min^{-1})$$

（2）^{63}Cu 活化片对应的 0.4eV ~ 1MeV 中能区中子 K_0 的计算。由表9–3和表9–4中所列(^{63}Cu)活化片有关数据代入得

$$K_0 = \varepsilon \cdot \delta \cdot \lambda \frac{aN_A}{M} \sigma_{eff} = 4.92 \times 9^{-8}(cm^2 \cdot g^{-1} \cdot min^{-1})$$

（3）^{115}In 活化片对应的 1MeV ~ 2.9MeV 能区中子 K_0 的计算。由表9–3和表9–4中所列(^{115}In)活化片有关数据代入得

$$K_0 = \varepsilon \cdot \delta \cdot \lambda \frac{aN_A}{M} \sigma_{eff} = 1.92 \times 9^{-7}(cm^2 \cdot g^{-1} \cdot min^{-1})$$

（4）^{32}S 活化片对应的 2.9MeV 以上高能区中子 K_0 的计算。由表9–3和表9–4中所列数(^{32}S)活化片有关数据代入得

$$K_0 = \varepsilon \cdot \delta \cdot \lambda \frac{aN_A}{M} \sigma_{eff} = 8.72 \times 9^{-9}(cm^2 \cdot g^{-1} \cdot min^{-1})$$

表 9–3　测量中子谱所用活化片的有关数据

核 反 应	所测主要射线的能量/MeV	δ:活化后发射 γ 射线的强度/%	有效截面 σ_{eff}/b	反应能区
^{197}Au(n,γ)^{198}Au	γ:0.412　0.676	96	98.8	热能
^{63}Cu(n,γ)^{64}Cu	β^+:0.66 K 俘获 0.511	38	0.278	热能 ~ 1MeV
^{115}In(n,n')^{115}In	γ:0.34	95×50	0.29	≥1MeV
^{32}S(n,p)^{32}P	β:1.71	100	0.300	>2.9MeV
^{58}Ni(n,p)^{58}Co	γ:0.81	…	…	…
^{27}Al(n,α)^{24}Na	γ:1.39　2.75	…	…	…

表 9 - 4　　测量活性所用活化片的有关数据

活化片	克分子量 $M/(\text{g/mol})$	衰变常数 λ/min^{-1}	自然丰度 $\alpha/\%$	探测效率 $\varepsilon/\%$	半衰期/h
Au	196.9	178.5×10^{-6}	100	9.16	64.8
Cu	63.5	908.7×10^{-6}	69.1	7.30	12.8
In	114.8	256.7×10^{-5}	95.8	10.8	4.5
S	32.1	336.5×10^{-7}	95	4.84	343.2
Ni	…	…	…	…	1711.2
Al	…	…	…	…	15.0

3）中子注量转化为中子剂量

将不同能区计算的 K_0 值和测量的不同计数率 N 值代入式 (9 - 17)，得到不同箔活化片和不同距离的 $\Phi_i(E)$，再由式（9 - 18）计算中子剂量 $D(E)$ 为

$$D(E) = D_0(E)\Phi_i(E) \qquad (9 - 18)$$

式中：$D_0(E)$ 是能量为 E 的中子剂量转换系数，单位 Gy/（中子·cm^{-2}）；$\Phi_i(E)$ 为测得的能量为 E 的中子注量（中子/cm^2）；$D(E)$ 是注量为 $\Phi_i(E)$ 的中子所产生的中子剂量（Gy）。四种活化片对应的剂量转换系数 D_0：在此采用地爆情况 8cm 处的深部剂量，根据 N·B·S 手册 63 中子剂量曲线求出深部 8cm 处多次碰撞剂量转换系数为

热中子，$D_0 = D_n/\Phi = 0.13 \times 10^{-11}$（Gy/（中子·$\text{cm}^2$）；

能量在 0.4eV ~ 1MeV 的中子，$D_0 = D_n/\Phi = 4.22 \times 10^{-12}$（Gy/（中子·$\text{cm}^2$）；

能量在 1MeV ~ 2.9MeV 的中子，$D_0 = D_n/\Phi = 1.45 \times 10^{-11}$（Gy/（中子·$\text{cm}^2$）；

能量在 2.9MeV 以上的中子，$D_0 = 3.78 \times 10^{-11}$（Gy/（中子·$\text{cm}^2$）。

一般说中子吸收剂量是指各种能量的中子造成的吸收剂量的总和，即

316

$$D_t = \sum_{E_{\min}}^{E_{\max}} D(E) \qquad (9-19)$$

式(9-18)可知,若求剂量 $D(E)$,必须先知 $\Phi_i(E)$,可从下式推得:在测得活性计数后,利用式(9-17),即可求出中子注量 $\Phi_i(E)$,代入式(9-18)根据不同能量间隔下的中子剂量转换系数便可求得相应的中子剂量。

2. 包镉箔活化片阈探测器核爆炸不同能区中子注量和中子剂量的测量

1) 能量为 $0.025eV \sim 0.4eV$ 的裸体金箔 $^{197}Au(n,r)^{198}Au$ 反应中子注量和中子剂量的测量

剂量学感兴趣的是 $^{197}Au(n,r)^{198}Au$ 活化反应,其生成的 ^{198}Au 半衰期长,而且 β 粒子能量较高,适用测量 $10^9 \sim 10^{14}$ 的中子注量。所以裸体 Au 和包镉的 Au 可以用来测量发生在一个未知能谱热区的中子注量(或积分注量)即镉差法。^{197}Au 有一个热活化截面为 $98.8b(98.8 \times 10^{-24} cm^2/atom)$,则

$$\Phi_{热} = \frac{MA_1\left(1 - \dfrac{1.1}{R_{cd}}\right)}{m_1 N_A \bar{\sigma}_1 \lambda} \qquad (9-20)$$

式中:$\Phi_{热}$ 为热中子注量(中子数·cm^{-2});m_1 为裸体金箔的质量数($mg \cdot cm^{-2}$);M 为金的原子量(197);N_A 阿伏加德罗常数,$6.025 \times 10^{23} mol^{-1}$;$A_1$ 为裸体金箔照射完毕瞬间的绝对活性(Bq);λ 为金箔的衰变常数($s-1$);$\bar{\sigma}_1$ 为平均活化截面,$\bar{\sigma}_{Au} = 98.8 \times 10^{-24}(cm^2 \cdot Atom^{-1})$;$R_{cd}$ 为镉比(裸体箔与屏蔽箔的活性之比),则

$$D_{热} = 0.32 \times 10^{-11} \Phi_{热}(Gy) \qquad (9-21)$$

式中:系数 0.32×10^{-11} 为 $D_0/\Phi_i(E)$ 剂量转换因子(Gy/(中子·cm^{-2}))。

2) 能量为 $0.4eV \sim 5eV$ 的包镉金箔 $^{197}Au(n,r)^{198}Au$ 反应中子注量和中子剂量的测量

用包镉的金箔能被能量稍大于热区的中子活化,因此,其可以

用来测量从 0.4eV 到金的共振峰 4.9eV 之间的中子注量,在这个能量区间内,金的截面假定是一个常数 1558b,则

$$\Phi_{超热} = \frac{1.1MA_2}{m_2 N_A \bar{\sigma}_2 \lambda} \qquad (9-22)$$

式中:$\Phi_{超热}$ 为超热中子注量(中子数·cm^{-2});A_2 为包镉金箔照射完毕瞬间的绝对活性(Bq);m_2 为包镉金箔的质量数(mg·cm^{-2});$\bar{\sigma}_2$ 为金在该能量区间的平均活化截面,且为 1558b;其他同前。

$$D_{超热} = 0.45 \times 9^{-11} \Phi_{超热} (\text{Gy}) \qquad (9-23)$$

式中:系数 0.45×10^{-11} 为 $D_0 / \Phi_i(E)$ 剂量转换系数(Gy/(中子·cm^{-2}))。

3) 能量为 5eV ~ 1MeV 的包镉和金的铜箔 $^{63}Cu(n,r)^{64}Cu$ 反应中子注量和中子剂量的测量

这个能区称为共振区,用镉和金箔屏蔽的铜箔测量能量在 5eV ~ 1MeV 之间的中子注量。在这个能区,铜的 $\bar{\sigma}_{Cu} = 90mb$,从 $^{63}Cu(n,r)^{64}Cu$ 反应形成的子体具有大约 12.8h 的半衰期。

从铜箔产生的活性来计算注量类似于金箔,即

$$\Phi_{5eV \sim 1MeV} = \frac{MA}{mN_A \bar{\sigma} f \lambda} \qquad (9-24)$$

式中:A 铜的原子量,$A = 63$;A 为铜箔照射完毕瞬间的绝对活性(Bq);m 为铜箔的质量数(mg·cm^{-2});N_0 为阿伏加德罗常数,6.025×10^{23}·mol^{-1};$\bar{\sigma}$ 为铜箔的平均活化截面 $\bar{\sigma}_{Cu} = 90mb$;f 为 ^{63}Cu 核素的天然丰度 $f = 69.1\%$;$\Phi_{5eV \sim 1MeV}$ 为能量为 5eV ~ 1MeV 之间的中子注量(中子数·cm^{-2})。

$$D_{5eV \sim 1MeV} = 1.37 \times 10^{-11} \Phi_{5eV \sim 1MeV} (\text{Gy}) \qquad (9-25)$$

式中:系数 1.37×10^{-11} 为 $D_0 / \Phi_i(E)$ 剂量转换系数(Gy/(中子·cm^2))。

318

第10章 放射性测量理论和方法

放射性活度的测量方法概括地说可分为两类:即绝对测量和相对测量。在放射性测量中,直接观测量是探测器输出脉冲信号的计数率 n,这样放射性的统计性,也会带来计数的不确定性,从而影响测量结果。下面主要讨论测量方法,原理及放射性测量统计误差的计算等内容。

10.1 绝对测量和相对测量

1. 绝对测量

用测量装置直接测量放射性核素的衰变数,不必依赖于其他标准样品或标准仪器比较的方法,称为绝对测量。

由于不用标准样品或标准仪器进行比较,所以绝对测量需要对影响测量结果的许多因素修正,才能得到正确的量值。其中,许多修正要通过试验或计算才能得到。绝对测量方法平时很少用,但它是放射性测量的技术基础。下面以小立体角法测量 β 放射源活度为例分析这一测量方法。

1) 原理和装置

小立体角法测量 β 源的活度,对装置的基本要求是能最大限度地消除或减少影响测量准确度的因素,其装置如图 10 – 1 所示。

铅室用以减少辐射及周围环境放射性引起的本底,铅室壁厚一般大于 50mm。内腔要足够空旷,以减少散射的影响。衬于铅室内壁的铝皮或塑料板,厚度约为 2mm ~ 5mm,它的作用是减少 β 射线在铅中产生的韧致辐射。源的支架用原子序数低的材料做

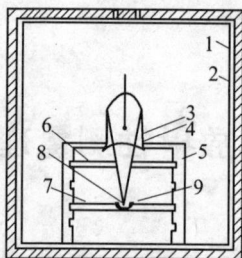

图 10-1　测 β 放射性的小立体角装置

1—铅室；2—铝或塑料板；3—计数管；4—云母窗；

5—源支架；6—准直器；7—源托板；8—放射源；9—源的托膜。

成，并且尽量做得空旷些，目的均是为了减少韧致辐射及散射的影响。准直器中间开有准直孔，射线可以通过准直器的作用准确的确定立体角的大小，并防止选定立体角外的粒子进入计数管灵敏区，一般用黄铜做成，且厚度略大于 β 粒子的最大射程。

探测器通常用钟罩形 G-M 计数管，也可用塑料闪烁计数器。为了使 β 粒子能进入探测器灵敏区，探测器窗要很薄，从而保证低能 β 粒子进入探测器灵敏体积，如 J419、J142 等 G-M 计数管，其云母端窗厚约 $1.4 \mathrm{mg/cm^2}$；用于低能 β 测量的塑料闪烁体，如 ST-551 前面应选用极薄的铝膜避光，尽可能减少低能 β 粒子的损失。

装置的活度响应 ε，是指测到的 β 粒子的计数率与 β 源活度之比，即

$$\varepsilon = \frac{n_c - n_b}{A} \qquad (10-1)$$

式中：n_c、n_b 分别为测得的 β 源计数率（$\mathrm{s^{-1}}$）和装置的本底计数率（$\mathrm{s^{-1}}$）；A 为 β 源的活度（Bq）。当装置的活度响应已知时，测定样品的计数率 n_c 和装置的本底 n_b 便可计算出样品的活度。

2）与活度响应有关的诸因子

小立体角装置活度响应可以写成许多修正在因子的乘积，即

$$\varepsilon = f_g \cdot f_\tau \cdot f_m \cdot f_b \cdot f_a \cdot f_\gamma \cdot \varepsilon_d \qquad (10-2)$$

式中:f_g 为计数管对源所张的相对立体角或称几何因子;f_τ 为装置的分辨时间修正因子;f_m 为坪斜修正因子;f_b 为反散射修正因子;f_a 为窗、空气、源自吸收等的吸收修正因子,f_γ 为计数管对 γ 射线灵敏所作的修正;ε_d 为探测器对 β 粒子的本征效率。

上述诸项修正因子,一旦通过试验和理论计算确定之后,应用式(10 - 2)便可以求出仪器的活度响应 ε,再根据测得样品的计数率($n_c - n_b$),由式(10 - 1)确定被测样品活度。但完成这一过程,既繁琐又费时间,因此对于一般放射性测量是难以接受的。

2. 相对测量

1) 相对测量和相对测量条件

放射性相对测量方法是放射性测量工作中最普遍、最简便的方法。所谓相对测量就是用一个活度已知的标准源与待测样品在相同测量条件下比较,根据它们测量值(计数率)之比和标准源活度值即可算出待测样品的活度。这种方法可以免去很多确定修正因子的步骤。

设 A_1、n_1 分别是标准源活度和测得的计数率,A_2、n_2 分别是待测样品的活度和在相同条件下测得的计数率,n_b 是装置的本底计数率,由式(10 - 1)和式(10 - 2)式可得

$$\frac{n_1 - n_b}{n_2 - n_b} = \frac{A_1 \cdot f_{g1} \cdot f_{\tau1} \cdot f_{m1} \cdot f_{b1} \cdot f_{a1} \cdot f_{\gamma1} \cdot \varepsilon_{d1}}{A_2 \cdot f_{g2} \cdot f_{\tau2} \cdot f_{m2} \cdot f_{b2} \cdot f_{a2} \cdot f_{\gamma2} \cdot \varepsilon_{d2}}$$

$$(10 - 3)$$

如果满足下列相对测量条件,式(10 - 3)中的很多因子可以消去。

(1) 核素相同或 β 能量相近,谱形相似;

(2) 源物质成分,衬托物材料、源面积和厚度基本一致;若衬托物的厚度大于饱和厚度,则反散射因子也可以消掉;

(3) 几何条件不变;

(4) 仪器稳定;

(5) 待测样品与标准源计数率相接近,可以认为 $f_{\tau1} \approx f_{\tau2}$,则式(10 - 3)$A_2$ 活度可以简化为

$$A_2 = \frac{n_1 - n_b}{n_2 - n_b} \cdot A_1 \qquad (10-4)$$

因此,只要测出标准源计数率 n_1,待测样品计数率 n_2,本底计数率 n_b,即可求出待测样品活度。

在实际测量中,相对测量条件往往并不能完全得到满足,此时必须对不能满足的条件带来的影响进行必要的修正。

2) 相对测量中,常遇到的修正

(1) 分辨时间修正:如果标准源和待测样品的计数率相差较大,计数率又比较高,会造成漏计数,特别是用 G - M 计数管探测器,则必须对分辨时间 τ 进行修正,测得计数率为 n_c,则分辨时间修正因子为

$$f_\tau = \frac{n_c}{n_R} = 1 - n_c\tau \qquad (10-5)$$

当用塑料闪烁体组成的闪烁探头测量装置,其分辨时间较小,且计数率在 $10^5 \cdot s^{-1}$ 以下时,可以不作分辨时间修正。

(2) 样品 γ 计数修正:在核爆炸放射性落下灰的样品通常即有 β 粒子,又有 γ 光子发射出来,我们使用的 β 放射性活度测量仪器对 γ 射线都有一定的灵敏度。因此,在测量 β 计数率时,给出的读数中包含一部分 γ 的贡献,即 $n_{\gamma+\beta}$,而不是 n_β。简便的修正方法是:用一块低原子序数板材,作 β 吸收片,置于样品和探测器之间,且厚度略大于样品中 β 粒子在该材料中的最大射程。这样,β 粒子几乎全部被吸收片阻挡,而 γ 射线仍可穿过吸收片进入探测器。此时,可以认为装置计数率全部是由 γ 射线(包括装置本底)贡献的,记作 n_γ,则计数修正因子为

$$f_\gamma = n_\beta + \gamma(n_{\beta+\gamma} - n_\gamma) \qquad (10-6)$$

式中:$n_{\beta+\gamma}$ 为样品计数率;n_γ 为包括装置本底的样品的 γ 计数率。值得注意,进行 f_γ 修正后,就不再进行计数装置本底修正了,因为 n_γ 计数率中,已包括了本底贡献。

(3) 裂变产物的衰变修正:实际测量中,常常要从测得 t 时刻的活度 A,去推算 t_0 时刻活度 A_0。由前面式(10-2)裂变产物衰变

322

修正因子可知

$$f_{A_0} = \left(\frac{t}{t_0}\right)^n \qquad (10-7)$$

式中:n 值是根据爆后时间,由表 2-1 给出。在空气中,放射性气溶胶中经常用到该项修正因子,由测量时刻度的体积活度推算到取样时刻的体积活度,即人员当时真正吸入体内的空气放射性体积活度。

这种相对比较的方法,大大简化了测量步骤,适宜于大批量样品的测量。有时还可以用标准源把仪器刻度好,存储在微处理器中,测量时,根据仪器的读数,便可以立即知道样品的放射性活度。测量的精确度取决于标准源本身的准确度、"相同测量条件"满足的程度、以及计数统计误差。

10.2 核衰变的统计性和计数的统计误差

1. 核衰变的统计性

放射性核衰变过程是随机的,即对于某个指定的核来说,在给定的时间间隔内,衰变也许发生,也许不发生。而且每个原子作为一个独立的单元行动,衰变过程与在此以前已经发生的事件无关。衰变常数 λ 表示单位时间内发生衰变的几率,是大量原子核衰变统计的平均值。因此,对具体某一个辐射源,在某一确定的时间间隔内(比如说每 3min 内发生衰变的核数或发射出来的粒子数)不是一个确定值,而是围绕一个平均值上下波动、涨落,我们称这种现象为核衰变的统计涨落,即核变的统计性。射线与物质相互作用也是随机性的,吸收系数、减弱系数和反应截面都是大量相互作用的统计平均值。

在测量放射性时,直接观测是计数 N 的核衰变的统计涨落反映到测量计数过程中,使探测器的读数也具有随机性;即在所有测量条件都是稳定不变的情况下,多次测量结果不尽相同,都是围绕某个平均值上下涨落,我们称此现象为计数的统计涨落。这种现象是客观的,是不以人意志为转移的。

2. 统计分布

放射性测量中的计数统计涨落是有统计规律的。对于弱放射性样品的多次计数发现,在给定的时间内,计数 N 服从泊松分布,即

$$P_N = \frac{\bar{N}^N \cdot e^{-\bar{N}}}{N!} \qquad (10-8)$$

式中: $\bar{N}$ 为给定的时间内的平均计数; P_N 是计数 N 出现的几率。这个公式给出的曲线如图 10-2(a)所示。由图可以看出,曲线是不对称的,在给定时间间隔内出现几率最大的数 N_P 小于平均计数 $\bar{N}$ 。

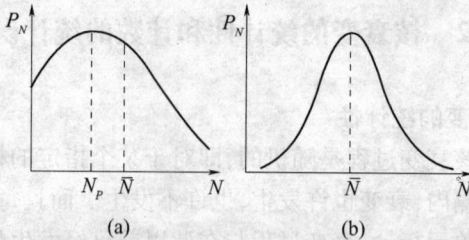

图 10-2 统计分布
(a) 泊松分布;(b) 高斯分布。

如果样品的活度较高或放射性较强,在和以前一样的时间间隔内,肯定会有更多的衰变发生, N 也应该比弱样品的大,这时计数 N 服从高斯分布(或叫正态分布),即

$$P_N = \frac{1}{\sqrt{2\pi\bar{N}}} \cdot e^{-\frac{(N-\bar{N})^2}{2\bar{N}}} \qquad (10-9)$$

式(10-9)给出的曲线如图 10-2(b)所示。这一曲线对最大值是对称的。因此,最大几率值 N_p 同 $\bar{N}$ 相同。此外,峰的高度对峰的宽度的比也增加了,这就意味着,当我们测量强放射性样品

时,计数的涨落变得比较小。所以在给定的计数时间内,对于较强的样品可以得到更精确的计数。一般当 $N \geqslant 20$ 时,泊松公布就可用高斯分布来代替。

3. 标准误差

1) 计数的标准误差

由于核衰变及测量计数都是随机性的,所以只有进行无数次测量或无限长时间的统计才能得到真值。然而在实际工作中,只能进行有限次测量,而且是有限次一定时间间隔的测量,通常用这些有限次测量的算术平均值来代替真值,用标准误差来表示放射性测量的统计误差。如果在给定的时间间隔内测得的平均数为 $\overline{N}$,计数的标准误差则为

$$\sigma_N = \sqrt{\overline{N}} \qquad (10 - 10)$$

标准误差 σ_N 给出了偏差平均值的范围,即如果重复进行多次计数测量,那么所得的测量值有大约 68.3% 的数值落在 $N - \sqrt{\overline{N}} \sim N + \sqrt{\overline{N}}$ 范围之内。也可以说,在 $N \pm \sqrt{\overline{N}}$ 范围之内包含真值的几率是 68.3%。

如果源足够强,或测量时间较长,统计的计数 N 足够大,也可以用一次测量值 N 代替 $\overline{N}$,则 $\sigma_N = \sqrt{N}$。若再进行一次测量,所得数值处于 $N \pm \sqrt{N}$ 范围之内的几率为 68.3%。

例如,我们对一个样品测量 10min 得计数 $N = 40000$,则 $\sigma_N = \sqrt{N} = \sqrt{4 \times 10^4} = 200$ 计数,所得测量值有 68.3% 的可能性落在这 39800 ~ 40200 之间。

2) 计数率的标准误差

计数率是单位时间内的计数,用 n 表示。单位是计数/秒 (c/s) 记作 s^{-1},或计数/分记作 c/min。如果在 t 时间间隔内测得 N 计数,则

$$n = \frac{N}{t}$$

因为计数的标准误差 $\sigma_N = \sqrt{N}$，则计数率的标准误差

$$\sigma_n = \frac{\sigma_N}{t} = \sqrt{\frac{N}{t}} = \sqrt{\frac{n}{t}} \qquad (10-11)$$

上例中 $t = 10\min, N = 40000$ 计数，则 $n = 4000\mathrm{c/min}$

$$\sigma_n = \sqrt{\frac{n}{t}} = \sqrt{\frac{4000}{10}} = 20\mathrm{c/min}$$

测量结果可以表示为 $n = (4000 \pm 20)\mathrm{c/min}$。

3）相对标准误差

以上介绍的是计数和计数率的绝对标准误差，通常用相对标准误差 E 表示测量的精度，则计数 N 的相对标准误差为

$$E_N = \frac{\sigma_N}{N} = \frac{\sqrt{N}}{N} = \frac{1}{\sqrt{N}} \qquad (10-12)$$

计数率 n 的相对标准误差为

$$E_n = \frac{\sigma_n}{n} = \frac{\sqrt{n/t}}{n} = \frac{1}{\sqrt{N}} \qquad (10-13)$$

由式（10-12）和式（10-13）可以看出，只要计数 N 相同，计数和计数率的相对误差是一样的，且测得的计数 N 越大，相对误差越小。因此要想得到较高的测量精度，则必须设法增加总数 N。办法是：增加样品强度，延长测量时间，缩短样品与探测器之间的距离等。

测量结果可以表示为 $N[1 \pm (1/\sqrt{N})]$ 计数或 $n[1 \pm (1/\sqrt{N})]$ 计数率。

例 10.1 10min 内测得计数 4×10^4，求其相对误差。

解：计数 N 的相对标准误差为

$$E_N = \frac{1}{\sqrt{N}} = \frac{1}{\sqrt{4 \times 10^4}} = 0.5\%$$

计数率 n 的相对标准误差为

$$E_N = \frac{1}{\sqrt{N}} = 0.5\%$$

测量结果 $N = 4 \times 10^4 (1 \pm 0.5\%)$ 计数

$$n = 4 \times 10^3 (1 \pm 0.5\%) \text{c/min}$$

4）误差运算

在实际测量中,大多数结果是由几个带有误差的独立测量值运算得来的。欲求其误差就必须进行误差运算,误差运算法则如下:设有两个独立测量值 $n_1 + \sigma_1$ 和 $n_2 + \sigma_2$,则

（1）相加和相减时的绝对误差相同,等于单个的标准误差的平方和开方。即 $(n_1 + n_2)$ 和 $(n_1 - n_2)$ 的绝对标准误差都是

$$\sigma_n = \sqrt{\sigma_1^2 + \sigma_2^2} \qquad (10-14)$$

（2）相乘和相除时的相对误差相同,等于单个的相对标准误差平方和开方,即 $n_1 \cdot n_2, n_1/n_2$ 的相对标准误差都是

$$E_n = \sqrt{\left(\frac{\sigma_1}{n_1}\right)^2 + \left(\frac{\sigma_2}{n_2}\right)^2} \qquad (10-15)$$

（3）净计数率的相对标准误差。由误差法可知净计率 $n = n_c - n_b$ 则

$$\sigma_n = \sqrt{\sigma_{n_c}^2 + \sigma_{n_b}^2}$$

$$E_n = \frac{\sigma_n}{n} = \sqrt{\frac{n_c}{t_c} + \frac{n_b}{t_b}} / (n_c - n_b) \qquad (10-16)$$

例 10.2 测一水样总计数 $N_c = 2500$ 计数,测量时间 $t_c = 5\text{min}$,测得本底计数 $N_b = 400$ 计数,测量时间 $t_c = 10\text{min}$,求其净计数率 n

解：

$$n_c = \frac{N_c}{t_c} = 2500 \div 5 = 500 (\text{c/min}),$$

$$\sigma_{n_c} = \sqrt{\frac{n_c}{t_c}} = \sqrt{\frac{500}{5}} = 10 (\text{c/min}), n_b = \frac{N_b}{t_b} = \frac{400}{10} = 40 (\text{c/min})$$

$$\sigma_{n_b} = \sqrt{\frac{n_b}{t_b}} = \sqrt{\frac{40}{10}} = 2 (\text{c/min}),$$

$$n = n_c - n_b = 500 - 40 = 460 (\text{c/min})$$

$$\sigma_n = \sqrt{\sigma_{n_c}^2 + \sigma_{n_b}^2} = \sqrt{10^2 + 2^2} = 10.2 (\text{c/min})$$

则净计数率 $n = 460 \pm 10.2 (\text{c/min})$

例 10.3 沾染粮食、水样品放射性质量活度的计算公式是

$$Q = \frac{n}{\varepsilon \cdot S \cdot D} \text{Bq/kg}$$

若其中 n 为净计数率(s^{-1}),其相对误差 $E_n = \pm 5\%$;ε 为仪器活度响应,其相对误差 $E_\varepsilon = \pm 10\%$;S 为样品表面积(cm^2),其相对误差 $E_s = \pm 1\%$;D 为当量厚度(kg/cm^2),其相对误差 $E_D = \pm 10\%$。求:Q 值的相对误差。

解:由式(10 - 15)可知

$$E_t = \pm \sqrt{E_n^2 + E_\varepsilon^2 + E_S^2 + E_D^2} =$$
$$\sqrt{(5\%)^2 + (10\%)^2 + (1\%)^2 + (10\%)^2} = \pm 15\%$$

(4) K 次测量平均值的标准误差。假如对某样品重复测量了 K 次,每次测量时间 t 相同,得到了 K 个计数值 $N_1, N_2, \cdots, N_K$,求在 t 时间内的平均计数 $\bar{N}$ 及误差 $\sigma_{\bar{N}}$。

很显然,

$$\bar{N} = \frac{1}{K} \cdot \sum_{i=1}^{K} N_i \qquad \sigma_{\bar{N}} = \frac{\sigma_N}{K} = \frac{\sqrt{K\bar{N}}}{K} = \sqrt{\frac{\bar{N}}{K}}$$

$$(10 - 17)$$

$\bar{N}$ 的相对误差,$E_{\bar{N}}$ 为

$$E_{\bar{N}} = \frac{\sigma_{\bar{N}}}{\bar{N}} = \frac{1}{\sqrt{K\bar{N}}} = \frac{1}{\sqrt{\sum_i^K N_i}} \qquad (10 - 18)$$

平均计数率 $\bar{n}$ 及其误差 $\sigma_{\bar{n}}$、$E_{\bar{n}}$ 为

$$\bar{n} = \frac{\bar{N}}{t} = \frac{1}{Kt} \sum_i^K N_i$$

$$\sigma_{\bar{n}} = \frac{\sigma_{\bar{N}}}{t} = \sqrt{\frac{\sigma_{\bar{N}}^2}{t^2}} = \sqrt{\frac{\bar{N}/K}{t^2}} = \frac{1}{\sqrt{K}} \sqrt{\frac{\bar{n}}{t}} \qquad (10 - 19)$$

$$E_{\bar{n}} = \frac{\sigma_{\bar{n}}}{\bar{n}} = \frac{1}{\bar{n}} \frac{1}{\sqrt{K}} \sqrt{\frac{\bar{n}}{t}} = \frac{1}{\sqrt{k\bar{n}t}} = \frac{1}{\sqrt{\sum\limits_{i}^{k} N_i}} \quad (10-20)$$

由 $E_{\frac{}{N}}$、$E_{\bar{n}}$ 可以看出,不论是多次(K 次)测量还是测量时间增至 K 倍的一次测量,只要总计数相等,其结果的精确度都是相同的。

4. 测量时间的选择

从上述讨论可知,测量时间越长,测到的计数越多,统计误差数小。但实际工作中,即不可能,也没有必要进行无限长时间的测量,而是需要根据测量精度要求,选择最佳的时间分配和确定最短测量时间。

1) $n_b \ll n_c$ 情况,即本底可以忽略的情况

因为

$$E_n = \frac{1}{n_c - n_b} \sqrt{\frac{n_c}{t_c} + \frac{n_b}{t_b}} \quad n_b \ll n_c - n_b$$

所以 $E_n = \frac{1}{\sqrt{n_c t}}$,两边平方后,则有

$$E_n^2 n_c t = 1 \quad (10-21)$$

给定这三个量中的任意两个,就可以利用此式确定出第三量。例如,若 n 大约为 10^2c/min,要求相对误差 $E_n \leqslant 1\%$,则所需的测量时间为

$$t = \frac{1}{E_n^2 n} = \frac{1}{(0.01)^2 \times 10^3} = 10(\text{min})$$

2) n_b 与 n_c 比较,不可忽略的情况

在这种情况下,需要合理分配本底和样品的测量时间,以便在规定的总的测量时间 $T = (t_c + t_b)$ 内使结果的误差为最小。

将净计数标准误差公式 $\sigma_n = \sqrt{\frac{n_c}{t_c} + \frac{n_b}{t_b}}$ 中的 t_b 用 $T - t_c$ 代替,并写出极值条件,则

$$\frac{\mathrm{d}}{\mathrm{d}t_c} \left(\frac{n_c}{t_c} + \frac{n_b}{T - t_c} \right)^{1/2} = 0$$

得

$$\frac{t_c}{t_b} = \sqrt{\frac{n_c}{n_b}} \qquad (10-22)$$

此式说明,为使结果的误差为最小,样品和本底的测量时间之比应等于它们计数率的平方根之比,即最佳时间分配。给定总的测量时间 T 后,t_c 和 t_b 应分别为

$$t_c = \frac{\sqrt{\frac{n_c}{n_b}}}{1 + \sqrt{\frac{n_c}{n_b}}} T \qquad t_b = \frac{1}{1 + \sqrt{\frac{n_c}{n_b}}} \qquad (10-23)$$

在最佳时间分配下结果的最小误差 E_n 为

$$E_n = \left[\frac{1}{T_{nb}\left(\sqrt{\frac{n_c}{n_b}} - 1\right)^2}\right]^{1/2} \qquad (10-24)$$

在实际测量时,往往是给定相对误差值 E_n,求最短测量时 T_{min} 和 t_{cmin} 及 t_{bmin},由式(10-24)得

$$T_{min} = \frac{1}{n_b \cdot E_n^2 \left(\sqrt{\frac{n_c}{n_b}} - 1\right)^2} \qquad (10-25)$$

求得 T_{min} 后再按式(10-23)去分配 t_c 和 t_b。

例 10.4 粗测得某样品的计数率为 1000c/min,本底计数率为 250c/min,要求净计数率的 $E_n \leqslant 1\%$,问所需的测量时间是多少?

解:由题意知

$$\frac{n_c}{n_b} = 4, n_b = 250, E_n \leqslant 1\%$$

代入式(10-25)得 $T_{min} = 40(min)$ 再代入式(10-23)得到 $t_c = 27min, t_b = 13min$。

5. 测量下限

由于放射性测量中,存在统计涨落现象,因此,当环境样品活

度较低时,得到的净计数率往往低于测量装置本底计数率。面对这种情况,希望测量结果能够正确反映探测到没有?能否探测到?能否定量探测。即用以下讨论的三个确定的界限给予正确回答。

1)判断限 L_c

它是判断样品中有无超过本底的放射性标准,当样品净计数率 $n > L_c$ 时,则"探测到",即样品中存在超过本底的放射性。反之,当样品净计数率 $n < L_c$ 时,则"未探测到",即样品中无超过本底的放射性。

对于本底稳定情况

$$L_c = K\sqrt{\frac{n_b}{t_c}} \qquad (10-26)$$

对于本底不稳定情况

$$L_c = K\sqrt{\frac{2n_b}{t_c}} \qquad (10-27)$$

式中:$K = K_\alpha + K_\beta$ 单侧置信系数,通常取 $K = 1.645$;n_b 为本底计数率;t_c 为样品和本底测量时间。

2)探测限 L_D

当样品净计数率 $n > L_D$,则样品中的放射性可以被探测到;当 $n < L_D$ 时,则样品中的放射性不一定被探测到。

对于本底稳定情况:根据上面结果可以推导出

$$L_D = \frac{k^2}{t_c} + 2K\sqrt{\frac{n_b}{t_c}} \qquad (10-28)$$

对于本底不稳定情况

$$L_D = \frac{k^2}{t_c} + 2K\sqrt{\frac{2n_b}{t_c}} \qquad (10-29)$$

式中,符号意义同前。

3)定量测定限 L_Q

当样品计数率 $n > L_Q$ 时,则样品的放射性能以给定精度被探测到。对于本底稳定情况,根据上面结果可以推导为

$$L_Q = \frac{K_Q^2}{2}\left[1 + \left(1 + \frac{4n_b}{K_Q^2 t_c}\right)^{1/2}\right] \qquad (10-30)$$

对于本底不稳定情况

$$L_Q = \frac{K_Q^2}{2}\left[1 + \left(1 + \frac{8n_b}{K_Q^2 t_c}\right)^{1/2}\right] \qquad (10-31)$$

式中:$K_Q = 1/E_n$,E_n 为相对标准误差,其他符号意义同前面。

例 10.5 一台低本底 β 测量装置,其 $n_b = 0.5 c/min$,仪器活度响应为 40%,当样品测量时间为 30min,要求相对标准误差为 10%,取 $K = K_\alpha = K_\beta = 1.645(\alpha = \beta = 0.05)$,当考虑本底误差时,求测量装置的 L_c、L_D 和 L_Q 各为多少?

解:由于本底误差不可忽略,故应用本底不稳定情况的关系式 $(10-27)$、式 $(10-29)$ 和式 $(10-31)$ 计算 L_c、L_D 和 L_Q。

在计算之前,应将各除以 ε,即变为以活度(Bq)表示的关系式,即

$$A_c = L_c/\varepsilon = (K\sqrt{2n_b/t_c})/\varepsilon =$$

$$(1.645\sqrt{2 \times 0.5/60/30 \times 60})/0.40 = 1.76 \times 10^{-2}\text{Bq}$$

$$A_D = L_0/\varepsilon = \left[\frac{K^2}{t_c} + 2K\sqrt{2 \times n_b/t_c}\right]/\varepsilon =$$

$$\left[\frac{(1.645)^2}{30 \times 60} + 2 \times 1.645\sqrt{(2 \times 0.5/60/30 \times 60)}\right]/0.4 =$$

$$2.83 \times 10^{-2}\text{Bq}$$

$$A_Q = L_Q/\varepsilon = \frac{K_Q^2}{2}\left[1 + \sqrt{1 + \frac{8n_b}{K_Q^2 t_c}}\right]/\varepsilon =$$

$$\frac{(1/0.1)^2}{2} \times \left[1 + \sqrt{1 + \frac{8 \times 0.5/60}{(1/0.1)^2 \times 30 \times 60}}\right]/0.40 =$$

$$1.71 \times 10^{-1}\text{Bq}$$

例 10.6 用低本底测量装置,测量某一水样,装置的最低测量限 $A_Q(L_Q) = 2.59\text{Bq/L}$,水样体积为 20mL,装置的活度响应 $\varepsilon = 30\%$,测量时间 $t_c = 1.44 \times 10^4 \text{s}$,给定 $E_n = 10\%$,仪器本底的最大限值为多少,才能满足上述要求。

解:$L_Q = C \cdot V \cdot t_c \cdot \varepsilon =$

　　$2.59 \times 0.24 \times 1.44 \times 10^4 \times 0.3 = 244$ 计数

对于本底不稳定情况下，有

$$244 = \frac{10^2}{2}\left[1 + \sqrt{1 + \frac{8N_b}{10^2}}\right]$$

则 $N_b = 139$ 个计数，即在 $1.44 \times 10^4 s$ 内，装置的本底计数不得超过139，即 $n_b < 9.652 \times 10^{-3} c/s$。

6. 测量数据的检验

在实际测量中，数据误差除了统计涨落原因外，还可能有其他原因带来的系统误差或过失误差，这就需要对放射性测量的数据或数据之间的差异进行检验。

检验这样进行：预先规定一个 K_α 值，要求与 K_α 相应的概率 α 是个比较小的数值见表 10 – 1，比如说，$\alpha = 0.05$，$K_\alpha = 1.96$；然后由实测值计算差异 Δ 与计算出的标准误差的比值，用 K 来表示。判断准则是，若 $K \geqslant K_\alpha$，则认为这两个数据之间的差异显著，应该怀疑它们的可靠性；反之，若 $K < K_\alpha$，则差异不显著，没有理由怀疑。

表 10 – 1　几个常用的典型数据

K	1	1.5	1.96	2.58
α	0.318	0.134	0.05	0.01

例题：两次测量的计数是 1128 和 1040，试检这组数据的可靠性。

解：

$$|\Delta| = 1128 - 1040 = 88$$

$$\sigma_{|\Delta|} = \sqrt{1128 + 1040} = 46.6$$

$$K = \frac{\Delta}{\sigma_{|\Delta|}} = \frac{88}{46.6} = 1.88$$

若规定 $\alpha = 0.05$，所对应的 $K_\alpha = 1.96$，现在实测数据的差异 $K = 1.88 < K_\alpha = 1.96$，故按 $\alpha = 0.05$ 的水平，认为这组数据的差异是不显著的，没有理由怀疑数据不可靠。

第11章 战时环境放射性沾染的测量

11.1 概　述

1. 环境放射性沾染监测的任务

战时环境放射性沾染监测的任务是及时发现环境、各类物体表面及仪器是否受到放射性落下灰的沾染,以及沾染的程度和范围,以便结合当时执行任务的需要及参战人员核辐射控制量的规定,对以下内容给出判断。

(1) 对在该环境中执行任务的人员是否停留、允许停留的时间、需要采取什么样集体与个人防护措施,可能受照射剂量及其损害作用做出判断。

(2) 对可能物体可否继续使用,需要如何洗消去除沾染做出判断。

(3) 对各类食品可否继续使用,需要如何去除沾染做出判断。

这些判断将为部队及时采取防护措施,保障有生力量提供依据。

2. 监测项目和仪器

1) 地面环境周围剂量和个人吸收剂量的测量

周围吸收剂量的测量,应用便携式辐射仪、车用辐射仪或类似功能的仪器,测量地面 1m 处的辐射水平,然后估算人员停留剂量。

个人剂量的测量,使用下列剂量监测仪器:热释光剂量仪 ($5 \times 10^{-2} cGy \sim 10^5 cGy$);个人剂量仪(低量程:$0Gy \sim 0.8Gy$、高量程 $0Gy \sim 8Gy$),可用于测量核爆炸后人员所受的早期和剩余核辐射累积剂量。根据剂量仪读数大小和参战人员核辐射控制量规定,控制人员的停留剂量。

上述仪器的性能,工作原理及操作使用方法可参阅具体使用说明。

2) 物体沾染表面活度的测量

物体沾染表面活度的测量,可使用直接测量和间接测量方法进行,表面活度通常用 Bq·cm^{-2}表示。

直接测量:直接测量是用便携辐射仪或监测仪器来完成的,在保持探测器窗距被检验物体表面 5mm(α 监测)和 10mm(β 监测)情况下,慢慢移动探测器。当发现沾染时,探测器窗在沾染表面上方适当位置,保持稳定,以有足够的时间进行测量。进行测量前必须确定测量位置的本底计数率;仪器必须是稳定的,并用监测源经常校准,当检测偏差大于约定值 25% 时,则仪器应进行重新刻度;测量时的几何条件应与仪器校准期间采用的几何条件尽可能保持一致。

间接测量:是通过擦拭样品对表面可去除的放射性活度的测量。测量仪器通常采用专用的放射性测量装置,并且对样品要经过一定的技术处理。擦拭法可分干法擦拭和湿法擦拭。干法擦拭是用一块干滤纸或其他干擦拭材料在选定的待测沾染表面磨擦,然后测量转移到该滤纸上的放射性活度,实验确定擦拭法去污因数 F_s,就可以近似估计表面上的沾染水平。湿法擦拭是把材料用适当液体浸湿,然后再在沾染表面擦拭。擦拭材料可选用棉花、亚麻布、滤布、滤纸等,擦拭面积为 100cm^2,擦拭材料应在干燥后铺平进行测量。若擦拭材料比较多,应进行灰化后制样测量。被擦拭表面放射性活度按下式计算:

$$A_s = \frac{n_c - n_b}{\varepsilon_i \cdot \varepsilon_s \cdot F_s \cdot S} \qquad (11-1)$$

式中:A_s 为单位面积 β 或 α 放射性活度,Bq/cm^2;n_c 为测量样品 + 本底计数率,s^{-1};n_b 为本底计数率,s^{-1};ε_i 为装置的仪器效率;ε_s 为源的效率,Bq/s;F_s 为去污因数;S 为擦拭面积,cm^2。

3) 食物(包括粮秣、水)和空气质量活度(Bq/kg)、体积活度(Bq/L)的测量

它可以采用以下装备进行:

(1) 防化监测车:战时用于核设施、化工企业遭袭击后果的监测,并对基层分队(组)核、化监测结果验证。主要仪器设备有:多道 Nal(Tl)γ谱仪,空气取样器,多种气体监测仪,化验箱、氧气面具、小型汽油机等。该车能机动到现场取样,对空气、粮秣、水源取样测量,对样品可以进行放射性核素的γ能谱分析;还能测量地面照射量率,检查各种物体表面的沾染程度,已知毒剂、H_2S 和 CO 等有害化工气体。

(2) 核辐射监测车:用于核战争或核事故条件下,对环境放射性沾染取样分析,就地测量。主要仪器设备有:微机多道 Nal(Tl)γ谱仪,由自动定标器与闪烁探头组成的放射性测量装置,以及剂量检查仪。其监测能力与防化监测车相同,但设备较其先进。

(3) 野战化验车。

① 轻型野战化验车:用以对毒剂、毒物作定性、定量分析,对粮秣、水源、空气中的放射性沾染进行监测。放射性测量装置有:488 型简易能谱仪(或 FXY - 1 型定标器)、铅室、J419 计数管、便携空气取样器,取样箱及附件等。化学测量分析仪有:气相分析仪和半导体型光电比色计。

② 大型野战化验车:用于核战争或核事故条件下,对环境放射性沾染取样、制备、测量,且计算机用于全过程的控制、数据采集、处理显示和打印。主要设备及功能是:

a. 放射性物质采样背囊,能采集受放射性沾染的空气(气溶胶)、水、泥土及粮秣等。

b. 多功能制样炉,放射性样品的制备、烘干、碾碎、灰化等处理。

c. 放射性测量装置和仪器,对环境样品总活度沾染进行测量,对装备及物体表面的沾染检查。

d. 计算机,对放射性测量设备进行控制、数据采集、处理、显示和打印。采用专用软件,智能化程度高,减少了大量数据的繁琐计算,给出结果迅速,准确可靠,大大减少了作业强度。

(4) 固定实验室用于测量空气、粮秣、水源的放射性沾染样品,装置有:低本底 α/β 测量装置,对 β 道本底可达 $0.1c/min \cdot cm^2$, α 道本底可达 $0.1c/h \cdot cm^2$;定标器与闪烁探头组成的 α/β 测量装置;由微机多道与 NaI(Tl)闪烁探头或高纯锗探头、屏蔽铅室组成的 γ 谱仪系统。

3. 监测结果评价的原则

(1) 依据战时参战人员核辐射控制量有关规定及剂量效应参考资料做出相应的评价,考虑战时的特殊情况,评价时应以急性损伤为主。

(2) 如果物体表面活度和吸收剂量低于相应的控制量限值,但是在条件允许时,也应尽可能采取防护措施以减少对人员的(内、外)照射。

(3) 如果放射性体积浓度超过战时参战人员核辐射控制量规定时,应及时采取集体或个人措施,特别是呼吸道防护措施,但一般来说不会影响战斗力或发生减员。

(4) 如果地面的周围吸收剂量率(或照射量率)较高,则应结合人员所处的位置,停留时间及防护情况,对群体或个人的吸收剂量做出判断,从而确定是否进入工事或撤离,同时还应对减员及预后工作做出判断。

11.2 空气放射性沾染的取样和测量

1. 空气中的放射性气溶液

悬浮在气体中的固体或液体微粒,称做气溶胶。粒子大小一般为 $10^3 \mu m \sim 10^2 \mu m$ 量级,若这种微粒混有放射性核素,则称为放射性气溶胶。平时如果应用仪器抽取空气样品测量,就会发现空气样品中有放射性计数,称做放射性本底。空气中的放射性本底主要来自两个方面,即大气中的天然放射性本底和人工放射性本底。

空气中悬浮有天然放射性本底,大部分是由地壳本底岩石中的天然放射系(铀系、钍系)释放出的氡气(^{222}Rn、^{220}Rn),氡气进入大气后,其衰变子体产物都是粒子如图11-1所示,并能黏附在空气的灰尘上,组成气溶胶物质,悬浮在大气中。^{222}Rn的子体是α、β放射性的,且半衰期为50min,一般4h后^{222}Rn的基本上可以衰变完;^{220}Rn的子体也是α、β放射性的,其半衰期约为10h,一般4d后,^{222}Rn的才能衰变完。

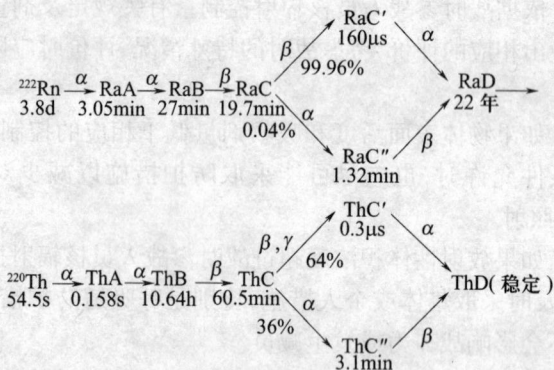

$$^{222}Rn \xrightarrow[3.8d]{\alpha} RaA \xrightarrow[3.05min]{\alpha} RaB \xrightarrow[27min]{\alpha} RaC \xrightarrow[19.7min]{\beta}$$

RaC′ 160μs (99.96% β) → RaD 22年 (α)

RaC″ 1.32min (0.04% α) → (β)

$$^{220}Th \xrightarrow[54.5s]{\alpha} ThA \xrightarrow[0.158s]{\alpha} ThB \xrightarrow[10.64h]{\beta} ThC \xrightarrow[60.5min]{}$$

ThC′ 0.3μs (64% β,γ) → ThD(稳定) (α)

ThC″ 3.1min (36% α) → (β)

图11-1 ^{222}Rn、^{220}Rn的衰变系列

由核试验,反应堆及核运行,或其他途径排出物产生的某些长寿的放射性核素,也是以气溶胶形式经常悬浮在空气中,称为人工放射性本底。它们的半衰期比天然氡(^{222}Rn、^{220}Rn)的要长得多。通常大气中天然^{222}Rn的体积活度约为10^{-2}Bq/L量级;人工放射性本底的体积活度约为10^{-5}Bq/L量级。

地面核爆炸时,在爆区及爆区附近下风方向的地面空气造成的沾染,一般在$3.7×10^{-2}$Bq/L~3.7Bq/L范围,严重地区可能越过$3.7×10^{-2}$Bq/L~3.7Bq/L以上。

2. 空气取样

一般情况下,空气中的放射性活度比较弱,必须采用适当的方

338

法浓集气溶胶。常用的方法是抽气过滤法,它是用空气取样器使一定体积的空气通过某种过滤材料上的活性,从而确定空气中的放射性活度。

1) 有效取样原则

样品对于被取样的总体空间、时间和理化特性上具有代表性,所以取样的关键因素在于选定取样点、取样频度和时间、取样体积和取样方法。当然,取样者的经验和正确操作也是关键性因素。

经常性的因素空气监测应该在同一取样点,以相同的时间抽取 3 个 ~4 个样品。如果遇到刮风、阴天、下雨、雪,以及雪后,可补充取样若干次。

核爆炸条件下,按不同要求,选择指定的取样地点。在空气沾染较严重的情况下,采用相同的方法,取样时间可相应地缩短,通常选择在 5min ~ 30min。

对地面空气沾染进行监测,若在障碍物下风方向取样,则取样点应选择在 10 倍障碍物高的距离处,过滤头应高出地面 1.5m,且采样头入口处的方向与气流方向一致。

取样体积根据取样目的、被取样对象的体积活度及测量分析方法的灵敏度而定,对累积取样有如下关系:

$$F = q/C \cdot T \qquad (11 - 2)$$
$$L = F \cdot T \qquad (11 - 3)$$

式中:F 为取样流量 L/min;q 为最小探测放射性活度 Bq;C 为待测放射性活度,Bq/L;T 为取样时间 min;L 为取样体积 L。

环境样品的取样流量一般为 20L/min ~ 2000L/min;在可能条件下取样体积应当足够大,以取得足够数量的待测核素。

2) 常用的几种空气取样器

由于场合不同,使用的空气取样器类型也不同。目前在野战化验车、地下工事、地铁三防设备等场合使用的空气样器有简易直流空气取样器,便携交流空气取样器,大流量空气取样器,及近期使用的自动空气取样器。尽管它们的型号和功能不同,但其结构基本相同,主要由主机、采样头、流量计和管道等部组成。

主机由电动机和风机组成,用于抽取空气,有的主机用交流市电驱动,有的用直流电驱动。

采样头(有时称过滤头)是放置过滤材料的装置。

流量计是用于记录通过采样头的单位时间空气体积,目前部队装备器材使用的流量计有:孔板式流量计、叶轮流量计和电子数字流量计。

管道用于连接采样头、流量计和主机为一整体。几种常用空气取样器的主要性能列于表 11 – 1。其中,自动空气取样器的结构原理如图 11 – 2 所示。工作时,直流电机带动叶片式风机抽气,被抽的空气经过过滤头,将空气中的气溶胶阻留在滤材上,气态放射性碘吸附在活性碳颗粒上。收集气溶的滤纸和吸附气态放射性的活炭盒作为放射性样品,供放射性测量和放射性核素分析使用。

表 11 –1　常用的空气取样顺及主要性能

种　类	流量/(L/min)	主机供电方式	使用流量计	使用滤材	应用场合
大流量取样器	可调,500 ~ 1000	交流 220V,600W	孔板流量计	1 号滤布流量100L/min,效率85%	固定式装置用于地下工事
便携交流取样器	可调,最大 400	交流220V	叶轮流量计	1 号滤布流量400L/min 效率90%	小巧轻便,用于地下工事或地面
简易直流取样器	不可调,50	直流 24V	叶轮流量计	3 号滤纸效率83%	小型轻便用于野外
自动取样器	不可调,50	交流220V,直流 27V,30W	数字流量计	3 号滤纸活性炭盒	

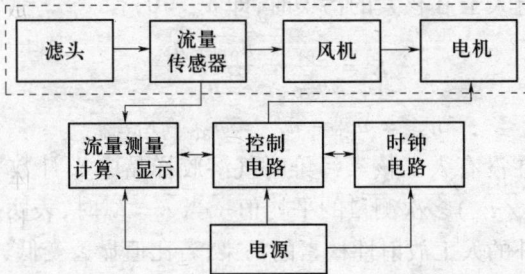

图 11 - 2 自动空气取样器结构原理

为了给出空气取样体积,在过滤头与风机之间接有流量传感器、风机。抽进的气体经流量传感器转换为脉冲信号,由外围和单片机对这些脉冲整形、计数和运算,即得到取样时间内累积流量,并将累积流量用数字显示出来。仪器装有石英钟,即可读出天文时间的取样开始时刻,又可以实施钟控定时取样。

3. 测量方法

过滤法是目前气溶胶取样的主要方法,监测灵敏度 5×10^{-3} $Bq \cdot L^{-1}$。此法收集的放射性气溶胶样品中,除含有监测的人工放射性核素外,还含有 ^{222}Rn 和 ^{220}Rn 子体天然放射性核素。下面所述的方法原理中,主要消除和避免天然放射性核素对监测人工放射性核素的干扰。

1) α/β 比值法

在空气中 ^{222}Rn 和 ^{220}Rn 子体放射性平衡比基本不变的情况下,它们的 α 放射性、β 放射性气溶胶比值为一常数。当有人工 α 放射性、β 放射性核素污染时,则比值发生变化,利用这种关系可以用来测定人工核素的放射性气溶胶浓度。

设样品中天然 ^{222}Rn 和 ^{220}Rn 子体的 α 计数率、β 计数率为 $n_{\alpha n}$、$n_{\beta n}$;人工核素 α 计数率、β 计数率为 $n_{\alpha c}$、$n_{\beta c}$;样品测量的 α、β 计数率为 $n_{\alpha T}$、$n_{\beta T}$;在只有人工 α 核素污染时,即 $n_{\beta c} = 0$,则有

$$K = \frac{n_{\beta T}}{n_{\alpha T}} = \frac{n_{\beta T}}{n_{\alpha n} + n_{\alpha c}} n_{\alpha c} = n_{\alpha T} - n_{\alpha n} = n_{\alpha T} - \frac{n_{\beta n}}{K_0}$$

$$(11 - 4)$$

341

在只有人工 β 核素的污染时，即 $n_{\alpha c} = 0$，有

$$K = \frac{n_{\beta T}}{n_{\alpha T}} = \frac{n_{\beta T} + n_{\beta c}}{n_{\alpha T}}$$

$$n_{\beta c} = n_{\beta T} - n_{\beta n} = n_{\beta T} - K_0 n_{\alpha n} \qquad (11-5)$$

K_0 是在没有人工核素污染时气溶胶样品中 α 计数率和 β 计数率比 ($n_{\beta n}/n_{\alpha n}$) 多次测量的平均值。当 $K = K_0$ 时，表明空气中没有本底以外的人工放射性核素的污染；若比值显著变低，表明空气中有超过本底的 α 核素有污染。本方法可用来快速发现人工放射性的污染，但不能鉴别人工 α 放射性、β 放射性污染的同时污染。当空气中溶胶浓度大于 5×10^{-1} Bq·L^{-1} 时，可不考滤天然^{222}Rn 和^{220}Rn 的影响，直接测量判断人工 α 放射性或 β 放射性污染的存在。

2) 衰变法

衰变法是根据人工放射性气溶胶核素半衰期远比天然^{222}Rn 和^{220}Rn 子体半衰期长而提出的方法。在取样后 24h，空气样品中^{222}Rn 和^{220}Rn 子体已衰减到原来的 1%，取样 3d 后，样品上的^{222}Rn 和^{220}Rn 子体全放射性几乎全部衰变完，因此可直接用测得的计数率推算出人工放射性溶胶的浓度，即

$$C = \frac{(n_c - n_b)(t/t_0)^n}{Q \cdot t \cdot \eta \cdot F \cdot \varepsilon_i \cdot \varepsilon_s} \qquad (11-6)$$

式中：C 为空气中人工放射性气溶胶浓度，Bq·L^{-1}；n_c 为样品测量的 α 计数率或 β 计数率，s^{-1}；n_b 为本底计数率，s^{-1}；Q 为空气取样器流量，L·s^{-1}；η 为滤材的过滤效率；F 为样品自吸收系数；ε_i 为探测器的仪器效率；ε_s 为源效率，s^{-1}·Bq^{-1}；$(t/t_0)^n$ 为核爆炸放射性落下灰衰变修正系数。

样品的自吸收系数 F 可由下式给出：

$$F = 1 + \frac{ak}{\delta(1+K)}\left(1 - \frac{1}{\ln k} + \frac{1}{K\ln k}\right) - \frac{M_0}{2S\delta}(1-K)$$

$$(11-7)$$

式中：a 为滤材质量厚度，mg·cm^{-2}；δ 为 α 粒子或 β 粒子的饱和

层厚度,mg·cm^{-2};K 为滤材透过率系数,$K = 1 - \eta$;S 为滤材面积,cm^2;M_0 为收集在滤材上的尘埃,mg。式(11 - 7)中 F 由三项组成,前两项是滤材本身造成的自吸收,第3项是收集的尘埃造成的自吸收。

采用如下方法可在 24h 后测出长寿命的 β 气溶胶或 α 气溶胶的浓度。即在取样后,4h 测量一次样品,计数率为 n_1,取样后 24h 再测量一次样品,计数率为 n_2。由于 4h 以后^{222}Rn 和^{220}Rn 子体都已衰变完,所以有

$$n_1 = n_c + n_0$$
$$n_2 = n_c + n_0 e^{-\lambda T}$$

式中:n_0 为 4h 后样品^{220}Rn 子体的计数率;$T = 24 - 4 = 20$h;λ 为 ThB 的衰变常数,则

$$\lambda = \frac{0.639}{10.6} = 0.0653 \text{h}^{-1}$$

$$n_c = \frac{n_2 - n_1 e^{-\lambda T}}{1 - e^{-\lambda T}} = 1.37 n_2 - 0.372 n_1 \qquad (11 - 8)$$

代入式(11 - 6)可求出长寿命 β 放射性或 α 放射性气溶胶浓度。

在核爆炸或核事故情况下,当放射性溶胶浓度大于 5×10^{-1} Bq·L^{-1}时,可不考滤天然^{222}Rn 和^{220}Rn 子体的影响,对样品作 β 放射性或 α 放射性直接测量,从而计算人工放射性气溶胶浓度。

4. 测量装置的刻度

1) 标准源与参考源

气溶胶样品的总 α 放射性或总 β 放射性测量中,由于样品一般都包含未知放射性核素的混合物,因此用来刻度测量装置的标准源必须进行适当选择。一般选择能量适中和寿命长的,活性面积与样品面积相同的^{239}Pu 和^{90}Sr - ^{90}Y 参考面源作为测量的 α 刻度源和 β 刻度源。

^{239}Puα 参考源是将^{239}Puα 电沉积在不锈钢托盘上,外包铝源套制成;^{90}Sr - ^{90}Yβ 源是将^{90}Sr 盐填充在铝托片表面的氧化膜内,

再覆盖一层有机薄膜(膜厚50mg·cm^{-2})制成。参考源的强度用多丝2π流气式正比计数器等方法直接测得,没有给出源本身的活度,只给出表面发射率并用其(粒子数/(2πmin))表示。通常把已知活度的源称为标准源,已知表面发射率的源称为参考源。

2)测量装置的仪器效率、源的效率、与活度响应

(1)仪器效率:ε_i为测量装置的仪器效率,即一定几何条件下仪器指示的净计数率与源的表面发射率之间的比值。

$$\varepsilon_i = \frac{n}{q_{2\pi}} \qquad (11-9)$$

式中:n为净计数率(s^{-1});$q_{2\pi}$为源的表面发射率(粒子数/(2πmin));

(2)源的效率:为单位时间内从源的前表面发射的粒子(表面发射)与单位时间内在源内(薄源)或它的饱和层厚度(厚源)内产生或释放的同类型粒子数之间的比

$$\varepsilon_s = \frac{q_{2\pi}}{A} \qquad (11-10)$$

式中:ε_s为源的效率($s^{-1}\cdot Bq^{-1}$);$q_{2\pi}$为源的表面发射率,(粒子数/(2πmin));A为该面源的活度(Bq)。

源的效率ε_s可以用已知活度的标准溶液制备在与参考源面积、厚度相同的同一个不锈钢或铝托盘上,在2π流气式正比计数器中测量的表面发射率与已知活度进行比较给出。

用^{90}Sr-^{90}Y标准液,试验测量给出ϕ50mm的参考源的源效率$\varepsilon_s=0.7$,即表明^{90}Sr-^{90}Y参考源的表面发射率除源前表面的2π发射外(设源本身及有机薄膜的吸收可以忽略),还包括了约20%的粒子从源托片反散射到源的前表面。

严格说来,20%的反散射修正是用^{90}Sr-^{90}Y和铝托片试验测定的,其他核素参考源的反散射修正,应由试验测定。

在相对测量中,将采集的过滤样品用相同的铝托片承托,并在相同的几何条件下测量,则源的效率取$\varepsilon_s=0.7$。若过滤样品及固定夹环直接放进相同几何条件设计的测量架上测量,样品没有托片承托,则源效率应取国家标准GB 8997"α、β表面污染测量仪

与监测仪的校准"中的规定,ε_s 在缺少试验测量已知值时,可采用下述值,即

$$\varepsilon_s = 0.5 \left[\beta - 发射体(E_{\beta max} \geqslant 0.4 MeV) \right]$$

$$\varepsilon_s = 0.25 \left[\beta - 发射体(0.15 MeV < E_{\beta max} < 0.4 MeV) \right]$$

$$(11 - 11)$$

(3) 活度响应:作用已知活度的刻度源时,给出测量装置的活度响应,即标准源的净计数率与活度之比

$$\varepsilon = \frac{n_c - n_b}{A} \qquad (11 - 12)$$

式中:ε 为活度响应($s^{-1} \cdot Bq^{-1}$);n_c 为标准源测量的计数数率(s^{-1})(含本底);n_b 为本底测量计数率(s^{-1});A 为标准源的活度(Bq)。用已知表面发射率的参考源作刻度源时,测量装置的活度响应为

$$\varepsilon = \varepsilon_s \cdot \varepsilon_i$$

这样,在气溶胶样品测量中,用参考源来刻度测量装置仪器效率 ε_i,源的效率 ε_s 的给出是当无托片承托样品时参照式(11-11)计算给出的源效率 ε_s,有托片承托样品时还需考虑增加 20% 的反散射修正给出源效率 ε_s。

5. 样品测量

(1) 测定气溶胶取样样品的总 α 放射性、总 β 放射性时,可将取样后的经烘干和称重的固定在夹环上的滤材和样品,置于测量装置中测量。

(2) 测量装置中的测量架应设计成用于刻度仪器的参考源置于测量架上时,其活性表面与探测器窗之间的距离跟滤材表面与探测器窗之间的距离相同。

(3) 选择上面所叙述的方法之一测量样品中的 α 计数或 β 计数。

(4) 测量结果与由上面给出的参数,按式(11-6)计算空气中 α 放射性或 β 放射性气溶胶浓度。

（5）当滤材上吸附的尘埃量大于 $1(mg \cdot cm^{-2})$ 时,做样品自吸收修正。

11.3 粮秣、蔬菜和水放射性沾染样品的采集和测量

1. 概述

粮秣、蔬菜和水放射性沾染的监测,是战时剂量监测的一个重要组成部分。它的任务是发现上述受染物的放射性沾染,并判断其沾染程度。

放射性灰尘的沉降,有一定程度的不均匀性,同时又由所采集样品自身的特点,造成了受染物在沾染程度上的差异。因此,采集样品的最重要的问题是样品应具有代表性,也就是说,要能够代表受染物总体放射性沾染的实际。

在测量之前,要对采集来的样品进行制样。在制样过程中,样品的放射性物质不应有显著的丢失,以便保证根据其测量结果,对受染物做出正确的评价。

制样方法与测量目的、沾染程度与爆后时间有关,沾染程度高时,可直接铺样测量,称做"鲜样法",沾染程度低时,必须将样品进行灰化、蒸发处理,使放射性物质浓集后,再进行测量,称做"灰化法"。因此"灰化法"的灵敏度要高于"鲜样法",且"鲜样法"、"灰化法"总 β 测量又都有薄样测量和厚样测量之分。"鲜样法"测量下限在 $3.7 \times 10^3 Bq/kg$ 量级,"灰化法"测量下限,可达 $3.7 \times 10^{-2} Bq/kg \sim 2.7 Bq/kg(L)$ 水平。

2. 样品的采集和制备

1）样品的采集

（1）粮秣沾染样品的采集。采集部位的选择:粮食存放情况不同,受染特点亦不同,包装的粮食,主要是包装表面沾染重,粮食本身沾染较轻。暴露的散装原粮,一般在距表面数厘米内受沾染,在搬动或取样过程中可能加大沾染深度。受染后加工的粮食（如小麦、稻谷）可能因加工过程使放射性灰尘分布到全部粮食中,因

此,当要采集的粮食数量较多时,采集前先用仪器进行现场全面检查,确定放射性沾染的全面概况,以便合理地确定采样点。

采集方法:表面采样时,通常先5个采样点,分别进行测定,对于较大面积的散装粮食或垛堆存放的包装粮食,可以考虑从上、中、下3个部位分别采样测量。

采样工具:可根据具体条件使用就便器材,以适合为宜;而深层样品的采集,可用普通空心探子。

采集量:每个样品可取100g~500g左右,将采集的样品装入样品瓶或装在未受染的塑料袋中,封好口迅速送到测量地点。

(2)蔬菜沾染样品的采集。样品的选择:蔬菜受染情况有一定程度的不均匀性,采集前需进行现场全面沾染检查,以便合理地确定采样点。

采集方法:菜窖内储存的蔬菜或田野里生产的菜类,应在不同方位上,选择5个点分别采样。

对于长期的环境监测,应做到定点、定时间(或季节)和定蔬菜品种进行采集。品种应选盛产季节的蔬菜。

采集量:每个样品可取1kg左右,体积较大的蔬菜以取一整棵为宜,所采得的样品装在未受染的塑料袋中,扎紧袋口,迅速带回测量地。

(3)水沾染样品的采集。采集点的选择:江河、湖泊、塘、溪、水库、水井等都是常用水源。在核战争条件下,易受放射性落下灰的沾染,采样之前,应对不同水源的沾染特点有所了解,然后根据调查结果和监测目的确定采样点。

采集方法:对于水深不超过2m的,只取表面样品;较深水源,根据监测目的,可在不同浓度分层取样,水面较宽的水源,可在距岸1m~5m处至水源中心,分别取几个点的水样,以便全面水源沾染情况,也应在居民生活取水点采集样品。采样时,应采集水面以下20cm~50cm处的水,采集深层水时,应用专门制作的水样采集瓶。

采集量:每个样品可取2L~5L,采样容器可选用无色、磨口带塞的细口瓶或塑料瓶,也可用其他没有受染的各种容器。采集好的样品应迅速带回测量地。

2）样品的制备

测量之前,必须用采集来的样品先进行制样,制样方法与测量目的、样品的沾染程度和核爆炸后经过的时间等因素有关。

如果是为了了解核爆炸所造成的沾染程度,则可将所采集的样品,直接进行制样操作。但应注意防止大颗粒比活性较高的落下灰丢失在采样容器中,造成测量结果偏低。

如果是为了估算当地人员因食用了这些沾染食物而造成体内照射的程度,则在制样前,应按食用习惯对样品进行处理。例如,米要经过淘洗,蔬菜洗涤后去掉不能食用部分,水要经过澄清或过滤后,再进行制样操作。

爆炸后大约 3 个月以内的沾染物中,可能有放射性碘存在,制样时用没有放射性的碘化物（如 NaI）作载体,同时用氢氧化钠或碳酸钠使碘呈离子态固定,这样就可以减少制样时放射性碘的损失。

制作时取样品数量的多少,应使沾染物经过制样后,其中放射性物质的含量在测量装置的测量下限以上。

"灰化法"通常取灰量约为几百毫克。根据计算,所用的鲜样品数量为,粮食 20g ~ 50g,蔬菜 50g ~ 100g,水 500mL ~ 1000mL 以上。

3. 测量方法

1）比较法

比较法是一个比较简单的方法。用天秤称取一定质量的已知质量活度的固体粉末,铺在样品盘上制备成一定厚度的样品源,测出相应的 β 计数率,然后称取相同质量的未知样品,铺成相同厚度;测量未知样品的计数率,按下列计算被测样品的 β 放射性质量活度,即

$$A_\beta = \frac{n_c - n_b}{n_s - n_b} \cdot A_s \qquad (11 - 13)$$

式中:A_β 为被测样品的 β 放射性质量活度,Bq·kg^{-1};A_s 为标准样品的 β 放射性质量活度 Bq·kg^{-1};n_c 为被测样品 β 计数率,s^{-1};n_s 为被测样品厚度相对应的标准样品的计数率,s^{-1};n_b 为仪器本底计数率,s^{-1}。

目前国家计量院已制备出模拟水蒸发残渣和动、植物灰份的已知 α 质量活度或 β 质量活度的标准固体粉末样品,用于作环境样品相对测量的标准样品。因此,该方法也适用于 α 放射性样品质量活度的测量。

2) 活度响应曲线法

(1) 标准源的选择及活度响应曲线的测定。在环境样品的总 β 放射性测量中,一般选用 ^{40}K 作标准源。因为,在未受人工放射性污染情况下,环境样品的 β 放射性主要是 ^{40}K 的贡献,对人工放射性污染的监测,由于裂变产物 β 能量是随时间变化的,也难于找到其能量相近的发射 β 粒子的核素作标准源,而且 ^{40}K 在天然钾盐中的含量是固定不变的,所以纯净的 KCl 又易于制备不同厚度的固体源。

天然钾中,^{40}K 的丰度为 0.118%,β 粒子最大能量为 1.32MeV(89.33%)。国家标准物质中心提供的 KCl 中的 ^{40}K 的 β 放射性质量活度为(14.38±0.01)Bq·g^{-1}。

β 放射性测量的活度响应曲线可用如下方法制定:取 6 个已称重的内径为 $\phi 50$ 的不锈钢盘,分别取 100mg、200mg、400mg、600mg、800mg、1000mg 经干燥研细的 KCl 粉末,铺成不同厚度的样品源,分别在测量装置上测量 β 计数率,计算每个样品源的活度响应 ε_β,然后绘制样品厚度 D(mg·cm^{-2})对应 ε_β 的曲线,如图 11-3 所示。

(2) 样品中总 β 质量活度的计算。样品中总 β 质量活度的计算公式为

$$A_\beta = \frac{(n_c - n_b) \cdot 10^6}{\varepsilon_\beta \cdot m} \qquad (11-14)$$

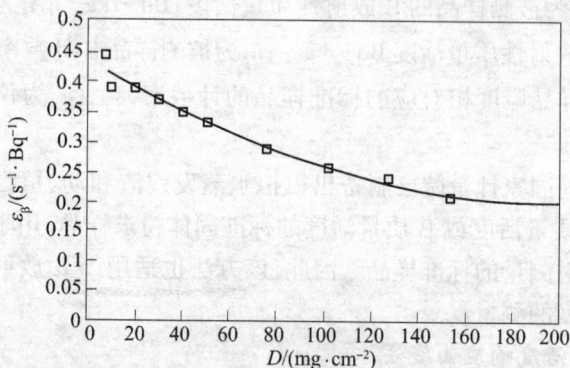

图 11-3 KCl 质量厚度 D 与 β 活度响应 ε_β 关系曲线

对水样或其他液体样品,总 β 放射性质量活度的计算公式为

$$A_\beta = \frac{(n_c - n_b) \cdot W}{\varepsilon_\beta \cdot m \cdot R_\beta} \tag{11-15}$$

当被测样品为动物、植物或其他生物样品时,总 β 放射性质量活度的计算公式为

$$A_\beta = \frac{(n_c - n_b) \cdot 10^6}{\varepsilon_\beta \cdot m \cdot R_\beta \cdot K} \tag{11-16}$$

式中:A_β 为被测样品的总 β 放射性质量活度,$Bq \cdot kg^{-1}$(或 $Bq \cdot L^{-1}$);n_c 为样品测量的 β 计数率,s^{-1};n_b 为仪器的 β 本底计数率,s^{-1};ε_β 为仪器的 β 活度响应,$s^{-1} \cdot Bq^{-1}$;m 为样品盘内被测样品的质量,mg;W 为每升水(或其他液体)内所含残渣总质量,$mg \cdot L^{-1}$;R_β 为 β 制样回收率(由试验测定,$R_\beta \leqslant 1$);K 为样品的鲜干比。

3)饱和层厚样法

应用上面方法测量粮秣、水的放射性沾染质量活度时,一般程序是称量、浓缩(灰化)再称重,制成一定厚度样品,测量、换算等。步骤复杂,操作周期长,对于低水平环境样,只能这样做。但是核爆炸落下灰严重沾染的粮秣、水源等高强放样品,其 β 谱成分复杂,且随爆后时间变化,可用"饱和层厚样法"测量,该方法的特点是不必称重、灰化、直接铺样,因此操作方便,给出结果迅速,但其测量精度差,下限高。

由吸收曲线和理论的指数规律可知,样品厚度大于 3 个半减弱层就是厚样品,对于大多数核素,厚度有 0.6cm 就够了。其基本原理是应用薄标准源求出仪器活度响应 ε,测量饱和层厚样品的计数率,对样品作自吸收修正,其样品 β 放射性质量活度为

$$A_\beta = \frac{(n_c - n_b) \cdot 10^6}{\varepsilon \cdot R_{当} \cdot S} \qquad (11-17)$$

式中: A_β 为被测样品的 β 放射性质量活度,Bq·kg^{-1}; n_c 为样品测量的 β 计数率,s^{-1}; n_b 为仪器的 β 本底计数率,s^{-1}; ε 为仪器活度响应; $D_{当}$ 为当量吸收厚度,mg·cm^{-2}; S 为样品盘面积,cm^2。

当量吸收厚度 $D_{当}$ 是将组成不明的混合裂变产物样品制备成薄样品源,测量铝吸收片放置在样品源上的吸收曲线,以 N/N_0 为纵坐标,吸收片厚度(mg·cm^{-2})为横坐标,在直角坐标纸上作图,将图形下面积归一化作面积等效矩形,求出在横坐标上的宽度(mg·cm^{-2})即测得。图 11-4 和附录 4 为测定的历次核爆炸的裂变产物样品的平均当量吸收厚度与其随时间的变化关系曲线和数据供该方法使用。

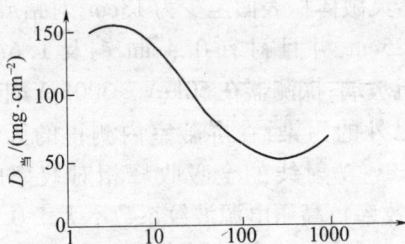

图 11-4 核爆炸下灰 β 放射性的当量厚度 $D_{当}$ 变化曲线

当量吸收厚度 $D_{当}$ 的含义,即假设实际厚样(无限厚、有自吸收)的计数率来自于"质量活度与实际厚样相同,厚度为 $D_{当}$ 的没有自吸收的样品",简称当量厚度。测量误差主要来源有:测量的计数统计误差、探测效率、当量厚度、样品的不均匀性等误差。

11.4　放射性核素的γ能谱分析

1. γ能谱分析系统

目前用于γ能谱分析的探测器主要是 HPGe(高纯锗)探测器 (Ge(Li)探测器已不用)和 NaI(TL)闪烁探测器。因此γ能谱分析系统可分为两类:HPGe γ能谱分析系统和 NaI(TL)闪烁γ能谱分析系统。

1) HPGe γ能谱分析系统

具有高分辨率,对^{60}Co1332keVFWHM 为 1.8keV～2.0keV 的半导体探测器,适用于分析含有多种(几十种)核素的复杂谱。例如,核爆炸放射性落下灰及核事故环境样品的γ谱分析。但是,该系统价格高,探测器必须在液氮低温(－195℃)下使用,在一定条件下限制系统的选择。

GB 11713—89 标准规定:用于分析低水平活度γ放射性样品的半导体γ谱仪,应采用 HPGe 或 Ge(Li)γ射线探测器,对^{60}Co 的 1332keV γ射线的 FWHM 和相对效率分别介于 1.7keV～2.4keV 和 15%～40%;探测器置于至少 10cm 厚铅当量的金属屏蔽室内,室内壁距探测器灵敏体积表面至少为 13cm,对铅或铅衬里的屏蔽室内壁至少为 25cm,并且衬有 0.4mm 铜及 1.6mm 的镉或铝, 2mm～3mm 有机玻璃;探测器在 50keV～300keV 能区不应含有天然放射性核素以外的污染;在屏蔽室内测得的天然本底计数率对^{60}Co 的 1332keV γ射线的全吸收峰相对效率的比值应小于 500c/min(相对效率);高压电源波纹系数不大于 0.01%,3000V～ 5000V 连续可调,电流不小于 100μA;谱仪道数不少于 4096 道,整个谱仪系统的稳定性,对^{60}Co 的 1332keV γ射线全吸收峰在 4000 道附近时,24h 内峰位漂移不超过 2 道。

2) NaI(Tl)闪烁γ能谱分析系统

发光效率高的 Na(Tl)晶体探测器,系统的价格便宜,维护使用方便,适用于核素少,γ能谱简单,放射性低水平样品的分析。

因为 Na(Tl) 闪烁探测器的能量分辨率低,对^{137}Cs 的 661.6keV 光子能量,其 FWHM 为 56keV ~ 66keV,整个峰的宽度约为 150keV ~ 200keV。但是,如果样品制备与化学分离技术相结合,系统仍适用表 11 - 2 所列食品及环境放射性核素的测量,且在国内外得到广泛应用。应该注意:Na(Tl) 探测器温度效应比较大,试验表明:在 - 15℃ ~ + 40℃ 温度变化范围,输出光脉冲幅度变化约为 50%;在 25℃ ~ 100℃ 温度变化范围,光脉冲幅度变化小于 10%,因此使用中必须予以重视。

表 11 - 2   仪器检测中感兴趣的人工核素

核 素	半衰期/d	辐射和能量 α 平均 β 或 γ/keV
^{68}Co	1920	β - 96 γ - 1117,1332
^{90}Sr	11030	β - 785
^{109}Ru	39.5	β - 39 γ - 497
^{106}Ru ^{106}Rh	367	β - 39,404 γ - 512,622
^{110}Ag	250	β - 406 γ - 657
^{131}I	8.05	β - 200 γ - 284,364,636
^{132}I	0.096	β - 134 γ - 522,667,772,954
^{134}Cs	753	β - 335 γ - 569,605,796
^{137}Cs	11.000	β - 171 γ - 32,661
^{140}Ba	12.8	β - 272 γ - 30,162,537
^{144}Ce	284	β - 82 γ - 133
^{241}Pu ^{241}Am	5350	β - 5 α - 5485 γ - 26,59

GB 1743—89 标准规定：用于土壤样品放射性核素的 Na(Tl) γ 谱仪圆柱形探测器尺寸不小于 $\phi 7.5\text{cm} \times 7.5\text{cm}$，探测器对 ^{137}Cs 的 661.6keV 光子的分辨率应小于 9%；探测器置于等效铅当量不小于 10cm 的金属屏蔽室，内壁距晶体表面的距离应大于 13cm；室内壁还应衬有 0.4mm 铜，1.6mm 镉及 2cm～3cm 的有机玻璃；探测器的高压电源纹波系数不大于 ±0.01%，谱仪的道数不少于256 道。

3）Nal(Tl)闪烁 γ 能谱分析系统的刻度

在进行刻度之前，必须确保系统已按使用说明书安装完毕。

（1）能量刻度

γ 射线全吸收峰是 γ 能谱定性、定量分析的基础。峰址随能量的变化，标志着谱仪的线性，是定性分析的基础。能量刻度方法如下：

① 正确选择 Na(Tl)闪烁探头工作电压：比较简单的方法是用示波器分别观察由 ^{137}Cs γ 射线产生的探头输出波形，适当调整高压，使波形带窄而亮，且 ^{60}Co 的 1332.5keV 与 ^{137}Cs 的 661.6keV 能量的最大脉冲幅度成比例。

② 根据常规分析样品所含的主要核素 γ 射线最大能量和谱仪道数，选取每道能量宽度值，称做"道能宽"（keV/道）。确保全部 γ 射线的全吸收峰均能显现在一个能谱上，而道能宽通常是调节系统的线放大器来实现（注意探测器高压固定不变）。例如，选取道能宽为 10keV/道，则对于 ^{137}Cs 的 661.6keV γ 光子，细心调节放大倍数，使全吸收峰落在 66 道置上。

③ 选取能量刻度的单能核素或多能核素见表 11-3。用于能量刻度的源至少包括 4 个能量均匀分布在所需能区的刻度点，记录刻度源的特征 γ 射线能量和全吸收峰峰位道址，在直角坐标纸上作图或对数据作最小二乘法直线或抛物线拟合。

GB 11743—89 标准规定：能量刻度范围应从 50keV～3000keV；非线性超过 0.5% 就不应作样品分析（GB 11713—89 半导体 γ 谱分析系统非线性偏离不大于 2%）；IAEA/ANL 核谱学培

354

训教程认为:能量刻度方程函数形式通常为

$$E = A_1 + A_2 \cdot ch + A_3 \cdot ch^2 \qquad (11-18)$$

式中:E 为能量;ch 为道址;A_1、A_2、A_3 为系数;对半导体探测器,A_3 为 10^{-9} 量级。系统一旦完成能量刻度,就可以根据测得的未知核素的特征 γ 射线全能峰的能量,利用核数据库软件包,或附录 5 确定核素的性质。

表 11-3   适于能量和效率制度的常用核素及其主要核参数

核 素	半 衰 期	主要 γ 射线能量/keV
^{241}Am	433a	59.54(0.359)
^{133}Ba	10.9a	81.0(0.36),302.7(0.196)355.9(0.67)
^{57}Co	270d	122.06(0.852),136.47(0.111)
^{141}Ce	32.45d	145.4(0.48)
^{51}Cr	27.72d	320.03(0.102)
^{137}Cs	30.174a	661.64(0.851)
^{54}Mn	312.25d	834.83(1.00)
^{665}Zn	244d	1115.52(0.5075)
^{60}Co	5.26a	1173.2(0.9986),1332.46(0.99986)
^{52}Eu	13.2d	121.78(0.254)。344.31(0.245), 778.87(0.120),964.01(0.132) 1085.83(0.097)。1112.04(0.124) 1408.2(0.198)
^{10}K	1.26×10^9a	1460.85(0.11)
^{88}Y	108d	898.02(0.914),1836.1(0.994)
^{208}Tl	3.1min	510.8(0.23),583.14(0.86) 2614.6(1.00)

GB 11713—89 标准规定:在样品测量期间,每天至少用两个能量的 γ 辐射(靠近低能端和高能端)带入上面能量刻度结果的能量—道址图,检验峰位,如果变化显著,则对系统重新进行能量刻度。

（2）探测效率刻度

定量测定样品 γ 射线放射性含量,必须对谱仪系统探测效率进行刻度,广泛使用的方法是:

① 核素全吸收峰探测效率刻度$[\varepsilon_{\rho,n}(E_\gamma)]$:对于给定的测量条件以及核素所发射的能量为 E_γ 的特征 γ 辐射,探测到的全吸收峰内的净计数与同一时间间隔内辐射源中的该核素的衰变总数的比值效率。刻度方法:在与样品测量相同条件下,分别获取核素及其活度已知的刻度源(标准源)谱和基体本底谱,并以刻度源谱取时间归一,求得归一的基体本底谱;从刻度源谱中扣除归一的基体本底谱,求刻度核素的净谱;从净谱中选择该核素的一个或几个特征 γ 射线的全吸收峰,并求得其净峰面积(即去除康普顿散射的干扰后的峰面积);计算所选特征 γ 射线的全吸收峰净面积与在获取刻度谱的同一时间间隔内刻度源中该核素的总衰变数的比值 $\varepsilon_{\rho,n}(E_\gamma)$。

② γ 射线全吸收峰探测效率 $\varepsilon_{\rho,\gamma}(E_\gamma)$:对于给定测量条件和 γ 射线能量,探测到的全吸收峰内的净计数与同一时间间隔内辐射源发射的该能量 γ 射线总数之比值。γ 射线全吸收峰探测效率随能量在 50keV ~2000keV 或 3000keV 能区内至少选 7 个能量的 γ 射线变化,刻度效率曲线方法依照方法①求得刻度核素的净谱;从净谱中选择该核素的非级联的特征 γ 射线的全吸收峰并求得净峰面积;计算所选特征 γ 射线的全能峰净面积与获取刻度源谱的同一时间间隔内刻度源中发射的该能量的 γ 射线总数的比值 $\varepsilon_{\rho,\gamma}(E_\gamma)$(如果特征 γ 射线是级联辐射,计算净峰面积时,应作相加效应修正,如 ^{152}Eu 核素;在双对数坐标纸上描绘 $\varepsilon_{\rho,\gamma}(E_\gamma)$ 与 γ 射线能量 E_γ 的效率曲线,或用最小二乘法拟合,形式为

$$\ln\varepsilon_{\rho,\gamma}(E_\gamma) = \sum_{i=0}^{K} a_i(\ln E_\gamma) \qquad (11-19)$$

式中:$\varepsilon_{\rho,\gamma}(E_\gamma)$ 为效率曲线拟合函数的计算值;a 为拟合系数;K 为多项式最高阶次,$K \le m-1$;m 为相应能区内参加曲线拟合的效率刻度点的数目。

GB 1173—89 标准规定:用于探测效率刻度的标准辐射源、几何形状、基体密度、有效原子序数与被测样品相同和接近;体源的总不确定度(置信芳为 99.7%)应小于 ±5%,不均匀性小于 ±2%,活度为被测样品的 10 倍 ~30 倍;土壤样品的测量,用铀、钍、镭、钾体标准源进行探测效率刻度,其中铀、镭体标准源应放入盒密封 3 周 ~4 周,使铀、镭和它们的短寿命子体平衡后再测量。

2. γ 能谱分析样品的制备

1) 环境样品采集和制备应遵循的原则

(1) 根据采样介质的特点、周围环境、场所的特征等制定科学采样计划和程序,确定采样的地点、时间、季节、频度和具体采样方法,包括采集部位、高度等。采集的样品应做好记录,并按有关信息填写在规定的标准表格中,如采样日期、地点、鲜重、气象条件、样品名称等。

(2) 保持样品从采集到分析的完好性,制定和执行样品包装、运输、储存程序,采样的器具、容器和样品制备场所必须清洁,避免污染。装样器具,特别是液体装样容器要防止壁吸附,对多数核素,聚乙烯容器比吸附作用玻璃容器小,而且加入适量酸、稳定同位素载体溶液或络合剂,即可减小吸附损失。需要短期保存的样品,采样后或把其变成更加稳定的形式。干燥或灰化是一种办法,但必须控制温度,避免核素损失。

(3) 根据装置性能、实际条件等多种因素确定采集样品量、样品预处理方法和分析样品制备方案等,要充分考虑和利用 γ 谱方法可直接定量分析各类样品介质中各种 γ 核素的优点。当样品太弱不能直接装样测量时,再考虑用干燥、蒸发等浓缩方法处理样品,直至灰化或简单化学方法处理浓集。

样品干燥能减少样品质量、体积,而且能延长样品保存时间。样品可适当弄碎进行冷冻干燥或在室温下自然干燥。一般常在低温烘箱中以 105℃ 左右烧烤十几小时到四十几小时,称重后求出干鲜比,然后粉碎、研磨或过筛(常用小于或等于 2mm 筛孔过筛)并装样测量。对易挥发核素,例如,碘,烘干温度不应超过 80℃,

以防止明显损失。

蒸发是浓缩液体样品的常用方法。可用电热板、砂浴、红外灯或低压下工作的快速旋转蒸发器。蒸发时,特别对牛奶要防止样品溅出损失,避免蒸发器对核素的吸附和碘等核素的蒸发过程损失。

需要灰化后才能测量的样品,可根据样品量多少和具体条件,采用干式、湿式或低温灰化法,大量样品主要靠干式灰化,且灰化时严格控制温度,开始炭化阶段要慢慢升温(若样品未完全干燥,应在105℃左右干燥),防止物质在其临界温度下着火。脂肪多的样品可以在灰化器皿上加盖并留有适当缝隙。炭化后,一般样品可在450℃下灰化十几小时至几十小时,这取决于不同样品类型和样品量。严防温度过高造成核素挥发损失或烧结。铯、钌、碘等易挥发核素应视其理化性质确定其样品具体灰化温度或灰化前加入适当化学试剂处理,或改用其他处理方法。^{137}Cs 样品灰化温度最好不超过400℃,碘样品灰化前可用 0.5% mol/L NaOH 溶液浸泡十几小时,牛奶样品蒸发和灰化前也加适量 NaOH 溶液。灰化好的样品在干燥器内冷却并称重,计算灰样比,然后装样测量。

(4)确定样品采集量。样品量 W 值可根据下式估算

$$A_D = \frac{a}{W \cdot t \cdot f \cdot \varepsilon \cdot p \cdot Y} \qquad (11-20)$$

式中:A_D 分析系统的探测下限(最小活度),Bq/kg(L);a 为 t 时间内谱仪测量到的全吸收峰面积最小计数;t 为测量样品时间,s;ε(E_γ)为系统探测效率,s^{-1}·Bq^{-1};f 为被分析样品所占采样量份额(包括灰样比);p 为分析核素特征峰的 γ 发射几率;Y 为化学处理方法回收率。

估算 W 值时,因参数 α、W、ε、Y 等值在很大范围可能有多种组合满足方程式,故应根据测量目的要求,现有试验条件和花费成本最低等原则,通过优化组合来确定。当监测的目的是判断和记录核素浓度是否超过限值 1/10 或 1/4 以上浓度时,A_D 值可用相应 1/10 或 1/4 的限值来代替。当样品中可能出现多种核素时,以估

算最大的 W 值为确定的采样量。具体执行采样时,采集样品量要留有充分余地,以免异常情况时不够用,要考虑核素的衰变损失等。表 11-4 分别给出某些样品灰化所需的鲜样量。

表 11-4 获得 10g 灰样所需食物鲜重

食物种类	灰粉/%	食物鲜重/kg	食物种类	灰粉/%	食物鲜重/kg
稻米	0.81	1.2	鱼	1.3	0.8
小麦	1.7	0.6	面粉	0.48	2.1
介壳类	0.65	1.5	水果(罐头)	0.27	3.7
新鲜蔬菜	1.8	0.6	水果汁	0.62	1.6
罐头蔬菜	1.1	0.9	通心粉	0.61	1.6
根菜	0.76	1.3	肉类	0.7	1.4
白面包	2.1	0.5	土豆	0.92	1.1
面包(全小麦)	2.4	0.4	家禽	1.1	0.9
牛奶(液体)	0.7	1.4	豆类(干)	3.8	0.3
牛奶(粉)	6	0.2	蛋类(剥了壳)	1.0	1.1
牛奶(脱脂奶粉)	11	0.1			

注:灰粉是日常工作中对该样品求的一个平均值,这些数值可有高达 25% 的变化,它取决于各种样品

(5)按样品量多少、强弱、测量装置主要性能、实验室可能提供的标准源等选择最合适的样品盒制备测量样品。常用样品盒有凹形盒如(Marinell 杯,1000mL)、圆柱形塑料盒(ϕ75mm × 35mm 或 ϕ75mm × 75mm)等。按监测或研究目的要求经处理后样品(包括干燥、蒸发、灰化等处理),通常用搅拌、粉碎、研磨等方法将其混合均匀,然后取其全部或一部分制备测量样品。制备样品时必须满足要求,即必须确保样品盒干净,未被放射性污染;对可能引起放射性核素壁吸附的样品,如液体或半流状态样品中一些核素,必须选择壁吸附小的或经一定壁吸附预处理的样品盒;装样密度尽可能均匀,并尽量保证与刻度源的质量密度和体积一样。质量

密度较小的样品,应使用压样板或其他加压装样;质量密度大的样品,为保持密度和体积一致性,应特别注意装样密度均匀性,防止装好的样品上面出现下凹现象;质量密度达不到与刻度源一致条件时,应保证样品均匀和体积一致。当体积也达不到一致时,则应保证样品均匀条件下准确记录装样体积和质量,以便对分析结果作体积和密度校正。对含有易挥发核素或伴有放射性气体生成的样品,以及需使母子体核素达到平衡后再测量的样品,在装样后必须密封,放置一段时间,使其达到平衡再测量。对样品量充足但核素含量很低,装样密度又小于刻度源的样品(通常是可直接分析的样品),可选用特殊工具和手段,如压缩机,把样品尽可能缩到样品盒中。装样体积和样品量的称量应尽量准确,前者误差控制小于5%,后者小于1%。

2)样品采集和制备

(1)空气

通常用过滤法采集空气放射性气溶胶(气载灰尘和雾滴),而过滤器介质可按目的要求选用玻璃纤维素、石棉纤维素、过氯乙烯等。空气中放射性碘采样通常在微粒过滤器后串联一个或几个活性炭滤纸或滤盒,前者采集气溶胶的同时还吸附微粒碘,后者主要吸附元素碘及非无机碘。对全碘(微粒碘、有机碘和无机碘)取样可使用"全碘取样器",其中用 Br 或 EDTA 浸渍的活性炭部分吸附有机碘。采样系统应配有转子流量计和累积流量计,用于准确记录过滤的空气体积。工作环境中的空气取样流量范围常为 5L/min ~ 50L/min,户外环境为 100L/min ~ 1000L/min。按规定抽滤足够体积的空气样品后,滤膜可折叠并适当剪碎,然后制压成均匀几何形状标准的测量样品,或将滤膜浸渍、溶解制成测量样品。样品可立即或放置 1d ~ 7d,待天然短寿命 ^{222}Rn 和 ^{220}Rn 子体衰变后测量(视具体情况和要求)。碘样品可直接测量活性炭滤纸或滤盒,或取出活性炭制样测量。

(2)土壤和沉积物

用于沉降物研究按表面样品采集程序取样,深度一般为

1cm ~ 5cm;用于总沉降物研究按样芯品程序取样,深度为 25cm ~ 50cm;用于核素对作物的有效性研究,取样深度约为 5cm,或耕种深度。采集的土壤样品剔除杂草、碎石等异物,经 100℃ 烘箱干至恒重压碎用 40 目 ~ 60 目过筛,称重装入与刻度谱仪的体源相同形状和体积的样品盒中,密封放置 3 周 ~ 4 周后测量。江河、湖及海洋沉积物多取表层样品研究,深度为 3cm,样品预处理和制备程序与土壤基本类似。

(3) 牧草

应采集有代表的牧草或其他动物饲料。一般应收集地面 5cm 以上的样品,当气候干燥或生长不茂盛季节,可接近地面处采集。样品可以鲜样、干样或灰化后测量,装样分析的样品应粉碎成颗粒状,并用粗筛过筛,然后制成适合 γ 谱分析的样品。牧草中碘常为关心的核素,预处理样品时必须防止放射性碘的损失。

(4) 水

水样包括地表水、地下水、雨水、自来水、核设施排放废水、海水等。采样时应根据监测目的决定是单次瞬时采样还是周期、连续自动采样。按标准程序采集有代表性水样后,样品一般应酸化储存。如每升加 10mL 11mol/L 的 HCl,或 1mL 11mol/L 的 HNO_3,也可用浓 H_2SO_4 酸化 2mL ~ 3mL;但注意,酸化后的样品对碘分析不利。较强样品可直接装入选定的样品盒中测量;弱样品在 70℃ 左右砂浴上蒸发浓缩到一定体积后再转移到样品盒中测量。蒸发温度不应沸腾,以减少碘、钌、汞以及气态形式溶解于水的核素损失。某些情况下可将样品蒸发干,只测量残渣,提高探测效率。对极弱的样品,可以采用类似化学方法预处理,例如,沉淀法、离子交换法和活性炭吸收法等。海水可加适当高锰酸钾过滤,滤液加 30% 氧化氢和 $K_2[CoF(CN)_2]$ 处理,将形成的沉淀物过滤制成待测样品。

(5) 食物

水果、蔬菜、粮食、家畜等样品采集到实验室后,一般按消费形式处理加工。因弱而不能直接装样品,可在 80℃ 烘箱中干燥,然后粉碎制样,或进一步灰化浓缩。水生物样品处理原则同陆生生物样品一样,干燥时可在105℃左右烘干。

3. 测量和计算

1）测量

在测量样品之前,应确保系统已经完成了能量刻度,探测效率（核素全吸收峰探测效率或γ射线全吸收峰探测效率）刻度;测量样品谱,其相对于探测器位置应与测量刻度源探测效率保持一致;测量空样品盒本底谱,样品的全吸收峰计数应扣除相应空样品盒本底计数;根据样品的分析误差要求决定计数时间的长短,通常认为24h是合理的最长计数时间。

GB 11743—89 标准规定:刻度标准源的测量计数统计误差小于 ±2%,土壤样品放射性核素的统计误差,铀小于 ±20%,镭、钍、钾小于 ±10%, $^{137}C_s$ 要求小于 ±15%,置信度为95%。

2）计算

应用电子计算机定量解析γ能谱的方法,即是如何应用谱数据求解样品的活度,其主要有以下几种常用的方法。

（1）应用相对比较法求核素活度。应用各种计算机解谱方法,分别计算出标准源和样品谱中各特征光子全吸收峰面积,按下式计算出各标准源的刻度系数 C_{ji}（即核素全吸收峰探测效率的倒数）,即

$$C_{ji} = \frac{\text{第}j\text{种核素标准源的活度(Bq)}}{\text{第}j\text{种核素标准体源的第}i\text{个特征峰的全能峰净面积}(s^{-1})}$$

$$(11 - 21)$$

则被测样品的第 j 种核素的体活度 Q_j（Bq/kg）为

$$Q_j = \frac{C_{ji}(A_{ji} - A_{jib})}{W \cdot D_j} \qquad (11 - 22)$$

式中: A_{ji} 为样品第 j 个特征全能峰面积（s^{-1}）; A_{jib} 为与 A_{ji} 相对应光峰本底计数（s^{-1}）; W 为被测样品的净干重,kg; D_j 为第 j 种核素校正到采样时的衰变校正系数。

上述方法适用于有待测核素体标准源可以利用的情况,如

DD – 90A NaI(Tl) γ能谱分析系统,均配有铀、镭、钍、钾的体标准源,即可以完成土壤样品放射性核素铀、镭、钍、钾的定量分析。该方法一般引入较小的不确定度。

(2) 由探测效率曲线求解核素活度。根据上面刻度的探测效率曲线(或效率曲线的拟合函数) 求出被测核素某特征 γ 射线能量所对应的效率值,然后用下式计算样品质量活度 Q_j(Bq/kg) ,即

$$Q_j = \frac{A_{ji} - A_{jib}}{P_{ji} \cdot \varepsilon_p \cdot W \cdot D_j} \qquad (11 - 23)$$

式中:P_{ji} 为第 j 种核素发射第 i 个 γ 射线的几率;其他意义同前。该方法适用于没有待测核素体标准源而有探测效率曲线可利用的情况,一般引入较大的不确定度。

(3) 用逆矩阵法求核素的体活度。逆矩阵法主要用于样品中核素成分已知而能谱又部分重叠的情况,用该方法必须首先确定响应矩阵。确定响应的所有标准源核素必须包括待求样品中的全部待求核素,且不同核素所选特征道区(即 ROI 感兴趣区) 不得重合。其选择原则为:

① 发射多种能量 γ 射线核素,特征道区选择分岐比最大的 γ射线全能峰区。

② 其几种能量的 γ 射线的发射几率相差不多,则应选择康普顿贡献少的高能 γ 射线峰区。

③ 若两种核素发射几率最大的 γ 射线峰重叠,则其中另一种核素应选取其次要的 γ 射线作为特征峰区。

④ 特征道区宽度应使多道分析器的漂移效应及相邻峰的重叠保持最小。

(4) 权重逐道最小二乘法求核活度。方法原理是假定被分析样品是由 M 种已知放射性核素或 M 种已知单能 γ 射线所组成,在每道上建立方程;假定标准是精确的,仅有误差来源于脉冲高度谱第 i 道计数率的统计误差,因此使得每道上加权残差的平方和趋于极小,即

$$R = \sum_{i=1}^{ch} \omega_i \left(y_i - \sum a_{ji} \cdot x_j \right)^2 \quad 极小 \qquad (11-24)$$

式中:ω_i 为 i 道的权重因子;y_i 为 i 道总计数率;a_{ji} 为 j 成分标准谱 i 道的计数率;x_j 为 j 成分相对于标准源的待求活度(未知核素与标准刻度源核素计数之比)。

用已知核素标准谱系列的线性组合与试验测得的混合样品 γ 谱作逐道最小二乘法拟合,需要保证标准源系列与待分析样品的测量条件一致,特别是 γ 谱系统的能量刻度要求比较严格。如果要获得满意的结果,必须使增益和阈漂移分别限制在 0.2% 和 0.2 道以内。为了鉴定逐道最小二乘法拟合的质量,判别结果的可靠性,检验在解析混合谱时,存在增益漂移和阈漂移,存在误失成分的可能性,常常给出混合谱拟合结果第 i 道的"残差"和统计量 X^2 进行检验。因此在实际计算机程序中有的并入了自动校正增益和阈漂移的子程序。

3)报告

GB 11713—89 标准,对样品分析报告的要求:

(1)样品分析报告结果应包括核素活度数据及不确定项并标出置信度。标准推荐报告 2 倍标准差,即 95% 置信度。

(2)样品净计数率的计数标准差为

$$\sigma = \frac{1}{t_i} \sqrt{N_i + N_{bc}} \qquad (11-25)$$

式中:N_i 为选定特征能区全吸收峰积分计数(包括基底);N_{bc} 为选定能区内的基底积分计数,t_i 为样品计数时间。

(3)若总不确定来源于几项误差时,如计数统计误差,探测效率误差及其他需按误差传递原则进行误差合成,报告中应予以说明。

(4)报告中应说明所使用基本核参数(半衰期,发射率等)资料出处。

(5)报告低活度样品分析结果时,若样品计数率减去本底(或基底)为负值,用前置"≤"报告不确定度项;若不确定项大于样品值,按常规报告样品值及不确定度项,如 $0.5 \pm 1.0 (Bq/kg)$。

4) 低水平测量中,γ 能谱系统的探测下限

低水平放射性核素的 γ 谱分析,若测量系统和分析程序已经确定,应对系统和分析方法进行预先估计,明确能够作到定性和定量分析的样品的最低放射性水平。谱仪系统的探测下限不仅取决于探测效率、计数时间和本底,而且还与样品盒的形状、几何尺寸、待分析核素、样品中的干扰核素及 γ 能谱解析方法等因素有关。对于以全能峰面积为基础的解谱方法,GB 11713—89 标准推荐的核素活度探测下限可计算为

$$A_D = \frac{2.83K}{\varepsilon_{\rho,n}(E_\gamma)}\sqrt{\frac{n_b}{T_b}} \qquad (11-26)$$

或

$$A_D = \frac{2.83K}{\varepsilon_{\rho,\gamma}(E_\gamma)}\sqrt{\frac{n_b}{T_b}} \qquad (11-27)$$

式中:n_b 为核素全吸收峰或所选特征 γ 射线全吸收峰区相应的本底计数率;T_b 为本底测量时间;$K = K_\alpha = K_\beta$。

逆距阵解谱方法的探测下限,当样品中只有一种核素且只有一个特征道区时,可以应用式(11-27)计算。

加权逐道最小二乘法解谱方法的探测下限,当样品中只有一种核素时,可把式(11-22)中的 $\varepsilon_{\rho,n}(E_\gamma)$ 和 n_b 值取作整个单道谱仪的探测效率和本底。

附 录

附录 1　简单核数据表

第一栏　核素符号及原子质量。核素用元素符号置于其左上角质量数和左下角的原子序数来表示。核素符号下面列出的数值是该核素的原子质量,采用 C - 12 的 1/12 质量为基准的原子质量单位。末位小数字为原子质量末位数或末两位数的误差值。

第二栏　半衰期。以 a(年)、d(天)、h(小时)、min(分)、s(秒)为单位。

第三栏　衰变方式、粒子能量和分支比。β 粒子能量是该组 β 射线谱的最大能量。

衰变方式后面的值是该粒子的能量,以 MeV 为单位,括号内的值是该能量的分支比,定义为分支衰变的部分放射性活度与总放射性活度之比,用"%"表示。

第四栏　辐射 γ 射线的能量和分支比。γ 射线能量以 MeV 为单位。能量值后面圆括号的数值是该能量 γ 射线的分支比。分支比是指每一个核衰变时放出该 γ 射线的几率。

核　素	半衰期	衰变方式、粒子能量/MeV;分支比/(%)	γ 射线能量/MeV;分支比/(%)
$^{3}_{1}$H 3.0160497216	12.33a	$β^{-}$ 0.01861(100)	无 γ
$^{14}_{6}$C 14.003242030	5730a	$β^{-}$ 0.156(100)	无 γ

核　素	半衰期	衰变方式、粒子 能量/MeV；分支比/（%）	γ射线能量/MeV； 分支比/（%）
$^{24}_{11}$Na 23.990964416	15.02h	β⁻1.391（99.04）	1.369（99.99） 2.754（99.9）
$^{32}_{15}$P 31.93390878	14.26d	β⁻1.709（100）	无γ
$^{35}_{16}$S 34.96903334	87.24d	β⁻0.167（100）	无γ
$^{40}_{19}$K 39.96400018	$1.28×10^9$a	β⁻1.3116（89.33）	1.461（10.7）
$^{45}_{20}$Ca 44.956193125	163d	β⁻0.257（100）	无γ
$^{46}_{21}$Sc 45.955171023	83.8d	β⁻0.357（100）	0.889（100） 1.121（100）
$^{58}_{25}$Mn 55.938906628	2.587h	β⁻2.833（52.9） β⁻1.027（29.6）	0.847（99）、1.811（30） 2.112（15）、2.52（1.6）
$^{59}_{26}$Fe 58.934868839	45.1d	β⁻0.296（45.3） β⁻0.461（53.1）	1.099（55.5） 1.292（43.3）
$^{60}_{27}$Co 59.933810731	5.26a	β⁻0.318（99.9）	1.173（99.86） 1.332（99.98）
$^{85}_{36}$Kl 84.912536537	10.7a	β⁻0.672（99.57）	0.514（0.434）
$^{89}_{38}$Sr 88.9074664	50.55d	β⁻1.463（>99）	0.913（0.009）
$^{90}_{38}$Sr 89.9077534	28.1a	β⁻0.546（100）	无γ
$^{90}_{39}$Y 89.907167434	64.0h	β⁻2.279（99.99）	1.734（~0）

核 素	半衰期	衰变方式、粒子 能量/MeV；分支比/(%)	γ射线能量/MeV； 分支比/(%)
$^{95}_{40}$Zr 94.9080345	64.0d	β^-0.398(44.4)	0.757(54.6) 0.724(43)
$^{99}_{42}$Mo 98.9077246	66.02h	β^-1.23c(80.5)	0.740(13.7) 0.181(6.6)
$^{110}_{47}$Ag 109.090611439	24.57s	β^-2.893(95.2)	0.659(5.57)
$^{131}_{52}$Te 131.90854223	78h	β^-0.22(100)	0.228(88)
$^{131}_{53}$I 130.90612732	8.04d	β^-0.605(90.4)	0.365(82)
$^{137}_{55}$Cs 136.9070748	30.17a	β^-0.514(93.5)	0.662(85.1)
$^{147}_{61}$Pm 146.91516611	2.62a	β^-0.225(100)	0.121(4×10^{-4})
$^{152}_{63}$Eu 151.92177912	13.2y	β^-1.484(8.1) 0.705(13.9) 0.394(2.50) β^+0.713(0.015) 0.468(0.006) ε(~72)	0.12178(2.54×10^{-1}) 0.24466(6.8×10^{-2}) 0.34431(2.45×10^{-1}) 0.44398(2.9×10^{-2}) 0.77887(1.20×10^{-1}) 0.96401(1.32×10^{-1}) 1.08583(9.7×10^{-2}) 1.11204(1.24×10^{-1}) 1.40802(1.98×10^{-1})
$^{170}_{69}$Tm 169.9358111	130d	β^-0.967(77)0.88(23) ε(<1)	0.0542 X0.0787(4.0×10^{-5}) 0.0843(3.3×10^{-2})(β^-的γ)
$^{196}_{79}$Au 197.9682216	2.696d	β^-0.961(98.6)	0.411(94.7)

核 素	半衰期	衰变方式、粒子 能量/MeV;分支比/(%)	γ射线能量/MeV; 分支比/(%)
$^{210}_{82}$Pb 209.9841986	22.3a	β^- 0.017(~80) 0.061(~20) α3.72(2×10^{-6})	0.0465(4×10^{-2})
$^{222}_{86}$Rn 222.01760311	3.82d	α5.490(100)	0.510(0.07)
$^{226}_{88}$Ra 226.02543611	1.602a	α4.785(95)	0.187(4×10^{-2})
$^{232}_{90}$Th 232.03807411	1.41×10^{10}a	α4.012(77) 3.953(23)	0.0256(9.4×10^{-2}) 0.0842(7.9×10^{-2})
$^{235}_{92}$U 235.04394411	7.1×10^{10}a	α4.401(56) 4.365(12)	0.185(54.0) 0.144(9.72)
$^{238}_{94}$Pu 233.04953211	87.75a	α5.499(71.1) 5.457(23.7)	0.439(3.92×10^{-4}) 0.09344X(1.48×10^{-6})
$^{239}_{94}$Pu 239.05217611	2.44×10^4a	α5.155(73.3) 5.143(15.1)	0.03198(1.37×10^{-5}) 0.03869(5.86×10^{-5})
$^{241}_{95}$Am 241.05684411	433a	α5.496(85.2) 5.443(12.8)	0.0595(35.9)

附录2 不同能量的中子在部分材料中的
比释动能因子 K_f

E/MeV	$\Delta E/MeV$	组织（近似）	骨（股骨）	肌肉（ICRU）	参考人	A－150 塑料
0.110－04	0.600－05	0.145－11	0.127－11	0.147－11	0.129－11	0.149－11
0.200－04	0.120－04	0.120－11	0.106－11	0.122－11	0.109－11	0.124－11
0.360－04	0.200－04	0.111－11	0.969－12	0.112－11	0.103－11	0.115－11
0.630－04	0.340－04	0.120－11	0.101－11	0.122－11	0.114－11	0.124－11
0.110－03	0.600－04	0.154－11	0.121－11	0.156－11	0.150－11	0.159－11
0.200－03	0.120－03	0.233－11	0.171－11	0.237－11	0.230－11	0.242－11
0.360－03	0.200－03	0.385－11	0.269－11	0.393－11	0.387－11	0.399－11
0.630－03	0.340－03	0.651－11	0.440－11	0.662－11	0.650－11	0.672－11
0.110－02	0.600－03	0.112－10	0.742－11	0.114－10	0.112－10	0.115－10
0.200－02	0.120－02	0.200－10	0.132－10	0.204－10	0.200－10	0.207－10
0.360－02	0.200－02	0.356－10	0.233－10	0.362－10	0.356－10	0.367－10
0.630－02	0.340－02	0.612－10	0.399－10	0.622－10	0.611－10	0.631－10
0.110－01	0.600－02	0.104－09	0.676－10	0.106－09	0.104－09	0.107－09
0.200－01	0.120－01	0.180－09	0.117－09	0.183－09	0.179－09	0.185－09
0.360－01	0.200－01	0.298－09	0.194－09	0.303－09	0.297－09	0.308－09
0.630－01	0.340－01	0.463－09	0.302－09	0.470－09	0.462－09	0.479－09
0.820－01	0.400－02	0.558－09	0.365－09	0.567－09	0.557－09	0.578－09
0.860－01	0.400－02	0.577－09	0.377－09	0.587－09	0.576－09	0.598－09
0.900－01	0.400－02	0.596－09	0.389－09	0.605－09	0.594－09	0.617－09
0.940－01	0.400－02	0.614－09	0.401－09	0.624－09	0.613－09	0.637－09
0.980－01	0.400－02	0.631－09	0.412－09	0.641－09	0.630－09	0.655－09
0.105＋00	0.100－01	0.661－09	0.432－09	0.672－09	0.660－09	0.686－09
0.115＋00	0.100－01	0.701－09	0.458－09	0.713－09	0.700－09	0.727－09
0.125＋00	0.100－01	0.740－09	0.483－09	0.752－09	0.738－09	0.767－09
0.135＋00	0.100－01	0.777－09	0.509－09	0.789－09	0.776－09	0.806－09
0.145＋00	0.100－01	0.813－09	0.532－09	0.825－09	0.811－09	0.842－09
0.155＋00	0.100－01	0.846－09	0.554－09	0.860－09	0.844－09	0.877－09

E/MeV	$\Delta E/\text{MeV}$	组织（近似）	骨（股骨）	肌肉（ICRU）	参考人	A-150 塑料
0.165+00	0.100-01	0.878-09	0.575-09	0.892-09	0.876-09	0.910-09
0.175+00	0.100-01	0.910-09	0.597-09	0.924-09	0.907-09	0.943-09
0.185+00	0.100-01	0.939-09	0.615-09	0.954-09	0.937-09	0.973-09
0.195+00	0.100-01	0.968-09	0.634-09	0.983-09	0.965-09	0.100-08
0.210+00	0.200-01	0.101-08	0.662-09	0.103-08	0.101-08	0.105-08
0.230+00	0.200-01	0.106-08	0.697-09	0.108-08	0.106-08	0.110-08
0.250+00	0.200-01	0.111-08	0.733-09	0.113-08	0.111-08	0.115-08
0.270+00	0.200-01	0.116-08	0.764-09	0.118-08	0.116-08	0.120-08
0.290+00	0.200-01	0.121-08	0.795-09	0.123-08	0.121-08	0.125-08
0.310+00	0.200-01	0.126-08	0.825-09	0.128-08	0.125-08	0.130-08
0.330+00	0.200-01	0.130-08	0.857-09	0.132-08	0.130-08	0.134-08
0.350+00	0.200-01	0.135-08	0.887-09	0.137-08	0.135-08	0.138-08
0.370+00	0.200-01	0.140-08	0.920-09	0.142-08	0.139-08	0.142-08
0.390+00	0.200-01	0.146-08	0.956-09	0.148-08	0.145-08	0.146-08
0.420+00	0.400-01	0.160-08	0.104-08	0.162-08	0.158-08	0.152-08
0.460+00	0.400-01	0.162-08	0.106-08	0.164-08	0.160-08	0.159-08
0.500+00	0.400-01	0.158-08	0.104-08	0.160-08	0.158-08	0.165-08
0.540+00	0.400-01	0.163-08	0.107-08	0.165-08	0.162-08	0.171-08
0.580+00	0.400-01	0.169-08	0.112-08	0.171-08	0.168-08	0.177-08
0.620+00	0.400-01	0.175-08	0.116-08	0.177-08	0.174-08	0.184-08
0.660+00	0.400-01	0.181-08	0.119-08	0.183-08	0.180-08	0.189-08
0.700+00	0.400-01	0.186-08	0.123-08	0.189-08	0.185-08	0.195-08
0.740+00	0.400-01	0.191-08	0.126-08	0.194-08	0.191-08	0.200-08
0.780+00	0.400-01	0.196-08	0.130-08	0.199-08	0.196-08	0.205-08
0.820+00	0.400-01	0.202-08	0.133-08	0.204-08	0.201-08	0.210-08
0.860+00	0.400-01	0.207-08	0.137-08	0.210-08	0.206-08	0.215-08
0.900+00	0.400-01	0.214-08	0.141-08	0.217-08	0.213-08	0.219-08
0.940+00	0.400-01	0.224-08	0.147-08	0.227-08	0.222-08	0.224-08
0.980+00	0.400-01	0.241-08	0.158-08	0.245-08	0.239-08	0.230-08
0.105+01	0.100+00	0.245-08	0.160-08	0.248-08	0.242-08	0.237-08

E/MeV	$\Delta E/\text{MeV}$	组织（近似）	骨（股骨）	肌肉（ICRU）	参考人	A-150 塑料
0.115 + 01	0.100 + 00	0.242 − 08	0.160 − 08	0.246 − 08	0.241 − 08	0.247 − 08
0.125 + 01	0.100 + 00	0.252 − 08	0.166 − 08	0.256 − 08	0.251 − 08	0.256 − 08
0.135 + 01	0.100 + 00	0.261 − 08	0.172 − 08	0.265 − 08	0.260 − 08	0.266 − 08
0.145 + 01	0.100 + 00	0.265 − 08	0.175 − 08	0.259 − 08	0.264 − 08	0.275 − 08
0.155 + 01	0.100 + 00	0.273 − 08	0.180 − 08	0.277 − 08	0.272 − 08	0.283 − 08
0.165 + 01	0.100 + 00	0.283 − 08	0.187 − 08	0.287 − 08	0.282 − 08	0.291 − 08
0.175 + 01	0.100 + 00	0.287 − 08	0.190 − 08	0.291 − 08	0.286 − 08	0.299 − 08
0.185 + 01	0.100 + 00	0.298 − 08	0.197 − 08	0.303 − 08	0.297 − 08	0.306 − 08
0.195 + 01	0.100 + 00	0.300 − 08	0.199 − 08	0.304 − 08	0.299 − 08	0.313 − 08
0.210 + 01	0.200 + 00	0.309 − 08	0.207 − 08	0.313 − 08	0.309 − 08	0.328 − 08
0.230 + 01	0.200 + 00	0.314 − 08	0.210 − 08	0.318 − 08	0.314 − 08	0.337 − 08
0.250 + 01	0.200 + 00	0.326 − 08	0.220 − 08	0.331 − 08	0.327 − 08	0.352 − 08
0.270 + 01	0.200 + 00	0.341 − 08	0.232 − 08	0.346 − 08	0.341 − 08	0.370 − 08
0.290 + 01	0.200 + 00	0.355 − 08	0.246 − 08	0.360 − 08	0.356 − 08	0.398 − 08
0.310 + 01	0.200 + 00	0.388 − 08	0.251 − 08	0.373 − 08	0.367 − 08	0.391 − 08
0.330 + 01	0.200 + 00	0.401 − 08	0.278 − 08	0.406 − 08	0.400 − 08	0.426 − 08
0.350 + 01	0.200 + 00	0.410 − 08	0.287 − 08	0.415 − 08	0.409 − 08	0.46 − 08
0.370 + 01	0.200 + 00	0.420 − 08	0.294 − 08	0.425 − 08	0.419 − 08	0.450 − 08
0.390 + 01	0.200 + 00	0.413 − 08	0.290 − 08	0.418 − 08	0.413 − 08	0.499 − 08
0.420 + 01	0.400 + 00	0.425 − 08	0.296 − 08	0.431 − 08	0.424 − 08	0.447 − 08
0.460 + 01	0.400 + 00	0.425 − 08	0.293 − 08	0.431 − 08	0.424 − 08	0.442 − 08
0.500 + 01	0.400 + 00	0.448 − 08	0.307 − 08	0.455 − 08	0.446 − 08	0.449 − 08
0.540 + 01	0.400 + 00	0.437 − 08	0.303 − 08	0.444 − 08	0.437 − 08	0.458 − 08
0.580 + 01	0.400 + 00	0.457 − 08	0.316 − 08	0.464 − 08	0.456 − 08	0.468 − 08
0.620 + 01	0.400 + 00	0.469 − 08	0.328 − 08	0.475 − 08	0.469 − 08	0.493 − 08
0.660 + 01	0.400 + 00	0.481 − 08	0.330 − 08	0.489 − 08	0.479 − 08	0.475 − 08
0.700 + 01	0.400 + 00	0.501 − 08	0.342 − 08	0.510 − 08	0.498 − 08	0.481 − 08

E/MeV	$\Delta E/\mathrm{MeV}$	组织（近似）	骨（股骨）	肌肉（ICRU）	参考人	A－150 塑料
0.740 + 01	0.400 + 00	0.529 − 08	0.367 − 08	0.537 − 08	0.526 − 08	0.515 − 08
0.780 + 01	0.400 + 00	0.522 − 08	0.374 − 08	0.529 − 08	0.522 − 08	0.559 − 08
0.820 + 01	0.400 + 00	0.517 − 08	0.364 − 08	0.252 − 08	0.516 − 08	0.531 − 08
0.860 + 01	0.400 + 00	0.534 − 08	0.371 − 08	0.542 − 08	0.531 − 08	0.523 − 08
0.900 + 01	0.400 + 00	0.544 − 08	0.387 − 08	0.551 − 08	0.542 − 08	0.561 − 08
0.940 + 01	0.400 + 00	0.548 − 08	0.397 − 08	0.555 − 08	0.548 − 08	0.589 − 08
0.980 + 01	0.400 + 00	0.561 − 08	0.400 − 08	0.568 − 08	0.559 − 08	0.573 − 08
0.105 + 02	0.100 + 01	0.574 − 08	0.408 − 08	0.582 − 08	0.571 − 08	0.577 − 08
0.115 + 02	0.100 + 01	0.616 − 08	0.439 − 08	0.624 − 08	0.611 − 08	0.602 − 08
0.125 + 02	0.100 + 01	0.614 − 08	0.448 − 08	0.621 − 08	0.612 − 08	0.636 − 08
0.135 + 02	0.100 + 01	0.638 − 08	0.467 − 08	0.645 − 08	0.635 − 08	0.656 − 08
0.145 + 02	0.100 + 01	0.663 − 08	0.489 − 08	0.670 − 08	0.659 − 08	0.689 − 08
0.155 + 02	0.100 + 01	0.682 − 08	0.511 − 08	0.687 − 08	0.679 − 08	0.734 − 08
0.165 + 02	0.100 + 01	0.691 − 08	0.521 − 08	0.695 − 08	0.688 − 08	0.761 − 08
0.175 + 02	0.100 + 01	0.701 − 08	0.528 − 08	0.705 − 08	0.698 − 08	0.769 − 08
0.185 + 02	0.100 + 01	0.711 − 08	0.537 − 08	0.715 − 08	0.708 − 08	0.784 − 08
0.195 + 02	0.100 + 01	0.724 − 08	0.547 − 08	0.727 − 08	0.720 − 08	0.793 − 08
0.210 + 02	0.200 + 01	0.739 − 08	0.565 − 08	0.742 − 08	0.735 − 08	0.820 − 08
0.230 + 02	0.200 + 01	0.737 − 08	0.574 − 08	0.739 − 08	0.735 − 08	0.836 − 08
0.250 + 02	0.200 + 01	0.733 − 08	0.581 − 08	0.734 − 08	0.732 − 08	0.851 − 08
0.270 + 02	0.200 + 01	0.735 − 08	0.591 − 08	0.736 − 08	0.736 − 08	0.858 − 08
0.290 + 02	0.200 + 01	0.723 − 08	0.595 − 08	0.726 − 08	0.726 − 08	0.871 − 08

1）表中的数字，例如 253 − 67 表示 0.253×10^{-7}。ΔE 是计算 K_f 的能量范围，例如 $E = 0.630 \times 10^{-7} \mathrm{MeV}$ 时，$\Delta E = 0.340 \times 10^{-7} \mathrm{MeV}$，表示 K_f 选取能量 $E \pm \frac{1}{2} \Delta E = (0.630 \pm 0.170) \times 10^{-7} \mathrm{MeV}$。

2）组织近似物、骨、肌肉、尼龙等材料成分可查材料组成百分比。

E/MeV	ΔE/MeV	尼龙(6 或 6/6 型)	有机玻璃（留西特）	液体肌肉等效材料	水	乙炔
0.110 − 04	0.600 − 05	0.484 − 12	0.108 − 12	0.148 − 12	0.146 − 12	0.105 − 12
0.200 − 04	0.120 − 04	0.371 − 11	0.178 − 12	0.122 − 11	0.241 − 12	0.173 − 12
0.360 − 04	0.200 − 04	0.298 − 11	0.308 − 12	0.113 − 11	0.415 − 12	0.300 − 12
0.630 − 04	0.340 − 04	0.261 − 11	0.529 − 12	0.122 − 11	0.714 − 12	0.516 − 12
0.110 − 03	0.600 − 04	0.260 − 11	0.917 − 12	0.156 − 11	0.124 − 11	0.894 − 12
0.200 − 03	0.120 − 03	0.312 − 11	0.166 − 11	0.237 − 11	0.224 − 11	0.162 − 11
0.360 − 03	0.200 − 03	0.444 − 11	0.298 − 11	0.392 − 11	0.402 − 11	0.290 − 11
0.630 − 03	0.340 − 03	0.694 − 11	0.520 − 11	0.662 − 11	0.701 − 11	0.507 − 11
0.110 − 02	0.600 − 03	0.115 − 11	0.906 − 11	0.114 − 11	0.122 − 10	0.883 − 11
0.200 − 02	0.120 − 02	0.202 − 10	0.164 − 11	0.204 − 11	0.221 − 10	0.160 − 10
0.360 − 02	0.200 − 02	0.357 − 10	0.292 − 10	0.362 − 10	0.394 − 10	0.285 − 10
0.630 − 02	0.340 − 02	0.612 − 10	0.503 − 10	0.622 − 10	0.667 − 10	0.490 − 10
0.110 − 01	0.600.02	0.104 − 09	0.853 − 10	0.106 − 09	0.115 − 09	0.833 − 10
0.200 − 01	0.120 − 01	0.179 − 09	0.148 − 09	0.183 − 09	0.199 − 09	0.144 − 09
0.360 − 01	0.200 − 01	0.297 − 09	0.246 − 09	0.303 − 09	0.330 − 09	0.240 − 09
0.630 − 01	0.340 − 01	0.462 − 09	0.382 − 09	0.470 − 09	0.512 − 09	0.374 − 09
0.820 − 01	0.400 − 02	0.558 − 09	0.462 − 09	0.567 − 09	0.617 − 09	0.453 − 09
0.860 − 01	0.400 − 02	0.577 − 09	0.478 − 09	0.587 − 09	0.638 − 09	0.468 − 09
0.900 − 01	0.400 − 02	0.595 − 09	0.493 − 09	0.605 − 09	0.658 − 09	0.483 − 09
0.940 − 01	0.400 − 02	0.614 − 09	0.509 − 09	0.624 − 09	0.678 − 09	0.498 − 09
0.980 − 01	0.400 − 02	0.631 − 09	0.523 − 09	0.641 − 09	0.697 − 09	0.512 − 09
0.105 + 00	0.100 − 01	0.661 − 09	0.548 − 09	0.672 − 09	0.730 − 09	0.537 − 09
0.115 + 00	0.100 − 01	0.701 − 09	0.582 − 09	0.713 − 09	0.775 − 09	0.570 − 09
0.125 + 00	0.100 − 01	0.740 − 09	0.615 − 09	0.752 − 09	0.817 − 09	0.602 − 09
0.135 + 00	0.100 − 01	0.777 − 09	0.646 − 09	0.790 − 09	0.858 − 09	0.633 − 09
0.145 + 00	0.100 − 01	0.813 − 09	0.675 − 09	0.826 − 09	0.897 − 09	0.662 − 09
0.155 + 00	0.100 − 01	0.846 − 09	0.704 − 09	0.860 − 09	0.934 − 09	0.690 − 09

374

E/MeV	$\Delta E/\mathrm{MeV}$	尼龙(6 或 6/6 型)	有机玻璃（留西特）	液体肌肉等效材料	水	乙炔
0.165 + 00	0.100 − 01	0.878 − 09	0.730 − 09	0.892 − 09	0.969 − 09	0.716 − 09
0.175 + 00	0.100 − 01	0.910 − 09	0.757 − 09	0.924 − 09	0.100 − 08	0.742 − 09
0.185 + 00	0.100 − 01	0.939 − 09	0.782 − 09	0.954 − 09	0.104 − 08	0.767 − 09
0.195 + 00	0.100 − 01	0.968 − 09	0.806 − 09	0.983 − 09	0.107 − 08	0.790 − 09
0.210 + 00	0.200 − 01	0.101 − 08	0.841 − 09	0.103 − 08	0.111 − 08	0.825 − 09
0.230 + 00	0.200 − 01	0.106 − 08	0.886 − 09	0.108 − 08	0.117 − 08	0.869 − 09
0.250 + 00	0.200 − 01	0.111 − 08	0.929 − 09	0.113 − 08	0.123 − 08	0.911 − 09
0.270 + 00	0.200 − 01	0.116 − 08	0.970 − 09	0.118 − 08	0.128 − 08	0.951 − 09
0.290 + 00	0.200 − 01	0.121 − 08	0.101 − 08	0.123 − 08	0.134 − 08	0.989 − 09
0.310 + 00	0.200 − 01	0.125 − 08	0.105 − 08	0.128 − 08	0.139 − 08	0.103 − 08
0.330 + 00	0.200 − 01	0.129 − 08	0.109 − 08	0.132 − 08	0.144 − 08	0.106 − 08
0.350 + 00	0.200 − 01	0.133 − 08	0.112 − 08	0.137 − 08	0.149 − 08	0.109 − 08
0.370 + 00	0.200 − 01	0.137 − 08	0.116 − 08	0.142 − 08	0.155 − 08	0.112 − 08
0.390 + 00	0.200 − 01	0.142 − 08	0.120 − 08	0.148 − 08	0.162 − 08	0.116 − 08
0.420 + 00	0.400 − 01	0.149 − 08	0.128 − 08	0.163 − 08	0.178 − 08	0.120 − 08
0.460 + 00	0.400 − 01	0.154 − 08	0.132 − 08	0.164 − 08	0.179 − 08	0.126 − 08
0.500 + 00	0.400 − 01	0.160 − 08	0.133 − 08	0.160 − 08	0.174 − 08	0.131 − 08
0.540 + 00	0.400 − 01	0.165 − 08	0.138 − 08	0.165 − 08	0.179 − 08	0.136 − 08
0.580 + 00	0.400 − 01	0.171 − 08	0.143 − 08	0.171 − 08	0.185 − 08	0.141 − 08
0.620 + 00	0.400 − 01	0.177 − 08	0.148 − 08	0.177 − 08	0.192 − 08	0.146 − 08
0.660 + 00	0.400 − 01	0.184 − 08	0.152 − 08	0.183 − 08	0.198 − 08	0.151 − 08
0.700 + 00	0.400 − 01	0.188 − 08	0.157 − 08	0.189 − 08	0.204 − 08	0.155 − 08
0.740 + 00	0.400 − 01	0.193 − 08	0.161 − 08	0.194 − 08	0.210 − 08	0.159 − 08
0.780 + 00	0.400 − 01	0.197 − 08	0.165 − 08	0.199 − 08	0.216 − 08	0.163 − 08
0.820 + 00	0.400 − 01	0.202 − 08	0.170 − 08	0.205 − 08	0.222 − 08	0.167 − 08

E/MeV	$\Delta E/\mathrm{MeV}$	尼龙(6 或 6/6 型)	有机玻璃（留西特）	液体肌肉等效材料	水	乙炔
0.880 + 00	0.400 − 01	0.207 − 08	0.174 − 08	0.210 − 08	0.228 − 08	0.171 − 08
0.900 + 00	0.400 − 01	0.212 − 08	0.179 − 08	0.217 − 08	0.235 − 08	0.175 − 08
0.940 + 00	0.400 − 01	0.217 − 08	0.185 − 08	0.227 − 08	0.247 − 08	0.178 − 08
0.980 + 00	0.400 − 01	0.224 − 08	0.195 − 08	0.246 − 08	0.269 − 08	0.182 − 08
0.105 + 01	0.100 + 00	0.231 − 08	0.199 − 08	0.249 − 08	0.271 − 08	0.188 − 08
0.115 + 01	0.100 + 00	0.239 − 08	0.202 − 08	0.246 − 08	0.267 − 08	0.196 − 08
0.125 + 01	0.100 + 00	0.248 − 08	0.210 − 08	0.256 − 08	0.278 − 08	0.204 − 08
0.135 + 01	0.100 + 00	0.260 − 08	0.217 − 08	0.265 − 08	0.287 − 08	0.211 − 08
0.145 + 01	0.100 + 00	0.267 − 08	0.222 − 08	0.269 − 08	0.291 − 08	0.218 − 08
0.155 + 01	0.100 + 00	0.274 − 08	0.229 − 08	0.277 − 08	0.300 − 08	0.225 − 08
0.165 + 01	0.100 + 00	0.282 − 08	0.236 − 08	0.288 − 08	0.312 − 08	0.231 − 08
0.175 + 01	0.100 + 00	0.290 − 08	0.241 − 08	0.291 − 08	0.315 − 08	0.237 − 08
0.185 + 01	0.100 + 00	0.297 − 08	0.249 − 08	0.303 − 08	0.328 − 08	0.243 − 08
0.195 + 01	0.100 + 00	0.302 − 08	0.252 − 08	0.304 − 08	0.329 − 08	0.248 − 08
0.210 + 01	0.200 + 00	0.317 − 08	0.264 − 08	0.313 − 08	0.338 − 08	0.263 − 08
0.230 + 01	0.200 + 00	0.325 − 08	0.268 − 08	0.318 − 08	0.342 − 08	0.269 − 08
0.250 + 01	0.200 + 00	0.339 − 08	0.280 − 08	0.331 − 08	0.356 − 08	0.281 − 08
0.270 + 01	0.200 + 00	0.358 − 08	0.295 − 08	0.346 − 08	0.370 − 08	0.298 − 08
0.290 + 01	0.200 + 00	0.384 − 08	0.317 − 08	0.359 − 08	0.382 − 08	0.326 − 08
0.310 + 01	0.200 + 00	0.382 − 08	0.313 − 08	0.373 − 08	0.399 − 08	0.313 − 08
0.330 + 01	0.200 + 00	0.415 − 08	0.348 − 08	0.406 − 08	0.433 − 08	0.349 − 08
0.350 + 01	0.200 + 00	0.434 − 08	0.362 − 08	0.415 − 08	0.440 − 08	0.368 − 08
0.370 + 01	0.200 + 00	0.438 − 08	0.367 − 08	0.425 − 08	0.352 − 08	0.370 − 08
0.390 + 01	0.200 + 00	0.439 − 08	0.360 − 08	0.416 − 08	0.443 − 08	0.365 − 08
0.420 + 01	0.400 + 00	0.441 − 08	0.360 − 08	0.431 − 08	0.460 − 08	0.357 − 08
0.460 + 01	0.400 + 00	0.433 − 08	0.354 − 08	0.431 − 08	0.463 − 08	0.348 − 08
0.500 + 01	0.400 + 00	0.441 − 08	0.367 − 08	0.455 − 08	0.492 − 08	0.353 − 08
0.540 + 01	0.400 + 00	0.446 − 08	0.366 − 08	0.444 − 08	0.478 − 08	0.361 − 08
0.580 + 01	0.400 + 00	0.456 − 08	0.379 − 08	0.464 − 08	0.502 − 08	0.369 − 08

E/MeV	ΔE/MeV	尼龙(6 或 6/6 型)	有机玻璃 （留西特）	液体肌肉 等效材料	水	乙炔
0.620 + 01	0.400 + 00	0.479 – 08	0.398 – 08	0.475 – 08	0.510 – 08	0.395 – 08
0.660 + 01	0.400 + 00	0.464 – 08	0.389 – 08	0.489 – 08	0.531 – 08	0.370 – 08
0.700 + 01	0.400 + 00	0.473 – 08	0.399 – 08	0.510 – 08	0.556 – 08	0.373 – 08
0.740 + 01	0.400 + 00	0.506 – 08	0.432 – 08	0.538 – 08	0.583 – 08	0.409 – 08
0.780 + 01	0.400 + 00	0.540 – 08	0.458 – 08	0.529 – 08	0.564 – 08	0.460 – 08
0.820 + 01	0.400 + 00	0.516 – 08	0.436 – 08	0.525 – 08	0.565 – 08	0.426 – 08
0.860 + 01	0.400 + 00	0.512 – 08	0.436 – 08	0.542 – 08	0.588 – 08	0.414 – 08
0.900 + 01	0.400 + 00	0.544 – 08	0.465 – 08	0.551 – 08	0.592 – 08	0.457 – 08
0.940 + 01	0.400 + 00	0.568 – 08	0.485 – 08	0.555 – 08	0.591 – 08	0.489 – 08
0.980 + 01	0.400 + 00	0.558 – 08	0.477 – 08	0.568 – 08	0.610 – 08	0.467 – 08
0.105 + 02	0.100 + 01	0.564 – 08	0.483 – 08	0.582 – 08	0.626 – 08	0.467 – 08
0.115 + 02	0.100 + 01	0.592 – 08	0.514 – 08	0.625 – 08	0.672 – 08	0.491 – 08
0.125 + 02	0.100 + 01	0.621 – 08	0.534 – 08	0.622 – 08	0.661 – 08	0.528 – 08
0.135 + 02	0.100 + 01	0.642 – 08	0.556 – 08	0.646 – 08	0.686 – 08	0.548 – 08
0.145 + 02	0.100 + 01	0.674 – 08	0.588 – 08	0.670 – 08	0.709 – 08	0.585 – 08
0.155 + 02	0.100 + 01	0.713 – 08	0.626 – 08	0.688 – 08	0.721 – 08	0.636 – 08
0.165 + 02	0.100 + 01	0.737 – 08	0.647 – 08	0.696 – 08	0.726 – 08	0.667 – 08
0.175 + 02	0.100 + 01	0.746 – 08	0.656 – 08	0.706 – 08	0.736 – 08	0.676 – 08
0.185 + 02	0.100 + 01	0.761 – 08	0.671 – 08	0.716 – 08	0.745 – 08	0.692 – 08
0.195 + 02	0.100 + 01	0.771 – 08	0.681 – 08	0.729 – 08	0.757 – 08	0.701 – 08
0.210 + 02	0.200 + 01	0.797 – 08	0.706 – 08	0.743 – 08	0.769 – 08	0.733 – 08
0.230 + 02	0.200 + 01	0.810 – 08	0.717 – 08	0.741 – 08	0.762 – 08	0.752 – 08
0.250 + 02	0.200 + 01	0.822 – 08	0.726 – 08	0.735 – 08	0.752 – 08	0.772 – 08
0.270 + 02	0.200 + 01	0.827 – 08	0.733 – 08	0.738 – 08	0.753 – 08	0.780 – 08
0.290 + 02	0.200 + 01	0.836 – 08	0.738 – 08	0.724 – 08	0.734 – 08	0.798 – 08

附录3 点源γ射线减弱倍数K所需的物质厚度

表3-1 各向同性点源γ射线减弱倍数K所需的铁厚度/cm

铁,ρ=7.8g/cm³ E_γ/MeV \ K	0.25	0.5	0.662	1.0	1.25	1.5	1.75	2.0	2.5	3.0	4.0	5.0	6.0	8.0	10.0
1.5	1.20	1.84	2.00	2.23	2.36	2.47	2.55	2.60	2.63	2.66	2.62	2.55	2.45	2.30	2.16
2.0	1.73	2.66	2.94	3.36	3.60	3.80	3.96	4.08	4.20	4.29	4.31	4.24	4.12	3.90	3.58
5.0	3.16	4.86	5.46	6.41	6.96	7.44	7.84	8.17	8.60	8.92	9.23	9.28	9.17	8.55	8.46
8.0	3.84	5.89	6.64	7.82	8.52	9.13	9.66	10.1	10.7	11.1	11.6	11.7	11.7	11.3	10.9
10	4.15	6.36	7.18	8.47	9.24	9.91	10.5	11.0	11.6	12.1	12.7	12.9	12.8	12.5	12.0
20	5.09	7.79	8.80	10.4	11.4	12.3	13.0	13.6	14.5	15.2	16.0	16.4	16.4	16.1	15.5
30	5.63	8.59	9.72	11.5	12.6	13.6	14.4	15.1	16.2	17.0	18.0	18.4	18.4	18.1	17.6
40	6.01	9.16	10.4	12.3	13.5	14.5	15.4	16.2	17.3	18.2	19.3	19.8	19.7	19.6	19.0
50	6.30	9.59	10.9	12.9	14.1	15.2	16.2	17.0	18.2	19.2	20.3	20.9	21.0	20.7	20.2
60	6.54	9.94	11.3	13.4	14.7	15.8	16.8	17.7	18.9	19.9	21.2	21.7	21.9	21.6	21.1
80	6.91	10.5	11.9	14.1	15.5	16.7	17.8	18.7	20.1	21.1	22.5	23.1	23.3	23.1	22.5

（续）

铁，$\rho=7.8\text{g/cm}^3$

K \ E_γ/MeV	0.25	0.5	0.662	1.0	1.25	1.5	1.75	2.0	2.5	3.0	4.0	5.0	6.0	8.0	10.0
1.0×10^2	7.20	10.9	12.4	14.7	16.2	17.4	18.6	19.5	20.9	22.1	23.5	24.2	24.4	24.2	23.6
2.0×10^2	8.08	12.2	13.8	16.5	18.1	19.6	20.9	22.0	23.6	24.9	26.6	27.5	27.8	27.6	27.4
5.0×10^2	9.21	13.9	15.8	18.8	20.7	22.4	23.9	25.1	27.1	28.6	30.7	31.7	32.2	32.2	31.6
1.0×10^3	10.1	15.1	17.2	20.5	22.6	24.5	26.1	27.5	29.7	31.4	33.7	34.9	35.5	35.5	34.9
2.0×10^3	10.9	16.4	18.6	22.2	24.5	26.5	28.3	29.9	32.3	34.2	36.7	38.1	38.7	38.0	38.3
5.0×10^3	12.0	18.0	20.4	24.5	27.0	29.2	31.2	32.9	35.6	37.8	40.7	42.3	43.0	43.3	42.8
1.0×10^4	12.9	19.2	21.8	26.1	28.8	31.2	33.4	35.3	38.2	40.5	43.6	45.4	46.2	46.6	46.1
2.0×10^4	13.7	20.4	23.2	27.8	30.7	33.6	35.6	37.6	40.7	43.2	46.6	48.5	49.5	49.9	49.4
5.0×10^4	14.8	22.0	25.0	30.0	33.1	35.9	38.4	40.6	44.0	46.7	50.4	52.6	53.7	54.3	53.8
1.0×10^5	15.6	23.2	26.3	31.6	34.9	37.9	40.5	42.8	46.5	49.4	53.6	55.7	56.9	57.6	57.1
2.0×10^5	16.4	24.4	27.7	33.2	36.7	39.9	42.7	45.1	48.9	52.0	56.3	58.7	60.0	60.8	60.4
5.0×10^5	17.5	25.9	29.5	35.4	39.1	42.5	45.5	48.1	52.2	55.5	60.1	62.8	64.2	65.1	64.7
1.0×10^6	18.3	27.1	30.8	37.0	40.9	44.4	47.6	50.3	54.7	58.2	63.0	65.8	67.3	68.4	68.0
2.0×10^6	19.1	28.3	32.1	38.6	42.7	46.4	49.7	52.6	57.1	60.8	65.8	68.8	70.5	71.6	71.3

铁，$\rho = 7.8g/cm^3$

K ＼ E_γ/MeV	0.25	0.5	0.662	1.0	1.25	1.5	1.75	2.0	2.5	3.0	4.0	5.0	6.0	8.0	10.0
5.0×10^6	20.1	29.8	33.9	40.7	45.1	48.9	52.5	55.5	60.3	64.2	69.6	72.8	74.6	75.9	75.6
1.0×10^7	20.9	31.0	35.2	42.3	46.8	50.9	54.5	57.7	62.8	66.8	72.5	75.9	77.7	79.1	78.8
2.0×10^7	21.7	32.1	36.5	43.9	48.6	52.8	56.6	59.9	65.2	69.4	75.3	78.9	80.8	82.3	82.1
5.0×10^7	22.8	33.7	38.2	46.0	50.9	55.4	59.4	62.8	68.4	72.8	79.1	82.8	84.9	86.5	86.3

表 3－2 各向同性点源 γ 射线减弱倍数 K 所需的铅厚度/cm

铅，$\rho = 11.34g/cm^3$

K ＼ E_γ/MeV	0.25	0.5	0.662	1.0	1.25	1.5	1.75	2.0	2.5	3.0	4.0	5.0	6.0	8.0	10.0
1.5	0.07	0.30	0.47	0.79	0.97	1.11	1.20	1.23	1.25	1.23	1.15	1.06	1.00	0.89	0.82
2.0	0.11	0.50	0.78	1.28	1.58	1.80	1.96	2.03	2.07	2.06	1.95	1.81	1.70	1.53	1.40
5.0	0.26	1.10	1.68	2.74	3.36	3.84	4.19	4.38	4.54	4.58	4.42	4.16	3.94	3.56	3.28

（续）

铅，$\rho = 11.34 \text{g/cm}^3$

K ＼ E_γ/MeV	0.25	0.5	0.662	1.0	1.25	1.5	1.75	2.0	2.5	3.0	4.0	5.0	6.0	8.0	10.0
8.0	0.33	1.40	2.13	3.45	4.22	4.83	5.27	5.52	5.76	5.82	5.66	5.35	5.08	4.61	4.25
10	0.37	1.54	2.34	3.78	4.62	5.29	5.78	6.05	6.32	6.40	6.25	5.92	5.63	5.11	4.71
20	0.48	1.97	2.98	4.80	5.85	6.70	7.32	7.68	8.06	8.19	8.04	7.66	7.31	6.67	6.16
30	0.54	2.22	3.35	5.38	6.56	7.51	8.21	8.62	9.05	9.22	9.08	8.67	8.29	7.58	7.01
40	0.59	2.40	3.61	5.79	7.06	8.08	8.83	9.28	9.76	9.94	9.81	9.39	8.99	8.23	7.62
50	0.62	2.54	3.81	6.11	7.45	8.51	9.31	9.78	10.3	10.5	10.4	9.95	9.53	8.73	8.09
60	0.65	2.65	3.98	6.37	7.76	8.87	9.71	10.2	10.7	11.0	10.8	10.4	9.97	9.15	8.48
80	0.69	2.82	4.23	6.77	8.25	9.43	10.3	10.9	11.4	11.7	11.6	11.1	10.7	9.81	9.09
1.0×10^2	0.73	2.96	4.43	7.09	8.63	9.87	10.8	11.4	12.0	12.2	12.1	11.7	11.2	10.3	9.56
2.0×10^2	0.83	3.38	5.05	8.06	9.81	11.2	12.3	12.9	13.6	13.9	13.9	13.4	12.9	11.9	11.1
5.0×10^2	0.98	3.93	5.86	9.33	11.3	13.0	14.2	14.9	15.8	16.2	16.1	15.6	15.1	14.0	13.1
1.0×10^3	1.08	4.34	6.48	10.3	12.5	14.3	15.6	16.4	17.4	17.8	17.9	17.3	16.8	15.6	14.6

（续）

铅，$\rho = 11.34\,\text{g/cm}^3$

E_γ/MeV \ K	0.25	0.5	0.662	1.0	1.25	1.5	1.75	2.0	2.5	3.0	4.0	5.0	6.0	8.0	10.0
2.0×10^3	1.19	4.75	7.08	11.2	13.6	15.6	17.0	17.9	19.0	19.5	19.6	19.0	18.4	17.2	16.1
5.0×10^3	1.33	5.30	7.88	12.5	15.1	17.3	18.9	19.9	21.1	21.7	21.8	21.2	20.6	19.3	18.2
1.0×10^4	1.44	5.71	8.49	13.4	16.3	18.6	20.3	21.4	22.7	23.3	23.5	22.9	22.3	20.9	19.7
2.0×10^4	1.54	6.12	9.09	14.3	17.4	19.8	21.7	22.9	24.3	25.0	25.1	24.6	23.9	22.5	21.3
5.0×10^4	1.68	6.66	9.88	15.6	18.9	21.5	23.6	24.8	26.3	27.1	27.3	26.8	26.1	24.7	23.4
1.0×10^5	1.79	7.07	10.5	16.5	20.0	22.8	25.0	26.3	27.9	28.7	29.0	28.4	27.7	26.3	25.0
2.0×10^5	1.89	7.48	11.1	17.4	21.1	24.1	26.3	27.8	29.5	30.3	30.8	30.1	29.4	27.9	26.5
5.0×10^5	2.03	8.01	11.9	18.7	22.6	25.7	28.2	29.7	31.5	32.5	32.8	32.3	31.6	30.0	28.6
1.0×10^6	2.14	8.42	12.5	19.6	23.7	27.0	29.6	31.2	33.1	34.1	34.5	33.9	33.2	31.6	30.2
2.0×10^6	2.24	8.83	13.1	20.5	24.8	28.3	30.9	32.6	34.6	35.7	36.1	35.5	34.8	33.3	31.8
5.0×10^6	2.38	9.37	13.8	21.7	26.3	29.9	32.7	34.5	36.7	37.8	38.3	37.7	37.0	35.4	34.0
1.0×10^7	2.49	9.77	14.4	22.6	27.4	31.2	34.1	36.0	38.2	39.4	39.9	39.3	38.6	37.0	35.6
2.0×10^7	2.60	10.2	15.0	23.6	28.5	32.4	35.5	37.4	39.7	40.9	41.5	41.0	40.2	38.6	37.2
5.0×10^7	2.73	10.7	15.8	24.8	30.0	34.1	37.3	39.3	41.7	43.0	43.7	43.1	42.4	40.7	39.3

附录4 核爆炸落下灰当量吸收厚度 $D_{当}$（mg/cm²）

爆后时间/h	$D_{当}$	爆后时间/h	$D_{当}$	爆后时间/h	$D_{当}$
4	158	25	114	150	49
5	162	30	96.5	200	51
6	163	34	87	250	53.5
7	162	40	78	300	56.5
8	161	50	67	340	59.5
9	159	60	61.5	400	63
10	157	70	57	500	69
12	153	80	55	600	75
15	145	90	53	700	80
18	137	100	51	780	84
20	130	120	49.6		

附录5 γ能谱分析核素快速检索表

半衰期单位:min – minutes(分)

　　　　　　h – hours(小时)

　　　　　　d – days(天)

　　　　　　a – yesrs(年)

能量/keV	核素名称	半衰期	分支比/(%)	能量/keV	核素名称	半衰期	分支比/(%)
13.60	Pu – 239	24119.000a	4.40	81.00	Ba – 133	3981.00d	32.92
13.85	Ba – 140	12.789d	1.20	81.00	Xe – 133	5.240d	37.00
14.41	Co – 57	270.900d	9.54	86.50	Np – 237	0.214a	12.60
22.16	Cd – 109	462.600d	86.00	86.54	Eu – 155	1741.000d	30.80
24.94	Cd – 109	462.600d	17.00	86.79	Tb – 160	72.300d	13.20
26.35	Am – 241	432.200a	2.40	88.03	Cd – 109	426.600d	3.61
27.40	Sb – 125	2.730a	61.92	91.10	Nd – 147	10.980d	27.90
29.97	Ba – 140	12.789d	10.73	92.38	Th – 234	4.70×10^9	2.73
31.00	Sb – 125	2.730a	12.89	92.80	Th – 234	4.70×10^9	2.69
31.82	Cs – 137	30.174a	1.96	94.67	Pu – 239	24119.000a	0.37
32.19	Cs – 137	30.174a	3.61	97.43	Sm – 153	46.700h	0.73
35.50	Sb – 125	2.730a	4.28	97.43	Gd – 153	241.600d	27.60
36.40	Cs – 137	30.174a	1.31	98.44	Pu – 239	24119.000a	0.59
42.80	Eu – 154	3127.000d	28.47	100.10	Ta – 182	114.740d	14.10
46.52	Pb – 210	22.300d	4.05	103.18	Gd – 153	241.600d	19.60
49.41	Np – 239	2.355d	0.10	103.18	Sm – 153	46.700h	28.30
51.62	Pu – 239	24119.000a	0.27	105.31	Eu – 155	1741.000d	20.50
59.54	Am – 241	432.200a	35.90	106.12	Np – 239	2.355d	22.86
59.54	U – 237	6.750d	33.48	112.95	Lu – 177	6.710d	6.40
60.01	Eu – 155	1741.000d	1.14	121.12	Se – 75	119.770d	17.32

能量/keV	核素名称	半衰期	分支比/（%）	能量/keV	核素名称	半衰期	分支比/（%）
63.29	Th－234	4.70×10^9 a	3.83	121.78	Eu－152	4868.600d	28.32
67.75	Ta－182	114.740d	42.30	122.06	Co－57	270.900d	85.59
67.88	Np－239	2.355d	0.90	123.14	Eu－154	3127.000d	40.50
72.00	W－187	23.900h	10.77	123.80	Ba－131	11.800d	29.05
79.62	Xe－133	5.240d	0.60	129.30	Pu－239	24119.000a	0.64
80.11	Ce－144	284.300d	1.60	133.02	Hf－181	42.400d	41.00
80.18	I－131	8.040d	2.62	133.54	Ce－144	284.300d	10.80
134.25	W－187	23.900h	8.56	233.18	Xe－133M	2.190d	10.30
136.00	Se－75	119.770d	58.98	234.68	Zr－95	64.020d	0.20
136.25	Hf－181	42.400d	6.90	236.00	Th－227	21.733a	11.05
136.48	Co－57	270.900d	10.61	238.63	Pb－212	1.40×10^{10} a	44.60
140.51	Tc－99M	0.250d	88.90	240.98	Ra－224	1.40×10^{10} a	3.95
142.65	Fe－59	44.496d	1.02	241.98	Pb－214	1600.000a	9.00
143.21	Np－237	0.214a	0.42	244.70	Eu－152	4868.600d	7.51
143.76	U－235	0.738a	10.93	248.04	Eu－154	3127.000d	6.59
145.44	Ce－141	32.500d	48.44	249.44	Ba－131	11.800d	2.80
151.17	Kr－85M	0.187d	75.08	249.79	Xe－135	9.083h	89.90
158.20	Xe－135	9.083h	0.29	252.45	Eu－154	3127.000d	0.10
162.64	Ba－140	12.789d	6.21	255.06	Sn－113	115.090d	1.82
163.33	U－235	0.704a	5.00	256.25	Th－227	21.773a	6.71
163.93	Xe－131M	12.000d	1.96	258.41	Xe－138	14.080min	31.50
164.10	Ba－139	84.600min	22.05	258.79	Pb－214	1600.000a	0.55
165.85	Ce－139	137.700d	79.95	264.66	Se－75	119.770d	59.10
172.62	Sb－125	2.730a	0.18	273.70	Bi－214	1600.000a	0.18
176.33	Sb－125	2.730a	6.79	274.53	Pb－214	1600.000a	0.33
176.56	Cs－136	13.160d	13.59	276.40	Ba－133	3981.000d	7.32

能量/keV	核素名称	半衰期	分支比/（%）	能量/keV	核素名称	半衰期	分支比/（%）
181.06	Mo－99	2.751d	6.52	277.60	Np－239	2.355d	14.20
185.72	U－235	0.738a	57.50	279.19	Hg－203	46.620d	81.55
186.21	Ra－226	1600.000a	3.28	279.54	Se－75	119.770d	25.18
192.35	Fe－59	44.496d	3.08	282.52	Yb－175	4.190d	3.10
196.32	Kr－88	0.120d	26.30	284.29	I－131	8.040d	6.06
205.31	U－235	0.704a	5.03	293.26	Ce－143	1.380d	42.00
208.01	U－237	6.750d	21.67	295.21	Pb－214	1600.000a	19.70
208.36	Lu－177	6.710d	11.00	295.94	Eu－152	4868.600d	0.45
209.75	Np－239	2.355d	32:70	298.57	Tb－160	72.300d	26.90
216.09	Ba－131	11.800d	19.90	300.09	Pb－212	1.40×10^{10}a	3.41
220.90	Kr－89	3.170min	20.40	302.85	Ba－133	3981.000d	18.71
228.16	Te－132	78.200h	88.20	304.84	Ba－140	12.789d	4.30
228.18	Np－239	2.355d	10.79	304.86	Kr－85M	0.187d	13.70
312.40	K－42	0.510d	0.18	402.58	Kr－87	76.310min	49.60
314.20	Pb－214	1600.000a	0.79	405.74	Bi－214	1600.000a	0.17
319.41	Nd－147	10.980d	1.95	407.99	Xe－135	9.083h	0.36
320.08	Cr－51	27.700d	9.83	411.12	Eu－152	4868.600d	2.27
328.77	La－140	40.220h	20.50	411.80	Au－198	2.696d	95.51
329.43	Eu－152	4868.000d	0.15	413.71	Pu－239	24119.000a	0.15
333.03	Au－196	6.183d	22.85	414.70	Sb－126	12.400d	83.30
334.31	Np－239	2.355d	2.04	416.05	Eu－152	4868.600d	0.11
338.40	Ac－228	1.40×10^{10}a	11.40	426.50	Bi－214	1600.000a	0.11
340.57	Cs－136	13.160d	48.55	427.89	Sb－125	2.730a	29.44
344.28	Eu－152	4868.600d	22.67	433.95	Ag－108M	46385.000d	90.70
345.95	Hf－181	42.400d	12.00	434.56	Xe－138	14.080min	20.30
351.92	Pb－214	1600.000a	38.90	439.90	Nd－147	10.980d	1.20

能量/keV	核素名称	半衰期	分支比/(%)	能量/keV	核素名称	半衰期	分支比/(%)
355.73	Au－196	6.183d	86.90	443.98	Eu－152	4868.600d	3.12
356.01	Ba－133	3981.000d	62.58	454.77	Bi－214	1600.000a	0.32
358.39	Xe－135	9.083h	0.22	462.10	Pb－214	1600.000a	0.17
361.85	I－135	6.610h	0.19	462.79	Cs－138	32.200min	30.70
362.23	Kr－88	0.120d	2.28	463.38	Sb－125	2.730a	10.45
363.50	Kr－88	0.120d	0.49	469.69	Bi－214	1600.000a	0.13
363.93	Cs－138	32.200min	0.24	474.38	Bi－214	1600.000a	0.12
364.48	I－131	8.040d	81.24	477.59	Be－7	53.300d	1.03
365.29	Cs－138	32.200min	0.19	479.57	W－187	23.900h	21.13
367.79	Eu－152	4868.600d	0.87	480.42	Pb－214	1600.000a	0.34
373.25	Ba－131	11.800d	13.30	482.16	Hf－181	42.400d	83.00
375.05	Pu－239	24119.000a	0.16	487.03	La－140	40.220h	45.50
380.44	Sb－125	2.730a	1.52	487.08	Pb－214	1600.000a	0.44
383.85	Ba－133	3981.000d	8.89	488.66	Eu－152	4868.600d	0.42
387.00	Bi－214	1600.000a	0.37	496.28	Ba－131	11.800d	43.78
389.10	Bi－214	1600.000a	0.41	497.08	Ru－103	39.350d	89.50
391.69	Sn－113	115.090d	64.16	497.50	Kr－89	3.170min	6.80
396.32	Yb－175	4.190d	6.50	503.39	Eu－152	4868.000d	0.16
400.66	Se－75	119.770d	11.56	510.57	I－133	20.800h	1.84
511.00	Co－56	78.760d	18.60	600.56	Sb－125	2.730a	17.78
511.00	Cu－64	0.529d	37.10	602.73	Sb－124	60.200d	97.80
511.00	Na－22	950.400d	90.00	604.70	Cs－134	753.100d	97.56
511.00	Y－88	106.660d	0.40	606.64	Sb－125	2.730a	5.02
511.00	Zn－65	244.100d	2.83	608.19	Xe－135	9.083h	2.87
511.85	Ru－106	368.200d	20.60	609.31	Bi－214	1600.000a	43.30
513.99	Kr－85	10.720a	0.43	610.33	Ru－103	39.350d	5.64

能量/keV	核素名称	半衰期	分支比/（%）	能量/keV	核素名称	半衰期	分支比/（%）
513.99	Sr－85	64.840d	98.30	616.20	Ru－106	368.200d	0.70
526.56	Xe－135M	15.650min	80.51	618.28	W－187	23.900h	6.07
529.89	I－133	20.800h	87.30	619.07	Br－82	1.470d	4.31
531.02	Nd－147	10.980d	13.09	621.79	I－134	52.600min	10.59
533.69	Pb－214	1600.000a	0.19	621.84	Ru－106	368.200d	9.81
537.32	Ba－140	12.789d	24.39	635.90	Sb－125	2.730a	11.32
546.94	Cs－138	32.200min	10.76	636.97	I－131	8.040d	7.27
551.52	W－187	23.900h	4.92	645.86	Sb－124	60.200d	7.38
554.32	Br－82	1.470d	70.60	652.30	Sr－91	9.520h	2.97
555.61	Y－91M	9.520h	56.10	652.90	Sr－91	9.520h	8.02
557.04	Ru－103	39.350d	0.83	653.00	Sr－91	9.520h	0.37
559.10	As－76	26.320h	45.00	656.48	Eu－152	4868.600d	0.15
563.23	Cs－134	753.100d	8.38	657.05	As－76	26.320h	6.17
563.23	As－76	26.320h	1.20	657.71	Rb－89	15.200min	10.10
564.00	Sb－122	2.714d	71.20	657.76	Ag－110M	249.760d	94.64
564.02	Eu－152	4868.600d	0.49	661.66	Cs－137	30.174a	85.21
566.42	Eu－152	4868.600d	0.13	665.45	Bi－214	1600.000a	1.25
569.32	Cs－134	753.100d	15.43	666.31	Sb－126	12.400d	99.60
569.67	Bi－207	38.000a	97.80	667.69	I－132	2.300h	98.70
580.15	Pb－214	1600.000a	0.37	671.15	Eu－152	4868.600d	0.23
583.19	Tl－208	1.40×10^{10}a	85.77	675.89	Au－198	2.696d	0.80
585.80	Kr－89	3.170min	16.90	685.74	W－187	23.900h	26.39
586.29	Eu－152	4868.600d	0.46	685.90	Nd－147	10.980d	0.81
591.74	Eu－154	3127.000d	4.84	692.60	Sb－122	2.714d	3.90
595.36	I－134	52.600min	11.16	695.00	Sb－126	12.400d	99.60
696.49	Ce－144	284.300d	1.48	795.85	Cs－134	753.100d	85.44

能量/keV	核素名称	半衰期	分支比/(%)	能量/keV	核素名称	半衰期	分支比/(%)
697.00	Sb – 126	12.400d	29.00	801.93	Cs – 134	753.100d	8.73
697.49	Pr – 144	284.300d	1.48	810.77	Co – 58	70.820d	99.45
698.33	Br – 82	1.470d	27.90	815.80	La – 140	40.220h	23.50
702.63	Nb – 94	20000.000a	100.00	818.50	Cs – 136	13.160d	99.70
703.11	Bi – 214	1600.000a	0.47	834.83	Mn – 54	312.700d	99.98
715.76	Eu – 154	3127.000d	0.18	834.83	Kr – 88	0.120d	13.10
719.86	Bi – 214	1600.000a	0.41	839.03	Pb – 214	1600.000a	0.59
720.50	Sb – 126	12.400d	53.80	845.44	Kr – 87	76.310min	7.34
722.79	Sb – 124	60.200d	10.76	846.70	Co – 56	78.760d	99.93
722.89	I – 131	8.040d	1.80	846.75	Mn – 56	0.104d	98.87
722.95	Ag – 108M	46385.000d	91.50	847.02	I – 134	52.500min	95.41
723.30	Eu – 154	3127.000d	19.70	852.21	Te – 131M	30.000h	20.57
724.20	Zr – 95	64.020d	44.10	856.70	Sb – 126	12.400d	17.60
727.17	Bi – 212	1.40×10^{10}a	7.56	860.56	Tl – 208	1.40×10^{10}a	12.00
739.50	Mo – 99	2.751d	13.00	863.96	Co – 58	70.820d	0.68
749.80	Sr – 91	9.520h	23.60	871.10	Nb – 94	20000.000a	100.00
752.84	Bi – 214	1600.000a	0.13	873.19	Eu – 154	3127.000a	11.50
756.73	Zr – 95	64.020d	54.50	875.37	I – 133	20.800h	4.40
763.94	Ag – 110M	249.760d	22.29	879.36	Tb – 160	72.300d	29.50
765.79	Nb – 95	34.970d	99.79	884.09	I – 134	52.600min	64.88
768.36	Bi – 214	1600.000a	5.04	884.69	Ag – 110M	249.760d	72.68
772.60	I – 132	2.300h	76.20	889.26	Sc – 46	83.850d	99.98
772.91	W – 187	23.900h	3.98	898.02	Y – 88	106.660d	9.50
773.67	Te – 131M	30.000h	38.06	904.27	Kr – 89	3.170min	7.30
776.49	Br – 82	1.470d	83.40	911.07	Ac – 228	1.40×10^{10}a	27.70
777.88	Mo – 99	2.751d	4.62	925.24	La – 140	40.220h	7.09

能量/ keV	核素 名称	半衰期	分支比/ （%）	能量/ keV	核素 名称	半衰期	分支比/ （%）
778.91	Eu-152	4868.600d	12.96	937.49	Ag-110M	249.760h	34.36
785.46	Bi-212	1.40×10^{10}a	1.26	954.55	I-132	2.300h	18.10
785.91	Pb-214	1600.000a	1.10	964.13	Eu-152	4868.600d	14.62
786.10	Bi-214	1600.000a	0.32	966.16	Tb-160	72.300d	25.00
793.75	Te-131M	30.000h	13.82	969.11	Ac-228	1.40×10^{10}a	16.60
989.03	Sb-126	12.400d	6.80	1230.90	Ta-182	114.740d	11.50
996.32	Eu-154	3127.000d	10.30	1235.34	Cs-136	13.160d	19.78
1001.03	Pa-234M	4.47×10^{10}a	0.59	1236.56	I-133	20.800h	1.44
1004.76	Eu-154	3127.000d	17.89	1238.11	Bi-214	1600.000a	5.94
1009.78	Cs-138	32.200min	29.80	1238.30	Co-56	78.760d	66.95
1024.30	Sr-91	9.520h	33.40	1248.10	Rb-89	15.200min	43.00
1031.88	Rb-89	15.200min	59.00	1257.00	Sb-122	2.174d	0.77
1037.80	Co-56	78.760d	14.09	1260.41	I-135	6.610h	28.60
1043.97	Br-82	1.470d	27.40	1274.45	Eu-154	3127.000d	35.50
1048.07	CS-136	13.160d	79.72	1274.51	Na-22	950.400d	99.95
1050.47	Ru-106	368.200d	1.73	1291.60	Fe-59	44.696d	43.20
1063.62	Bi-207	38.000a	74.91	1293.64	Ar-41	0.800d	99.16
1072.55	I-134	52.600min	14.98	1298.33	I-133	20.800h	2.27
1076.70	Rb-86	18.660d	8.78	1317.47	Br-82	1.470d	26.90
1087.66	Au-198	2.696d	0.16	1318.00	Fe-59	44.496d	99.98
1099.25	Fe-59	44.496d	56.50	1332.50	Co-60	1925.180d	99.98
1112.12	Eu-152	4868.600d	13.56	1345.77	Cu-64	0.529d	0.48
1115.52	Zn-65	244.100d	50.74	1368.53	Na-24	0.630d	99.99
1120.29	Bi-214	1600.000a	15.70	1377.82	Bi-214	1600.000a	5.06
1120.52	Sc-46	83.850d	99.99	1384.30	Ag-110M	46385.000d	24.28
1121.28	Ta-182	114.740d	35.00	1408.01	Eu-152	4868.600d	20.85

能量/ keV	核素 名称	半衰期	分支比/ (%)	能量/ keV	核素 名称	半衰期	分支比/ (%)
1128.00	Ru－106	368.200d	0.40	1420.50	Ba－139	84.600d	0.30
1131.51	I－135	6.160h	22.50	1435.86	Cs－138	32.200min	76.30
0040.20	Sb－122	2.714d	0.57	1457.56	I－135	6.610h	8.60
1167.94	Cs－134	753.100d	1.81	1460.75	K－40	1.28×10^{10}a	10.70
1173.24	Co－60	1925.180d	99.90	1472.76	Kr－89	3.170min	7.00
1177.94	Tb－160	72.300d	15.20	1489.15	Ce－144	284.300d	0.30
1189.05	Ta－182	114.740d	16.30	1524.00	K－42	0.510d	17.90
1212.92	As－76	26.320h	1.44	1529.77	Kr－88	0.120d	11.10
1216.08	As－76	26.320h	3.42	1573.73	Nb－94	20000.000a	0.15
1221.42	Ta－182	114.740d	27.10	1596.48	Eu－154	3127.000d	1.67
1228.52	As－76	26.320h	1.22	1596.49	La－140	40.220h	95.49
1642.40	Cl－38	0.300d	32.80	2113.05	Mn－56	0.107d	14.34
1674.73	Co－58	70.820d	0.52	2167.50	Cl－38	0.300d	44.00
1678.03	I－135	6.610h	9.50	2185.70	Ce－144	284.300d	0.77
1690.98	Sb－124	60.200d	47.30	2195.84	Kr－88	0.120d	13.30
1740.52	Kr－87	76.310min	2.04	2196.00	Rb－89	15.200min	13.60
1764.49	Bi－214	1600.000a	17.00	2204.22	Bi－214	1600.000a	4.98
1768.26	Xe－138	14.080min	16.70	2218.00	Cs－138	32.200min	15.20
1770.23	Bi－207	38.000a	6.85	2323.10	Sb－124	60.200min	0.24
1771.40	Co－56	78.760d	15.51	2392.11	Kr－88	0.120d	35.00
1791.20	I－135	6.610h	7.70	2554.80	Kr－87	76.310min	9.23
1810.72	Mn－56	0.107d	27.19	2558.10	Kr－87	76.310min	3.92
1836.01	a－88	106.660d	99.35	2570.14	Rb－89	15.200min	10.00
2004.75	Xe－138	14.080min	12.30	2598.50	Co－56	78.760d	16.74
2015.82	Xe－138	14.080min	5.35	2614.53	Tl－208	1.40×10^{10}a	99.79
2090.94	Sb－124	60.200d	5.58	2753.90	Na－24	0.630d	99.84

附录6 电离辐射量、单位、名称及符号

量	SI 导出单位			专用单位	
	名称	符号	SI 单位表示式	名称	符号
照射量	—	—	Ckg^{-1}	伦琴	R
吸收剂量	戈(瑞)	Gy	Jkg^{-1}	拉德	rad
剂量当量	希(沃特)	Sv	Jkg^{-1}	雷姆	rem
(放射性)活度	贝可(勒尔)	Bq	—	居里	Ci

注:$1R = 2.58 \times 10^{-4} Ckg^{-1}$； $1Ckg^{-1} = 3.877 \times 10^3 R$

$1rad = 10^{-2} Jkg^{-1}$； $1Gy = 1Jkg^{-1} = 100rad$

$1rem = 10^{-2} Jkg^{-1}$； $1Sv = 1Jkg^{-1} = 100rem$

$1Ci = 3.7 \times 10^{10} s^{-1}$； $1Bq = 1s^{-1} \approx 2.7 \times 10^{-11} Ci$

参 考 文 献

[1] 国际辐射单位与测量委员会. 辐射量与单位[R]. 于耀明,姬婉华,译. 北京:原子能出版社,1979.

[2] Proceeding of The Third International Congress of the International Radiation Protection Association. International Commission on Radiation Quantities and Units report[R]. Bethesda Maryland,1980.

[3] 田德祥. 电离辐射量及其单位[M]. 北京:原子能出版社,1993.

[4] 李星洪,等. 辐射防护基础[M]. 北京:原子能出版社,1982.

[5] 外照射放射防护中使用中的换算系数 ICRP 第74 号出版物[R]. 陈丽珠,柴政文,译. 北京:原子能出版社,1998.

[6] ICRU Measure of dose equialments from external photon and electron radiations. International Commission on Radiation Quantities and Units report[R]. Bethesda Maryland,1992.

[7] 李星洪. 辐射防护基础[M]. 北京:原子能出版社,1990.

[8] 毛用泽,钱建复. 核辐射监测实用辐射量[M]. 北京:防化研究院,1994.

[9] 乔登江. 核爆炸物理概论[M]. 北京:原子能出版社,1988.

[10] Straker E A,et al. Neutron and Secondary Gammar-ray Transport in Infinite Homogeneous Air[J]. ORNL-4464,1969.

[11] Pace J V,et al. Neutron and Secondry-gamma-ray Transport Calculation for 14-MeV and Fission Neutron Sources in Air-over-ground and Air-over-seawarter Geometries [J]. ORNL-TM-4841,1975.

[12] Auxier J A,et al. Nuclear Weapons Free-field Environment Recommended for Initial Radiation Sheilding Calculations[J]. ORNL-TM-3396, 1972.

[13] AD-A047389. Radiation Environments From Tactical Nuclear Weapons[R]. American,1976.

[14] Straker E A,ORNL-4289 Vol. 2, Time-dependent Neutron and Secondary Gamma-ray Transport in Air-over-ground Geometry, Sep. 1968

[15] 王坚,李路翔. 核武器效应及防护[M]. 北京:北京理工大学出版社,1993.

[16] GB 18871—2002. 电离辐射防护与辐射源安全基本标准[M]. 北京:中国标准出

版社,2003.

[17]　GJB 2793—96.战时参战人员的核辐射控制量[M].北京:后勤科学研究所,1997.

[18]　复旦大学,清华大学,北京大学合编.原子核物理实验方法(上册)[M].北京:原子能出版社,1981.

[19]　阿蒂克斯F H,罗奇W C,辐射剂量学第一卷[M].施学勤,等译.北京:原子能出版社,1981.

[20]　王经瑾,等.核电子学(上册)[M].北京:原子能出版社,1981.

[21]　汲长松.核辐射探测器及器实验技术手册(第二版)[M].北京:核仪器厂,2007.

[22]　马路,刘虹宇.辐射灵敏场效应管射线探测器的研究[C].第8届全国核电子学与核探测技术学术年会论文集,1996.

[23]　周春芝.宽基硅二极管快中子剂量探测器性能及工艺研究[D].北京:防化研究院二所,2002.

[24]　GB/T 11713—1989.土壤中放射性核素的γ能谱分析方法[M].北京:中国标准出版社,2000.

[25]　沈庭云,唐谋生,钱建复,等.低本底HPGeγ谱仪在湛江地区环境放射性样品分析中的应用.防化学报,1994.

[26]　钱建复,张力军,韩益利,等.模糊技术在智能化活度监测仪中的应用.防化学报,1997.

[27]　钱建复,陈栋梁.裂变中微子的探测及其在核爆炸探测中的应用.第四届全国核监测学术年会,1999.

[28]　钱建复,陈栋梁.电子中微子在核爆炸探测中的应用.核电子学与探测技术,2001.

内 容 简 介

　　本书以军用核爆辐射防护剂量学为主要内容,考虑到读者和市场相类似的专业书籍已经有了,因此在内容的选取上尽可能作到兼顾该领域工作者的需要。全书内容共分11章,内容包括:核辐射剂量学常用的辐射量;核爆炸的辐射场;核辐射对机体和物质的辐射效应;常用的气体、闪烁和半导体核辐射探测器;剂量测量的理论和方法;放射性测量的理论和方法;战时放射性沾染的测量。

　　本书可作为国防核技术应用领域从事辐射防护剂量学、核辐射监测的工程技术人员及研究生的参考书,也可作为国防院校相关学科专业的参考书。

This book mainly introduces the military nuclear explosion radiation defense, in consideration of the small amount of the professional books like this in the market; we mainly meet the demands of workers in the realm when choosing the contents.

The book consists of eleven chapters: radiation quantities in nuclear radiation dose; and radiation field of nuclear explosion; Radiation effects、defense specifications and methods of biology and substance caused by nuclear radiation; Gas、flash and semiconductor nuclear radiation detectors; Theories and methods of dose measure; Theories and methods of radiation measure; The measure of radioactive contamination in the war.

The book can be used as a professional reference for graduate students and technology workers of nuclear radiation dose and nuclear radiation monitoring direction and corelational professions in the college.